TOM SCHMITT – BONDAGE

MännerschwarmSkript Verlag

Tom Schmitt

Bondage

Ausstieg aud der Selbstkontrolle

Ein Handbuch

MännerschwarmSkript Verlag
Hamburg 2000

Tom Schmitt ist 37 Jahre alt und lebt in Berlin.
E-Mail-Anschrift: tomschmitt@topmail.de

Dieses Buch verrät Tipps und Tricks und warnt vor Gefahren - nach bestem Wissen und Gewissen. Er ersetzt aber keineswegs eigenes, verantwortliches Denken und Handeln. Autor und Verlag übernehmen deshalb keine Haftung.

Tom Schmitt
Bondage. Ausstieg aus der Selbstkontrolle
Ein Handbuch

Fotos: Oliver Rausch, Köln
Umschlaggestaltung: Carsten Kudlik, Bremen
Druck: Interpress, Ungarn
1. Auflage 2000
ISBN 3 928983 82 2
MännerschwarmSkript Bartholomae & Co.
Neuer Pferdemarkt 32 • 20359 Hamburg
http://www.maennerschwarm.de

Inhalt

Vorwort

Ein solches Buch zum Thema Bondage hätte ich gerne zu dem Zeitpunkt gelesen, an dem ich begann, die spannenden Möglichkeiten dieses sexuellen Spiels um Kontrolle und Vertrauen zu entdecken. Leider gab es ein solches Buch zu dieser Zeit nicht, wohl aber Fragmente aus allerlei Quellen, und so sammelte sich Material auf meinem Schreibtisch, in meinem Computer und vor allem in meinem Kopf an.

Ich stellte im Laufe der Zeit fest, dass Fesselungen als Teil eines inszenierten erotischen Spiels auf eine überraschend große Zahl von anderen Menschen ebenfalls eine hohe Faszination ausüben. Dabei spielt es zunächst einmal keine Rolle, ob das Element Bondage zur Präparation des passiven Partners für weitere S/M-Praktiken genutzt wird oder aber als «Trip», als spirituelles Ziel in sich selbst. Partner, die einander kennen und respektieren, können damit trotz der hohen Abhängigkeit des Passiven – oder besser: gerade deswegen – eine tiefe Erfahrung des Respekts, des Vertrauens und des Fallenlassens machen.

Doch wie kannst du diese oftmals kompliziert aussehenden Bondagetechniken erlernen? Welche Materialien sind zu empfehlen, welche nicht? Wo bekommst du sie? Wie kannst du sie anwenden und gleichzeitig die physische und seelische Unversehrtheit deines Partners sicherstellen? Welches ist der psychologische Kontext, in den sich die Partner während einer Bondage-Szene begeben? Diese und andere Fragen beantwortet die mir bekannte deutsch- und englischsprachige S/M-Literatur kaum. Sie beschäftigt sich dafür umso mehr mit anderen Praktiken wie beispielsweise erotische Schmerzen, Flagellation oder Wachsspielen.

Mit letzterem befasse ich mich nicht in diesem Buch, sondern beschränke mich bewusst auf die ausführlich bebilderte Darstellung von Bondagetechniken sowie deren psychologischer Wirkung. Du kannst als Anfänger oder als Experte davon profitieren, als Aktiver («Top») oder Passiver («Bottom»).

Dabei lege ich in vollem Bewusstsein der potentiellen, gleichwohl aber oft überschätzten Risiken größten Wert auf den respektvollen Umgang miteinander sowie auf die geistige und körperliche Unversehrtheit der Partner. Nicht zu verantwortende Praktiken werde ich aufzeigen und gleichzeitig vermitteln, wie du dennoch deine Bondagephantasien ausleben kannst.

Ich möchte an dieser Stellen all jenen danken, die mir dabei halfen, dieses Buch zu realisieren, insbesondere Hans-Peter, Oliver, dem Dome-Fetisch Shop in Köln sowie natürlich Harald.

Ich hoffe, dass die in diesem Buch enthaltenen Anregungen dazu beitragen, dir zu einer Erweiterung deines sexuellen Repertoires und damit zu einem lustvolleren Umgang mit deiner eigenen Sexualität und der deines Partner zu verhelfen. Denn schließlich geht es hier um Lust und um Spaß.

Beides kann gelingen, wenn du die hier vorgestellten Praktiken nicht als eine Art unabänderliche, technische Referenz, sondern lediglich als Ausgangspunkt für die Reise in deine Phantasie ansiehst. Erst wenn du einen eigenen Stil entwickelst und so deine eigenen Vorstellungen – und nicht etwa die des Autors – verwirklichst, kommst du deinen innersten sexuellen Bedürfnissen näher.

Für diese Reise wünsche ich dir nun viel Spaß beim Lesen und noch mehr beim Ausprobieren!

Berlin, im Februar 2000.

Was ist
Bondage?

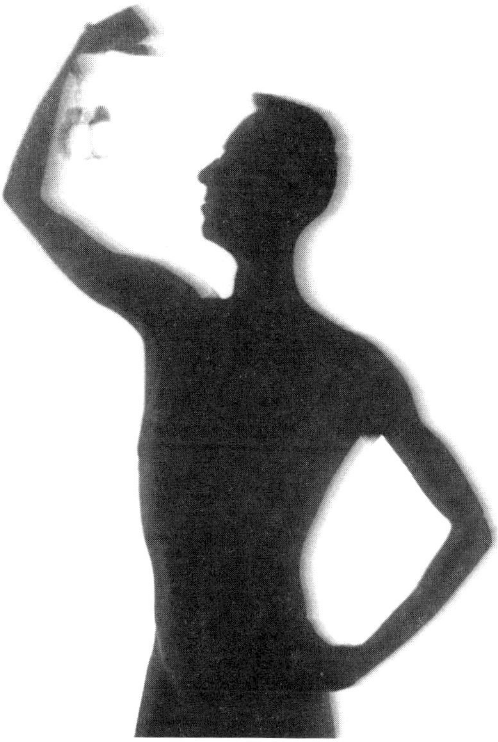

«Unbeweglich in deinen Fesseln, konntest du dich nicht mehr schützen oder hinter Posen zurückziehen, um dich zu verteidigen, um für etwas zu kämpfen, um einfach zu leben. Der ganze menschliche Vorrat an Geziere und Gespreize war dir verboten. Ich liebte dich, erniedrigt und zerstört, weil wehrlos und deshalb aufrichtig. Die beiden über deinen Kopf erhobenen Arme konnten dir nicht mehr als Deckung dienen. Du weißt, welchen Hof man sich mit den Armen um sich bauen kann, welche ständige Abwehr, welch verwinkelten Schutz, welches Betonen und Verfeinern der Worte und Gedanken, welch Fülle an Möglichkeiten sie darstellen können. All das war dir unmöglich.»
(Christian Pierrejouan: «MS»)

Bondage und S/M

Dieses Buch handelt nicht von Gewalt, Zwang, Misshandlung oder Demütigung. Dieses Buch handelt von Vertrauen, Zärtlichkeit, Liebe, Kontrolle und Hingabe und ist für Partner geschrieben, die einander lieben oder zumindest so tief vertrauen, dass sie sich einander hingeben wollen und auch können.

Leider ist dieser Umstand gar nicht so einfach zu vermitteln, denn die auch heute noch bestehenden Vorurteile gegenüber S/M sprechen eine andere Sprache. Nicht selten habe ich den Eindruck, dass Menschen, die S/M betreiben, stigmatisiert und pathologisiert werden. S/M-Praktiken werden mit gewaltsamen Handlungen gleichgesetzt, die angeblich ganz oder teilweise den Charakter von Vergewaltigung annehmen können. In Großbritannien beispielsweise ist S/M gesetzlich verboten.

Freilich können diese Vorurteile nicht wirklich überraschen. Wenn du dir das Bild von S/M in den Medien ansiehst, dann werden S/M-Praktiken auch heute noch auf die berühmte Auspeitschszene eines winselnden, festgeketteten und vor Schmerz schreienden Sklaven reduziert. Ich kenne niemanden, der aus Schmerz (zugefügt oder empfangen) *direkt* Lust gewinnen kann. Eingeweihte wissen, dass der Faktor Schmerz lediglich einer von vielen möglichen Stimuli ist, der zu einem bestimmten, als erotisch und geil empfundenen Zustand führt.

Das Wesen von S/M ist eine respekt- und liebevolle Kommunikation zweier Menschen, die mit den Emotionen der Macht, der Kontrolle, der Hingabe und des Vertrauens spielen. Es beinhaltet ein ganzes Bündel von sexuellen Praktiken, die immer auf gegenseitigem Einverständnis beruhen und auf eine Machtverschiebung von einem der Partner (Bottom, Passiver) zu dem anderen Partner (Top, Aktiver) hinarbeitet. Eine solche Machtverschiebung wird zumeist nur für die Dauer einer Szene beibehalten und wird danach wieder zurückgenommen oder gar umgekehrt. Sie setzt ein sehr großes Vertrauen und sehr große Nähe der Partner zueinander voraus und kann entweder durch Rollenspiele (Meister-Sklave, Lehrer-Schüler, Polizist-Gefangener, Vater-Sohn, etc.) oder Handlungen (zum Beispiel Schläge, verbale Erniedrigung, Fesselungen) erzielt werden. Oft wird erst durch die Kombination von Rolle, Praktiken und anderen Faktoren wie Kleidung oder Umgebung ein realistisches *setting* erzeugt, in das sich die Partner fallen lassen können.

Aufgrund dieser freiwilligen Verschiebung von Macht und Kontrolle zwischen zwei Menschen wird klar, dass S/M nichts mit Gewalt zu tun haben kann. Denn nur unter Partnern, zwischen denen großes Vertrauen und Einvernehmen herrscht, wird es dem einen möglich sein, sich diese «Blöße» zu geben und einem anderen einen Teil seiner Selbstkontrolle und –bestimmung «auszuleihen». Und nur dort, wo der andere mit dieser freiwilligen Gabe verantwortungs- und liebevoll umgeht, kann dieser Zustand als lustvoll empfunden werden.

Es ist wichtig zu verstehen, dass S/M-Spiele lediglich spielerisch und vordergründig mit den Elementen der Über- und Unterordnung arbeiten. In Wirklichkeit sind die Partner gleichberechtigt. Der amerikanische Autor Race Bannon hat in seinem Buch «Learning the ropes» S/M sehr treffend mit einem erotischen Theater verglichen, eine Metapher, bei der die Figuren vorübergehend in ihre Rollen und Kostüme schlüpfen, auf die Bühne gehen und zu spielen beginnen. Nach dem Abgang – manchmal im wahrsten Sinn des Wortes –

kehren die Partner wieder zurück auf die gleichberechtigte und respektvolle Ebene, von der sie gekommen sind. Diese Aufführungen sind manchmal nur wenige Minuten kurz, manchmal gehen sie über Wochen oder noch länger.

Ich habe die Spannungsfelder Schmerz/Lust sowie Über- und Unterordnung als die Basis von S/M kennen gelernt, oft berühren die Szenen beide Felder, manchmal nur eines. Und immer bildet der vertrauensvolle, gemeinsame und einvernehmliche Wille die Grundvoraussetzung.

Szenen, bei denen diese Basis nicht trägt, gehen unweigerlich schief. Auch der noch so extrem in einer Meister- oder Peinigerrolle aufgehende Top kann nur dann ein funktionierendes Verhältnis zu seinem Bottom aufbauen, wenn er seine Persönlichkeit, Selbstbestimmung, Autonomie und körperliche Unversehrtheit respektiert. Umgekehrt wird ein Bottom keiner zweiten Szene mehr zustimmen, wenn er seinen aktiven Partner trotz aller vordergründigen Schmerzen oder verbalen Erniedrigungen nicht als warm, fürsorglich und verantwortungsvoll wahrnimmt.

Bondage ist *eine* von vielen Möglichkeiten, um die nötige Spannung der Über- und Unterordnung zwischen zwei Partnern herzustellen oder zusätzlich auch noch das Element Schmerz/Lust mit einzubeziehen. Für die einen mag das durch Bondage hervorgerufene Stadium des Ausgeliefertseins gegenüber seinem Partner bereits das Ziel seiner erotischen Bedürfnisse und Phantasien sein. In einer solchen Lage von seinem Partner zum Orgasmus gebracht zu werden, kann eine sehr tiefe Erfahrung sein. Für den anderen mag Bondage lediglich die Grundvoraussetzung für nachfolgende S/M-Praktiken wie beispielsweise das Auspeitschen oder Ähnliches sein und damit einen eher präparierenden und funktionalen Charakter haben.

Für beide Gruppen gibt das Buch praktische Anleitungen, ohne jedoch auf weitere S/M-Praktiken einzugehen. Zu diesem Thema sind bereits viele kompetente Bücher geschrieben worden, einige davon findest du in den Buchempfehlungen im Anhang. Dort findest du auch Autoren, die sich dem Thema S/M weit ausführlicher gewidmet haben, als ich es hier aus Platzgründen in diesem Kapitel tun möchte.

Wie kannst du das Thema Bondage innerhalb des S/M-Kontextes positionieren? Genau betrachtet finde ich es nicht sonderlich wichtig zu definieren, ob Bondage nun S/M ist oder nicht. Was hättest du denn mit dieser Erkenntnis gewonnen? Ich möchte diese Frage dennoch einmal kurz diskutieren, denn um deren Beantwortung streiten sich zwei Fraktionen:

Die einen sagen, dass «echter» S/M-Sex den Charakter vom Zupacken, von Härte und Entschlossenheit hat. Kerniger «Männersex» eben, und ein mit rosa Seidenschleifchen gefesselter Bottom, der anschließend zärtlich gestreichelt wird, fällt für sie schwerlich darunter. Für sie ist das Grundelement Schmerz/Lust nur unzureichend durch Bondage erfüllbar und verfehlt daher ihre Definition von S/M. Ich gehöre zu der zweiten Gruppe und meine: Wenn es denn zutrifft, dass nicht alleine die Anwesenheit von körperlichem Schmerz, sondern der beiderseitige Genuss des Gebens und Nehmens von Macht und Vertrauen ein wesentlicher Aspekt von S/M ist, dann gelingt es mit dieser Definition sehr gut, Bondage als eine S/M-Technik, als ein S/M-Spiel anzusehen. Bondage ist deswegen S/M, weil Bondage-Szenen – vielleicht sogar mehr als die meisten anderen S/M-Praktiken – sehr ausgeprägt mit der äußeren, spielerischen Über- und Unterordnung zweier Partner arbeiten, indem sie die physische Beweglichkeit und damit die Selbstbestimmung einschränken bzw. sogar ausschalten.

Dennoch: Entscheidend ist hier nicht die Theorie, sondern alleine die Frage, ob du dich bei solchen Praktiken wohl fühlst. Alles andere ist, so finde ich, zu akademisch.

Warum Bondage?

Bondage ist zunächst der technische Begriff für einen Prozess, an dessen Ende einer von beiden Partnern, der Bottom, freiwillig etwas von seiner Selbstbestimmung abgegeben, und der andere diese gewonnen hat. Diese Beschneidung kann mehr oder weniger ausgeprägt sein und im Extremfall tatsächlich dazu führen, dass der Bottom keinen Finger mehr rühren kann. Außerdem werden unter diesem Begriff alle Praktiken zusammengefasst, die sich im weiteren Sinn mit der Manipulation der Sinneswahrnehmung eines Menschen befassen, also beispielsweise Augenbinden und Knebel.

Das alleine ist noch nicht sexuell stimulierend, sondern gewinnt seine Faszination dadurch, dass aus der Abgabe bzw. aus dem Gewinn von körperlicher (Selbst-)Kontrolle auch eine entsprechende psychische Reaktion erfolgt, die meist die Motivation und das Ziel von Bondagepraktiken ist. Psychologen könnte wahrscheinlich Bände mit Theorien füllen, warum es jemand lieben könnte, sich wehrlos einem Partner hinzugeben oder umgekehrt seine Hingabe und sein Vertrauen anzunehmen. Letztlich ist es aber nicht wichtig, warum du auf Bondagesex stehst. Entscheidend ist, dass es so ist. Und: Diese Vorliebe ist gar nicht so selten, wie du vielleicht glaubst. So haben Studien aus USA und Deutschland gezeigt, dass mehr als die Hälfte aller Erwachsenen aller sexuellen Orientierungen Fesselungen als Teil eines erotischen Spiels sehr interessiert gegenüberstehen. Dennoch ist auch ein eher praktisch orientiertes Buch über Bondage nicht vollständig, wenn es nicht die Motivation, die Faszination und die daraus resultierenden Konsequenzen eingehend beleuchtet. Indem du besser verstehst, warum jemand fesseln oder gefesselt werden möchte, also ein Verständnis der Beweggründe gewinnst, kannst du – ausgehend von diesem Wissen – viel besser auf seine Wünsche eingehen und damit den gegenseitigen Lustgewinn erhöhen.

Die Antwort auf die Frage, warum fesseln oder gefesselt werden für manche reizvoll und geil ist, kann ich nur spekulativ und individuell beantworten, weil die Motivationen vielschichtig sind. So gibt es beispielsweise Bottoms, die es geil finden, einem anderen ausgeliefert zu sein und diesem sexuell «dienen» zu müssen. Sie sind nicht nur passiv, sondern darüber hinaus auch sklavisch/devot und genießen es, unter Umständen auch gegen ihren – vordergründigen – Willen Dinge tun zu müssen, die sie – wiederum vordergründig –

ablehnen. Der Top setzt Bondagetechniken ein, um seinen Partner genau dorthin zu führen und ihm das Gefühl der Fremdbestimmung und Ohnmacht zu geben. Die Übernahme dieser Kontrolle, das Gefühl, jetzt alles im Rahmen der Absprachen frei bestimmen zu können, ist hier die Motivation des Tops. Beide Partner mit dieser Zielsetzung werden Wert darauf legen, die Fesselung möglichst sicher aber bequem zu gestalten, damit sie die Szene auch über längere Zeit ausführen können. Meist wird eine Szene vom Typ «Restriktive Bondage-Szene» gespielt, die mit einer eindeutigen Rollenverteilung (Sklave und Meister) und evtl. den dazugehörigen Kleidungsstücken etc. angereichert ist. Das erotische Theater bekommt so sein komplettes Setting.

Andere Bottoms mögen sich in dem Motto «Ausstieg aus der Selbstkontrolle» wiederfinden, in dem sie bewusst genießen, dass sie endlich die in unserem hektischer Zeit notwendigen Selbstschutzmechanismen ablegen können. Erst dann können sie sich fallen lassen. Analog dazu kann ein Top im sexuellen Spiel die dominanten Seiten seiner Persönlichkeit entdecken. Die Motivationen beider Partner liegen hier in einer Kompensation des Rollenverhaltens in anderen Lebensbereichen. Auch hier werden zumeist restriktive Bondage-Szenen gespielt, oft auch über längere Zeit, um sich vom Alltag lösen und fallenlassen zu können. Dieser Bottomtyp ist nicht devot oder gar sklavisch, sondern weiß recht genau, was er will.

Wiederum andere Bottoms mögen sich zumindest unterbewusst den Umstand der Wehrlosigkeit und Ohmacht dergestalt zunutze machen, dass alle nach der Fesselung unternommenen Handlungen nicht die ihren, sondern die eines anderen sind und deswegen nicht durch sie legitimiert oder begründet werden müssen. Sie haben meist noch kein abgeschlossenes S/M-Coming-out hinter sich und noch moralische Bedenken und Scham. Da sie sich nach der Fesselung vordergründig nicht mehr für die Szene verantwortlich fühlen, haben sie auch keine «Schuld» daran und müssen nicht damit umgehen.

Bondage kann für einen Top auch einen ästhetischen Reiz haben. Er modelliert mit den Seilen die Schönheit des Körpers seines Partners heraus und spielt anschließend mit seinem Werk.

Weiterhin gibt es S/M-Spieler, für die es entscheidend ist, womit sie gefesselt werden. Seile können als langweilig, Handschellen dagegen als erotisch stark besetzt empfunden werden. Bei ihnen steht die fetischistische Besetzung einzelner oder mehrerer Gegenstände im Vordergrund.

Diese wenigen Beispiele zeigen, dass es viele verschiedene Beweggründe geben kann, sich aktiv oder passiv in eine Bondage-Szene zu begeben. Falls du aktiv bist, ist es wichtig, dich in deinen Bottom hineinzuversetzen, um aus dem Repertoire von Möglichkeiten die richtigen auszuwählen. Die vorübergehende Abgabe von Selbstkontrolle und Eigenverantwortung wird von den meisten Bottoms paradoxerweise als Befreiung empfunden. Je sicherer die Fesseln, desto freier der Bottom. Wiederum Ausstieg aus der Selbstkontrolle also, der in der heutigen Zeit mit all ihren Reiz- und Handlungsüberflutungen als entspannend empfunden wird. Manche Bottoms vergleichen diesen Zustand mit dem des behüteten und von allen eigenen Entscheidungen entbundenen Kindes im Mutterleib. In der Tat gibt es hier manche Parallelen, wenn man darüber nachdenkt.

Die Rollen

Die Rolle – und ich meine hier nicht die kurzzeitig während einer Szene eingenommene – ist eine zumindest mittelfristige Festlegung der Seite, auf der man generell sexuell stehen möchte. Meist hat jeder Mensch eine bestimmte Grundausrichtung, die er über lange Zeit beibehält. Oft kommt es aber auch vor, dass sich diese Grundtendenz mit den Jahren und der Erfahrung ändert. Aus dem erfahrenen Bottom wird nicht selten ein sehr guter Top, der jetzt die andere Seite kennen lernen möchte. Genauso oft ist zu beobachten, dass sich Partner abhängig von ihrem gegenseitigen Eindruck kurzfristig entscheiden, wer aktiv und wer passiv sein möchte, und zwar entweder nur für die anstehende oder sogar für jede Szene, die sie gemeinsam genießen möchten.

Dennoch gibt es hier Fallstricke. Es ist wichtig zu verstehen, dass die in diesem Zusammenhang oft verwendeten Schlagworte wie beispielsweise «Bottom-Top», «Meister-Sklave», «Vater-Sohn», «dominant-devot», «aktiv-passiv», «Ausbilder-Rekrut», «Sadist-Masochist» mit Vorsicht zu betrachten sind. Oft werden sie über einen Kamm geschoren und das kann zu Missverständnissen führen, weil jeder etwas anderes darunter versteht. Devot, ein Sklave oder ein Bottom zu sein bedeutet eben *nicht* das Gleiche! Genauso wenig muss ein Bondage-Top sexuell immer aktiv sein bzw. sein Bottom sexuell passiv. Und überhaupt: Ist ein Bondage-Top, der sich von seinem Bottom den Schwanz blasen lässt, nun sexuell aktiv oder passiv? Auch ein Bondage-Bottom muss weder devot noch sklavisch sein, sondern kann auch eine Szene bestimmen, indem er seinen Partner bittet, ihn zu fesseln und dann zärtlich zu verwöhnen. Diese wenigen Beispiele mögen zeigen, dass es weiterer Gespräche bedarf, bis zwei Partner herausgefunden haben, was sie mögen.

Der Bottom

Der Bottom ist der passive Partner innerhalb einer Bondage-Szene, wird also in irgendeiner Weise gefesselt. «Passiv» meint in diesem Zusammenhang lediglich die Tatsache, dass er einen Teil seiner Selbstkontrolle und Eigenverantwortung an den aktiven Partner abgibt, und nicht etwa zwangsläufig sexuelle Praktiken. Eingrenzungen habe ich bereits genannt: Sklaven, *dog-play*, Zöglinge, Rekruten und Gefangene sind Beispiele von Untergruppierungen, die die Erwartungen an eine Szene sowie den Top etwas genauer charakterisieren.

Darüber hinaus gibt es in der S/M-Szene eine ganze Reihe von Passiven, die von Tops gerne als *pushy bottoms*, «Programmmasos» oder «dominante Masos» bezeichnet werden. Damit ist gemeint, dass diese Passiven nur vordergründig passiv sind, in Wirklichkeit jedoch die Szene bestimmen und den Top in seinen Entfaltungsmöglichkeiten beeinflussen. Sie definieren bereits während der Absprachen zu der Szene ein sehr enges «Korsett», das nicht selten zu einer Art «Wäscheliste» wird, die der Top dann abzuhaken hat. Falls beide Partner damit einverstanden sind, ist dagegen nichts einzuwenden.

Manchmal ist es jedoch so, dass sich Tops davon sehr eingeschränkt und «nicht in Kontrolle» fühlen. Damit verlieren sie eine wesentliche Motivation ihrer Rolle und können sie nicht genießen. Sie fühlen sich dann zu Erfüllungsgehilfen degradiert, zum «Versorgungstop». Auf diese Problematik werde ich im Kapitel «Bondage und Sicherheit» noch einmal eingehen.

Der Top

Der Top ist der aktive, dominante Teil der Szene. In dem Maße, wie der passiver Partner seine physische und psychische Selbstkontrolle abgibt, übernimmt er sie. Dieses hohe Maß an Vertrauen und Macht als Geschenk oder zumindest Leihgabe anzunehmen ist seine Motivation, und idealerweise ergänzen sich beide Partner in diesen Grundwünschen. Der Top genießt die Macht in einem wohlverstandenen Sinn, denn Macht ist immer eng verbunden mit Vertrauen und Verantwortung. In dem Maße, wie der Bottom seine Selbstkontrolle – und nicht etwa seine Autonomie oder Persönlichkeit – aufgibt, übernimmt er sie für eine gewisse Zeit und «spielt» mit ihr. Als der aktive, handelnde Partner etabliert und kontrolliert der Top eine intensive Kommunikation mit seinem Bottom, indem er durch eigene Aktionen die Reaktionen des Bottoms steuert und aufnimmt. Er weiß, dass diese Macht nur geliehen ist und dass er sie dem Bottom aufgrund eines moralisch-ethischen Vertrags früher oder später wieder zurückgeben muss. Ansonsten würde er sich im übrigen auch strafbar machen und den Bottom schlichtweg vergewaltigen.

Die Typisierung ist im Wesentlichen analog derjenigen der Bottoms. Da gibt es den Meister, der einen devoten Sklaven sucht, um von ihm bedient zu werden. Da gibt es den Polizisten, der einen willigen Bottom verhaften, einsperren und verhören möchte. Da gibt es den Entführer, der seinen Bottom kidnappt und gefangen hält. Da gibt es den Vatertyp, der seinem ungehorsamen Sohn ein paar Lektionen erteilen möchte. Da gibt es den Fetischisten und Ästheten, der seinen Bottom nur fesselt, um anschließend ein paar Fotos von ihm zu machen. Da gibt es den Meister, dem es Vergnügen bereitet, seinen Bottom zunächst wehrlos zu «verpacken» und ihm dann Schmerzen zuzufügen.

Mit diesen Beispielen möchte ich es fürs Erste bewenden lassen. Es wird klar, dass du hier ein breites Spektrum vom Motivationen und Vorlieben vorfindest. Im folgenden Kapitel gehe ich auf die Partnerwahl ein und stelle insbesondere für den Neuling auch eine Checkliste vor, mit der du dich selbst und deinen Partner ein bisschen besser einordnen kannst.

Der Switch

Ein Switch genießt beide Rollen gleich, kann auf beiden Seiten des S/M-Spiels tiefe Befriedigung finden. Nach meiner Erfahrung kommt es immer häufiger vor, dass sich S/M-interessierte Menschen nicht ausschließlich und endgültig auf eine der beiden Rollen festlegen möchten. Sie machen ihre derzeitige Stimmung und ihre damit verbundene Erwartung an die Szene vielmehr vom Partner, ihrer emotionalen Situation und von den Rollen innerhalb ihrer kürzlich erlebten sexuellen Kontakte abhängig. Oft ist auch zu beobachten, dass sich Bottoms mit der Zeit über den Switch zum Top entwickeln, der umgekehrte Fall ist seltener. Entscheidend ist, dass die Rolle für den Augenblick der Szene stimmig ist. Darüber hinaus ist jedes Grübeln fehl am Platz.

Andererseits habe ich die Erfahrung gemacht, dass es auch viele «unechte» Switch-Typen gibt. Sie sind eigentlich lieber passiv, übernehmen aber, weil es der ebenfalls passive Partner nicht anders möchte, die aktive Rolle, um überhaupt zu einer Szene mit ihm zu kommen. Dieser Switch genießt die Szene zwar auch, aber indem er sich selbst in den Passiven hineinversetzt. Er tut die Dinge, die er selbst gerne als Passiver erleben würde, und «projiziert» sich so in den Partner hinein. Ich habe diese Einstellung oft bei Männern erlebt, die sich den Umstand zunutze machen, dass es – das ist anerkannte Szenemeinung – viel mehr Bottoms als Tops gibt. Indem sie die Toprolle vorgeben, erhöhen sie ihre Chance auf eine sexuelle Begegnung mit einem Partner, der an der umgekehrten Konstellation kein Interesse gehabt hätte.

Zu guter Letzt: Ungeachtet dessen halte ich den in der Szene gängigen Satz: «Nur ein guter Bottom wird einmal ein guter Top», für richtig. Es mag Ausnahmen geben und ich kenne welche, aber es hilft schon ungemein, wenn du als Top das, was du deinem Bottom «antust», selbst zunächst einmal am eigenen Leib und im eigenen Kopf erlebt hast. Das gilt sowohl für körperliche Aktionen wie Bondage, Knebel oder auch das Zufügen von Schmerz, wie auch für die mentale Verfassung, in die du deinen Bottom führen möchtest. Der Weg zu einem guten Top führt daher meist entweder über die Erfahrung als Bottom, oder aber über eine Lehrzeit bei einem Top.

Typen von Bondage

Es ist interessant zu beobachten, welche Vielfalt von Motivationen und Vorlieben auch innerhalb einer so eng abgegrenzten Thematik wie Bondage liegen kann. Diese Vielfalt ist so groß, dass zwei Partner sich völlig «verfehlen» können, also Praktiken anwenden, die zwar unter Bondage fallen, jedoch überhaupt nicht ihren Vorstellungen entsprechen. So könntet ihr nur ein paar Minuten miteinander spielen oder aber eine Langzeit-Session über Stunden oder Tage inszenieren. Ihr könntet zueinander zärtlich sein oder die Fesselung mit weiteren S/M-Praktiken wie beispielsweise Schlägen kombinieren. Ihr könntet die Fesselungen sehr bequem und komfortabel oder aber hart und schmerzhaft gestalten. Ihr könntet in ein Rollenspiel schlüpfen oder aber euer alltägliches Verhältnis zueinander weitgehend beibehalten, und so fort.

Allein aus dieser kurzen Auflistung ergibt sich die Notwendigkeit, einmal über die möglichen Spielarten nachzudenken, um sich selbst und seinen Partner besser einordnen zu können. Die folgende, grobe Typologie mag dir dazu als Anhaltspunkt dienen:

Symbolische Bondage-Szenen

Hier sind wir wieder bei den rosa Samtschleifchen angelangt, die den «harten» S/M-Leuten so gar nicht ins Konzept passen. Es werden nicht alle Körperteile einbezogen, die Fesselung ist sehr bequem und zumeist auch nicht so sicher ausgeführt, dass sich der Bottom nicht aus ihr befreien könnte. Sie dient – neben rein dekorativen Zwecken – der *Andeutung* einer Veränderung des Macht- und Kontrollverhältnisses. Diese Szenen sind zumeist recht kurz (wenige Minuten) und nicht durch ausgeprägtes Ausleben von Rollen wie beispielsweise Meister und Sklave gekennzeichnet. Meist geht es nicht um Schmerz/Lust sowie nur sehr eingeschränkt um Über- und Unterordnung.

Restriktive Bondage-Szenen

Hier geht es um das Thema Ausgeliefertsein bzw. Auslieferung. Die Partner nutzen Fesseln in der Weise, dass sie zwar über eine gewisse Zeit nicht schmerzen, aber doch zu einem hohen Maß von Hilflosigkeit des Passiven führen. Meist wird es von beiden Seiten als wichtig empfunden, dass sich der Bottom nicht mehr aus eigener Kraft befreien kann. Er will dies auch nicht können, sondern mit all seinen diesbezüglichen Versuchen scheitern, weil sich andernfalls das ersehnte Gefühl der Wehr- und Hilflosigkeit nicht einstellen würde. Der aktive Partner genießt diese «Macht» und spielt mit ihr, indem er durch geeignete Aktionen seinem Bottom seine Situation vor Augen führt, beispielsweise indem er ihn kitzelt oder ihn zu Reaktionen herausfordert, die er aufgrund seiner Fesseln nicht ausführen kann. Dazu gehören auch Szenen, bei denen der Bottom laufend kurz vor dem Orgasmus gehalten wird, aber eben immer nur kurz davor. Die psychologische Intensität dieser Szenen wird oft durch Einschränkungen der Sinneswahrnehmung (Knebel, Maske etc.) verstärkt.

Longtime Bondage-Szenen

Eine *Longtime*-Szene gewinnt ihren Reiz nicht durch die intensive Kurzzeitwirkung der Fesselung, sondern durch ihre Dauer. Alles, was anfänglich als bequem empfunden wurde, ändert sich im Laufe der Zeit zu einem «Kampf» gegen die Uhr bzw. gegen sich selbst und den stärker werdenden Wunsch, aufzugeben. Sie ist ebenfalls durch sichere, aber bequeme Fesselung gekennzeichnet und hat für den Bottom einen eher autistischen Charakter. So ist er beispielsweise durch das Tragen einer Maske weitgehend mit sich alleine und taucht in seine eigene Welt ab. Der aktive Partner spielt zwar nicht gerade die Rolle eines Erfüllungsgehilfen, dennoch ist die Kommunikation zwischen ihm und seinem passiven Partner eher zweitrangig oder im Extremfall sogar unerwünscht. Manchmal gelingt es dem Bottom sogar, einzuschlafen. Bei solchen Szenen ist der Top meist weniger aktiv, sondern beschränkt seine Rolle auf den Beginn und das Ende der Szene. Dazwischen achtet er auf Stoppsignale und passt auf, dass es dem Bottom gut geht.

Schmerzhafte Bondage-Szenen

Die zweite Form der Steigerung gegenüber bequemen, aber langen Fesselungen sind kurzfristigere, aber auf Anhieb schmerzhafte Positionen. Der gewünschte Schmerzeffekt wird dabei nie durch zu fest angezogene Seile hervorgerufen, da dies schnell zu Blutzirkulationsproblemen oder Nervenreizungen oder -quetschungen führen könnte. Vielmehr wird der Bottom in Positionen fixiert, die sehr unbequem sind und nach kurzer Zeit schmerzhaft werden. Ein Beispiel dafür eine solche Position ist ein eng zusammengezogener *hogtie*. Der Aktive beobachtet dabei seinen passiven Partner sehr genau und achtet darauf, dass der Grad der Unbequemlichkeit mit dem Grad der sexuellen Erregung seines Bottoms parallel verläuft.

Funktionale Bondage-Szenen

Hier ist nicht mehr die Bondageaktion das Hauptinteresse der Partner. Vielmehr wird Bondage lediglich benutzt, um den Partner für weitere S/M-Aktionen zu fixieren und zu präparieren. So würde ein aktiver Partner beispielsweise seinen Bottom an ein Andreaskreuz binden, bevor er ihn schlägt, damit dieser einerseits den Schlägen nicht ausweichen, und sich andererseits im Eifer nicht durch eine unkontrollierte Bewegung verletzen kann.

Dekoratives Bondage

Bei dieser Szene steht der ästhetische Aspekt im Vordergrund, es geht nicht so sehr um die Einschränkung der Bewegungsfähigkeit des Bottoms. Darunter fallen sog. *rope-harnesses*, also kunstvoll geknüpfte Netzstrukturen, die wie eine Art T-Shirt getragen werden können und insofern kaum Fesselung zu nennen sind.

Oft mischen sich diese einzelnen Szenen auch zu einer Gesamtheit oder ändern in deren Verlauf ihren Charakter. So ist es – wie immer – eine gute Idee, dass ihr langsam und mit geringer Intensität anfangt, langsam steigert und dann wieder eine kleine Atempause einlegt. Zur Frage der Dramaturgie einer solchen Szene kannst du im letzten Kapitel des Buchs mehr erfahren.

Bondage
und
Sicherheit

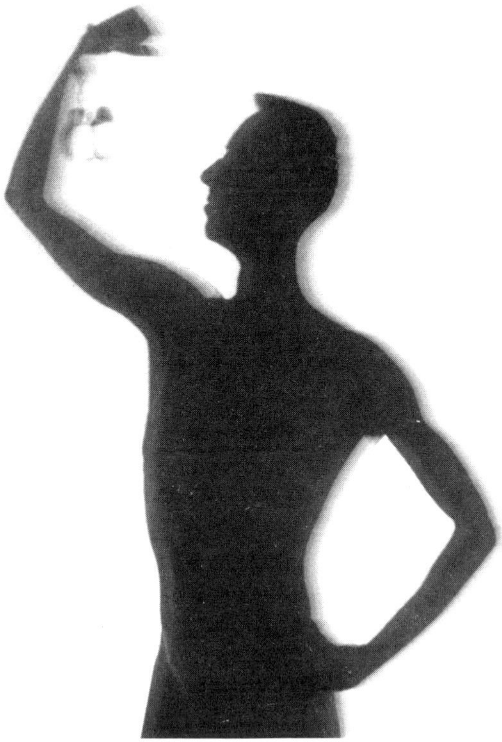

«Seine Arme sind nicht da, um zu umarmen, um sich zu strecken und zu bewegen, sondern um zusammengekettet zu werden; der Beweis dafür ist die Verengung des Handgelenkes, zwischen der Verbreiterung des Armes und der Hand, um die eine Kette sicher angelegt werden kann, ohne hinauf- oder hinunterrutschen zu können. Ebenso am Ende der Beine die Verengung seiner Knöchel, zum gleichen Zweck. Sein Nacken, damit dort ein Halsband befestigt werden kann, das, mit einer Kette verbunden, seine Tierhaftigkeit und seine Abhängigkeit offenbaren wird.»
(Christian Pierrejouan: «MS»)

Ich habe bereits im einleitenden Kapitel angesprochen, dass Bondage eine geile, aber auch risikobehaftete Sexualpraktik ist. Bevor ich mich nun den einzelnen Materialien und Techniken zuwende, möchte ich zunächst darauf eingehen. Manchem erfahrenen Bondagefan mag das als Bedenkenträgertum vorkommen, aber derjenige kann ja gleich zum nächsten Kapitel weiterblättern. Ich halte es für sehr wichtig – nicht nur für Anfänger –, ein paar Worte über Risiken und Gefahren zu verlieren, um den Spaß am anschließenden Spielen zu erhöhen.

Welche Risiken gibt es, wenn du Bondage praktizierst? Nun, sie liegen meiner Auffassung nach und entgegen manchen Horrorgeschichten nicht primär darin, als Bottom an einen Massenmörder, Vergewaltiger oder Dieb zu geraten. Ich möchte diese Gefahr auf keinen Fall verniedlichen, aber die Wahrscheinlichkeit ist statistisch sehr gering. Sie besteht im übrigen auch bei jeder anderen Form von Sex oder generell bei jedem anderen Kontakt mit einem neuen Partner. Tops, die sich in irgendeiner Form nicht an die Spielregeln halten, sprechen sich außerdem in der Szene sehr schnell herum. Viel häufiger und deshalb auch wahrscheinlicher als kriminelle Sexpartner sind Zwischenfälle, die auf Unwissenheit, Unachtsamkeit, falscher Materialauswahl oder Drogenkonsum zurückzuführen sind. In all diesen Fällen ist kein böser Wille im Spiel, kein Vorsatz und keine kriminelle Energie, sondern mangelndes Verantwortungsbewusstsein oder mangelnde Erfahrung von beiden oder einem der Partner. Das bedeutet natürlich nicht, dass du deine Bondagephantasien nicht ausleben solltest, sonst hätte ich dieses Buch nicht geschrieben. Aber, wie bei allen Gefahren, kannst du sie durch Information und umsichtiges Befolgen von Ratschlägen minimieren und so den Genuss erhöhen. Wenn ich in diesem Kapitel von «Sicherheit» spreche, ist das durchaus ein vielschichtiges Thema:

- Erstens umfasst es trotz der geringen Gefahr den Aspekt, einen möglichst vertrauenswürdigen Partner zu finden, um vor etwaigen Überraschungen sicher zu sein. Dazu gibt es neben dem gesunden Menschenverstand auch greifbarere Kriterien, die ich dir vorstellen werde.
- Zweitens gilt es, wenn du fündig geworden bist, die gemeinsame Szene so abzusprechen und zu gestalten, dass sie geil wird und niemand durch Unachtsamkeiten oder Unbedachtheiten verletzt wird. Das gilt sowohl für das körperliche als auch für das geistige Wohlergehen der Partner. Fragen wie Stoppcodes gehören beispielsweise auch in diese Kategorie.
- Drittens umfasst das Thema «Sicherheit» auch die medizinischen Aspekte von Bondagepraktiken, wie zum Beispiel Taubheiten von Händen oder Füßen, die durch zu fest angezogene Seile verursacht werden können.

Hier geht es zunächst um die ersten beiden Punkte, dem dritten habe ich das eigene Kapitel «Bondage und Gesundheit» gewidmet. Mit den nachfolgenden Betrachtungen und Verhaltensrichtlinien richte ich mich natürlich in erster Linie an den Bottom, da er ungleich stärker als der Top durch Unfälle, Unachtsamkeiten oder gar kriminelle Intentionen gefährdet ist. Deswegen liegt es auch in erster Linie im Interesse des Bottoms, eine sich anbahnende Szene und den in Frage kommenden Partner zu beurteilen, aber auch der Top muss bei der Partnerwahl verantwortungsvoll vorgehen. Dabei spielt der gesunde Menschenverstand sicherlich eine große Rolle, denn schließlich ist gerade bei einer Bondage-Szene das Vertrauen in den Partner, in einvernehmliches Handeln und das Einhalten von abgesprochenen Grenzen das zentrale Thema.

Kontaktaufnahme

Wenn du jemanden kennen lernst, der dir sexuell zusagt, gewinnst du sofort den berühmten «ersten Eindruck», der angeblich so selten täuscht. Wie auch immer, der Eindruck von deinem potentiellen Top oder Bottom kann ja so schlecht nicht sein, denn ansonsten würdest du ja nicht ernsthaft über eine intime Begegnung mit ihm nachdenken. Im esentlichen gilt es jetzt für dich, einige Fragen beantwortet zu bekommen. Zur Frage der Vertrauenswürdigkeit ist natürlich der eigene Eindruck am wichtigsten. Wenn du dich im Laufe des Gesprächs wohl fühlst und Sympathie für dein Gegenüber entwickelst, ist das schon die halbe Miete. Aber es ist nicht nur dein emotionaler Eindruck, dein «Bauchgefühl», welches du zur Beurteilung eines Partners heranziehen kannst. So kannst du im Laufe des Gesprächs beispielsweise die folgenden Punkte anschneiden:

- Wo wohnt er? Verrät er dir seine Adresse und Telefonnummer sofort? Wenn nicht, warum?
- Drängt er darauf, unbedingt zu dir zu gehen? Was antwortet er auf deine Frage, warum er das möchte?
- Habt ihr gemeinsame Bekannte? Erkundige dich!
- Wie reagiert er, wenn du vorschlägst, sich erst am nächsten Abend zu treffen? Winkt er ab oder ist er noch interessiert?
- Frag ihn, was er von Drogen und Alkohol generell und während der Szene hält. Gefällt dir seine Antwort?
- Teile ihm mit, dass du mit neuen Partnern immer nur mit Stoppcodes und stillen Alarmen spielst. Wie reagiert er?
- Diskutiere das Thema Bondage und Sicherheit, was er davon hält, ob er schon einmal schlechte Erfahrungen gemacht hat und ob er ein Problem damit hätte, wenn du einem Freund seine Telefonnummer und Adresse geben würdest, nachdem du in seiner Wohnung angekommen bist.

- Frag ihn, ob er Erfahrungen hat oder ein Anfänger ist.
- Frag den Top, ob er auch schon einmal Bottom war und wie er das empfunden hat.

Zum einen soll die Diskussion dieser Fragen Vertrauen aufbauen und dokumentieren, dass du kein «Bruder Leichtfuß» bist. Zum anderen setzt diese Liste aber auch gleich zu Beginn auf die Abschreckung von Leuten, die anderes als Sex im Sinn haben. Wenn dein potentieller Partner Probleme damit hat, stille Alarme zu akzeptieren oder es merkwürdig findet, dass du noch vor seiner Wohnung per Handy die (jetzt nachgeprüftc) Adresse einem Freund durchgibst, dann solltest du auf der Hut sein. Ein Top, der Interesse daran hat, Bondagesex mit dir als Bottom zu machen, muss Verständnis für solche Fragen aufbringen. Er muss verstehen, dass du im Begriff bist, dich in eine totale Abhängigkeit von ihm zu begeben und dich deshalb sogar dazu ermuntern, Themen anzuschneiden, deren Diskussion informativ und vertrauensbildend, aber auch geil wirkt. Wenn das schon jetzt nicht funktionieren sollte, wenn er jetzt bereits Themen wie beispielsweise Stoppcodes ausklammern möchte, wie soll das erst gehen, wenn du gefesselt vor ihm liegst? Es ist in diesem Zusammenhang nicht nur wichtig, was dein Gegenüber antwortet, sondern auch, *wie* er es tut. Wenn ihm alles außerhalb des Themas Sex auf die Nerven geht und er darüber hinaus kein Verständnis für deine Vorsicht zeigt, dann solltest du die Situation überdenken. Generell ist es sicherer, mindestens beim ersten Mal mit einem neuen Partner nicht in die Privatsphäre der Wohnung, sondern in die abgeschirmte Öffentlichkeit beispielsweise eines S/M-Clubs zu gehen. Dort sind viele andere Menschen, die du im Zweifelsfall um Hilfe bitten könntest bzw. die im allgemeinen genug Erfahrung mit Tops haben, die auch öffentlich gerne einmal über das Ziel hinausschießen. Ich empfehle dir, das zu deiner eisernen Regel zu machen. Falls du dich dennoch entschlossen hast, mit einem dir fremden Partner direkt aus einer Bar heraus zu Hause eine Bondage-Szene zu machen, gibt es ein paar zusätzliche Tips, wie du beispielsweise beim Verlassen der Bar deine Sicherheit noch ein wenig erhöhen kannst.

- Wenn ihr sofort «zur Sache» gehen wollt, stell sicher, dass man euch auch beide zusammen hat gehen sehen. Verabschiede dich zur Not beim Wirt mit der Ankündigung, dass ihr beide jetzt eine geile Nummer schieben würdet.
- Geh noch mal zum Telefon und sag einem Freund Bescheid. Wenn er nicht zu Hause ist, dann tu zumindest so als ob und sieh zu, dass dein Auserwählter es sieht.
- Wenn du niemanden in der Bar kennst, geh unter der Beobachtung deines Partners zu einem Wildfremden und frage ihn nach der Uhrzeit. Behaupte später gegenüber deinem Partner, dass du dich gerade noch von einem guten Freund verabschiedet hast und ihm gesagt hast, mit wem du gehst.

Absprachen

Nachdem ihr euch sicher seid, dass ihr jeweils an einen vertrauenswürdigen Partner geraten seid, ist es wichtig, dass ihr eure sexuellen Präferenzen in Bezug auf Bondage und andere Praktiken kennen lernt. Das beginnt beispielsweise mit der Frage, welcher Partner Top und Bottom sein möchte, ob ihr mal wechseln möchtet und so weiter bis zu einzelnen Details wie Art und Dauer der Session oder aber medizinische Gegebenheiten wie Allergien. Dabei sollten neben den jeweiligen Wünschen und Phantasien vor allem auch die Erfahrungen beider Partner zur Sprache kommen. Im Extremfall macht einer von euch zum ersten Mal eine solche Szene, und das ist dann eine sehr wichtige Information. Dieses Austauschen der Phantasien und Erfahrungen muss nicht das «Abklappern» einer imaginären Checkliste sein, sondern kann auch in Form eines geilen Gesprächs erfolgen, das euch einen Vorgeschmack auf das Kommende vermittelt. Dabei geht es darum, neben den jeweiligen Erfahrungen als Top oder Bottom vor allem auch herauszufinden, ob ihr überhaupt sexuell zusammenpasst. Vielleicht will dein Partner einen unterwürfigen Sklaven, du jedoch möchtest etwas ganz anderes sein.

Ganz wesentlich in diesem Zusammenhang ist die Erfahrung, dass sowohl Tops als auch Bottoms in der Regel übertreiben, wenn es im *dirty-talk* um Phantasien, Erwartungen und Erfahrungen geht. Das Kribbeln im Bauch verleitet oft dazu, Dinge zu wünschen und zu verabreden, die man in Wirklichkeit nicht erleben möchte. Das klassische «Lass mich bitte gefesselt liegen, nachdem ich gekommen bin» ist schnell gesagt, wird aber von den wenigsten Bottoms, die ich kenne, durchgehalten. Manche Bottoms wollen nicht zu sehr ins Detail gehen, weil sie sich gerne überraschen lassen wollen. Andere schämen sich, ihre wahren Bedürfnisse zu offenbaren. Sage zumindest, was du *nicht* möchtest und klär die Länge der Szene, die Themen Safer Sex sowie Stoppcodes und stille Alarme ab. Diese Absprachen sind das absolute Minimum dessen, was beide Partner voneinander wissen sollten. Und: Hast du klar genug gemacht, ob du auf Schmerzen stehst oder nicht?

Manche Tops und Bottoms haben es sich zu eigen gemacht, vorher eine Art Checkliste durchzugehen bzw. sogar formell und schriftlich auszufüllen. Dabei füllen die Partner einen Fragebogen zu ihren jeweiligen Wünschen und Erfahrungen aus und übergeben diesen dem anderen Partner. Diese Möglichkeit ist insbesondere dann interessant, wenn man sich per Annonce, Brief oder Internet kennen gelernt hat und vorab Zeit hatte, eine solche Verfahrensweise zu wählen. Wenn ihr aus der Kneipe sofort ins Bett (oder in den Playroom) gehen wollt, ist das Ausfüllen von Fragebögen sicherlich etwas fehl am Platz. Eine solche schriftliche Absprache ist auch für Partner gut geeignet, die nicht offen und unverkrampft über ihre Phantasien reden können oder möchten. Die schriftliche und damit distanziertere Form vereinfacht oft diesen Prozess. Schließlich ist die Kenntnis einer solchen Checkliste auch deswegen von Vorteil, weil man sie im Laufe des Gesprächs im Geiste «mitlesen» und abhaken kann. Insbesondere für Anfänger ist damit sichergestellt, dass sie nichts Wesentliches vergessen haben.

Dennoch könnt ihr auch bei den Absprachen übertreiben: Ein zu detaillierter Plan, womöglich eine Art Drehbuch, erstickt jede Phantasie, Kreativität und Kommunikation und ist das genaue Gegenteil einer gelungenen Szene. Das führt dazu, dass ihr am Ende nur ein Programm abgespult habt und dabei einen der zentralen Aspekte von S/M, nämlich die Kommunikation zwischen den Partnern, vergessen habt. Insbesondere für Anfänger stelle ich im Anhang eine solche Liste vor.

Ortswahl

Zu dir oder zu mir? Im allgemeinen empfiehlt es sich aus bereits genannten Gründen, dass die erste Szene an einem öffentlichen Ort wie einem S/M-Club stattfinden sollte. Wenn das nicht möglich ist, ist der zweitbeste Ort die Wohnung des aktiven Partners, am ungünstigsten ist die Wohnung des Bottoms. Warum?

Wenn du in der Bottomrolle sein wirst, ist damit zunächst einmal die Möglichkeit ausgeräumt, dass er dich nur deswegen auserwählt hat, weil er dich fesseln und anschließend deine Wohnung ausräumen möchte. Außerdem kannst du als Bottom nur dadurch feststellen, ob der Name und die Adresse, die dir dein Partner vorab gegeben hat, auch wirklich korrekt waren. Es nützt nicht viel, wenn du deinem besten Freund gesagt hast, zu wem du gehst und dabei eine falsche Adresse angegeben hast. Sei misstrauisch, wenn du Bottom sein wirst und dein Auserwählter darauf besteht, zu dir zu gehen. Frage ihn, warum. Schlage lieber eine «Probesession», beispielsweise in einer Kabine in der Sauna oder in einem öffentlichen S/M-Club, vor.

Stille Alarme

Der bereits mehrfach erwähnte stille Alarm ist letztlich nichts anderes, als einem guten Freund zu einer bestimmten Zeit einen Rückruf zu versprechen. Er dient dazu, dich als Bottom für den Fall zu schützen, wenn du an einen Top geraten bist, der nicht besonders viel von der Einhaltung von Absprachen hält. Außerdem schützt er dich vor Konsequenzen in dem Fall, dass der Top während der Szene Probleme bekommt und beispielsweise ohnmächtig wird, ohne dich vorher losgebunden zu haben. Sobald ihr bei ihm zu Hause angekommen seid – und so die korrekte Adresse feststeht – rufe deinen besten Freund an und sage ihm, was du vorhast, mit wem du es vorhast, wo es stattfinden wird und wann du ihn wieder zurückrufen wirst. Dadurch weiß jemand außer euch beiden, wo du bist und kann für den Fall, dass du zur vereinbarten Zeit nicht zurückrufst, entsprechende Maßnahmen ergreifen.

Diesen Alarm kannst du «still» setzen, das heißt ohne dass dein aktiver Partner etwas davon mitbekommt, oder aber du kannst ihn in Anwesenheit deines Partners, beispielsweise telefonisch, setzen. Aber bitte: Begründe deinen Anruf nicht mit der Angst, dass dein Partner dich vergewaltigen könnte. Das zerstört jede geile Atmosphäre und ist nicht besonders diplomatisch. Viel besser ist es beispielsweise, wenn du deinem aktiven Partner mitteilst, dass dich dein bester Freund in genau drei Stunden vor der Haustür abholen wird, um mit dir essen zu gehen.

Manchem mag das übervorsichtig vorkommen, aber ich praktiziere es immer beim ersten Treffen mit einem fremden Partner. Später, wenn ihr euch kennt, ist das sicher nicht mehr so wichtig. Übrigens sind stille Alarme nicht nur für den Passiven nutzbar. Auch als Aktiver kannst du Überraschungen erleben. Auch hier kann ein stiller Alarm die Sicherheit erhöhen.

Sicherheitscodes

Ich habe dir bereits dargelegt, wie wichtig es ist, dass ihr eine genaue Vorstellung eurer gegenseitigen Erwartungen und Grenzen austauscht. Je besser ihr euch kennt, umso leichter und tiefer könnt ihr euch im Laufe einer Szene befriedigen. Dennoch kann es zu Situationen kommen, in denen einer der beiden Partner – vorzugsweise der Bottom – an einen Punkt kommt, an dem er aus einem bestimmten

Grund die Szene unterbrechen oder zumindest sofort beeinflussen möchte. Beispiele solcher Gründe aus der Sicht des Bottoms sind:

- Alle Handlungen verlaufen einvernehmlich, aber du hattest die tatsächlichen physischen oder mentalen Auswirkungen einer bestimmten Handlung unterschätzt.
- Alle Handlungen verlaufen einvernehmlich, aber du musst jetzt erkennen, dass deine Phantasie doch etwas zu sehr mit dir durchgegangen ist. Du hast übertriebene Vorstellungen genannt, die in der Realität deine Grenzen überschreiten.
- Alle Handlungen verlaufen einvernehmlich, aber du hast unerwartete, akute gesundheitliche Probleme wie Übelkeit, Schwindel, Frösteln usw. bekommen.
- Alles verläuft einvernehmlich, aber du hast Probleme mit der Blutzirkulation eines Gelenkes wegen zu enger Fesseln.

Solche Probleme kommen unerwartet und können (und werden) sicherlich gelegentlich vorkommen. Es ist daher sinnvoll, für solche Situationen vorab Sicherheitscodes zu vereinbaren, die du als passiver Partner deinem Top meldest. Ein solcher Sicherheitscode ist ein absolutes Muss für jede S/M-Szene und gilt für jede physische oder psychische Überlastung des Passiven. Wird er vom Bottom eingesetzt, dann *muss* der Aktive sofort darauf reagieren.

Sicherheitscodes werden darüber hinaus verwendet, wenn der Passive das Gefühl hat, dass der Aktive die vorab gesteckten Grenzen überschreitet. Ein solches Überschreiten ist in den seltensten Fällen ein Ausdruck der bösen Absicht eines Tops, sondern in der Mehrzahl der Fälle eine andere Auslegung einer Absprache, also ein Missverständnis. Es kann aber auch sein, dass du als Bottom auf eine Handlung so genussvoll reagierst, dass dein Top sehr bewusst einen Schritt weiter geht, um deine Grenzen behutsam zu erweitern. Das kann manchmal sehr schön sein, manchmal kann es aber auch zum sofortigen Ausstieg aus der Szene, also zur Verwendung des Sicherheitscodes führen.

Sicherheitscodes, insbesondere die Stoppcodes, gelten im Übrigen nicht nur für den Bottom. Auch du als Top kannst in eine Situation geraten, in der du psychisch oder physisch eine Grenze überschreitest, die du nicht überschreiten möchtest. Auch du kannst und solltest in diesem Fall sofort die Szene unterbrechen. Nun ist es für den Aktiven innerhalb einer Bondage-Szene verständlicherweise sehr einfach, einen Stoppcode zu setzen. Er setzt alle Aktionen aus, bindet seinen Partner los und holt ein Glas Wein, um darüber zu reden. Für einen gefesselten und womöglich geknebelten Bottom ist das weitaus schwieriger. Und selbst wenn er nicht geknebelt ist, kann ein «Bitte hören Sie auf, SIR, ich kann nicht mehr!» durchaus zur Rolle – beispielsweise in einer Meister/Sklaven Szene – passen und das Gegenteil bedeuten. Der Top würde einen solchen Satz nicht unbedingt als Stoppcode verstehen, sondern sich in seiner Rolle bestätigt sehen und mit seinem Handlungen fortfahren. Deswegen ist es im Interesse des Passiven sehr wichtig, sich zusammen mit dem Top vor der Szene – und nicht etwa mittendrin – ein paar Gedanken darüber zu machen, welche Sicherheitscodes zur Anwendung kommen sollen.

In der Szene haben sich drei Arten von Sicherheitscodes eingebürgert, von denen jedoch lediglich die erste Version weit verbreitet ist: Stoppcodes, Slowcodes und Okaycodes.

Stoppcodes

Stoppcodes sind vorab zwischen den Partnern vereinbarte Zeichen, die zum sofortigen Abbruch aller Handlungen und zum Ausstieg aus der Szene führen. Es liegt naturgemäß in der Verantwortung des Tops, diesem Wunsch des Bottoms sofort und ohne Zögern zu entsprechen. Beispiele von Stoppcodes sind:

- «Stopp Stopp Stopp», bei ungeknebeltem Bottom.
- «MayDay», bei ungeknebeltem Bottom.
- Ansprache des Tops mit dem Vornamen.
- Als geknebelter Bottom dreimal hintereinander grunzen, Brummen oder Ähnliches.

- Als geknebelter Bottom dreimal hintereinander eine andere Handlung durchführen, beispielsweise mit den Fingern schnippen, mit den Füßen stampfen oder – ähnlich wie bei der Aufgabe beim Ringkampf – auf den Boden schlagen.

Der Phantasie sind keine Grenzen gesetzt. Weitere Stoppcodes müsst ihr je nach Situation vereinbaren. Beispiele sind:

- Lass dir als Bottom einen schweren Gegenstand in die Hand geben, den du bei Problemen fallen lassen kannst. Das Fallen dieses Gegenstands muss Lärm machen (Material, Fallhöhe). Bedenke auch, dass du als Bottom ein solches Signal nur einmal geben kannst.
- Nicke energisch mit dem Kopf. Kopfschütteln ist keine gute Idee, da Bottoms in Momenten großer Lust das gelegentlich auch von sich aus tun.
- Lass dir als Bottom eine kleine Kuhglocke ums Handgelenk binden, so dass du sie nicht verlieren kannst. Das ist vielleicht nicht besonders geil, aber wirkungsvoll, insbesondere deshalb, weil du beim eventuellen erstmaligen Überhören des Signals ein zweites Mal signalisieren kannst, dass etwas nicht stimmt.

Ich kann keine generelle Empfehlung für einen Stoppcode geben, denn dazu sind die Fesselungen und räumlichen Umstände zu unterschiedlich. Was nützt Stöhnen bei lauter Musik? Was nützt Kopfnicken in völliger Dunkelheit? Ihr müsst vorher überlegen, was ihr machen möchtet und danach einen, oder besser zwei alternative Codes vereinbaren. Gut ist die Kombination aus je einem akustischen und einem optischen Stoppcode.

Allerdings haben Stoppcodes auch Nachteile. Ihre Verwendung durch den Bottom beendet meistens nicht nur die betreffende Aktion des Tops, sondern zerstört auch die erotische Spannung, die die Partner bis dahin aufgebaut haben. Rollenspiele wie zum Beispiel Meister und Sklave können kaum beibehalten werden, wenn der Bottom auf eigene Initiative aus der Szene «aussteigt». Aus diesem Grund solltest du als Bottom Stoppcodes nicht inflationär verwenden, da du damit deinen Top verunsichern wirst und ihn durch häufige Unterbrechungen der Szene nicht zu seinem Vergnügen kommen lässt. Bedenke, dass ein Stoppcode letztlich auch vom Top als Vorwurf aufgefasst werden kann, deine Grenzen nicht richtig eingeschätzt, dich überlastet sowie deine vorigen Signale nicht richtig interpretiert zu haben. Solche Selbstzweifel sind gar nicht so selten und können das Selbstwertgefühl des aktiven Partners verletzen. Deswegen sind Stoppcodes wirklich nur das letzte Mittel, wenn du als Bottom nicht mehr kannst oder magst. Ein andere Verwendung wäre unfair deinem Partner gegenüber. Einen Ausweg aus diesem Alles-oder-nichts-Dilemma bilden die Slowcodes.

Slowcodes

Slowcodes sind vorab zwischen den Partnern vereinbarte Zeichen, die dem Top signalisieren, dass er «etwas langsamer» machen muss. Anstatt durch einen Stoppcode die Szene abbrechen zu müssen, könnt ihr auch einen «abgeschwächten» Code vereinbaren, der nicht zum Abbruch der ganzen Szene führt, sondern lediglich die aktuelle Aktion, wie das schmerzhafte Spielen an deinen Brustwarzen oder Ähnliches, beendet. Dadurch signalisierst du deinem Partner, dass es dir gefällt, aber dass du jetzt mal eine kleine Pause *innerhalb* der Szene brauchst. Die erotische Spannung zwischen den Partner wird davon weit weniger beeinträchtigt, als ein kompletter Abbruch und dem evtl. späteren Neuanfang der Szene. Manche Spieler verwenden diesen «weichen» Stoppcode auch als Steuerungsinstrument, indem sie vorab weitere Signale vereinbaren. So könnten sie beispielsweise dadurch dem Bottom ein Instrument in die Hand geben, dem Top mitzuteilen, ob er «Gas geben» oder lieber «auf die Bremse treten» soll. Diese Codes sind seltener anzutreffen. Meiner Meinung nach sind sie unnötig, vielleicht sogar schädlich. Unnötig deswegen, weil es ist doch viel erotischer und natürlicher ist, wenn diese Art der Kommunikation nicht über Codes, sondern über andere Kanäle läuft. Schädlich für die emotionale Stimmung zwischen beiden Partnern deswegen, weil die zu häufige Steuerung des Tops durch den Bottom den Top zum Erfüllungsgehilfen degradieren und ihm viel von der Freiheit und Kreativität rauben kann, die er in seiner Toprolle so sehr schätzt.

Okaycodes

Okaycodes finden ebenfalls seltener Anwendung und funktionieren wie beim Lokomotivführer: Er muss in regelmäßigen Abständen eine Taste drücken, sonst bleibt die Lok automatisch stehen. Übertragen auf den Bottom heißt das, dass du regelmäßig durch ein vereinbartes Zeichen auf deinen Top reagierst. Fehlt dieses Zeichen, signalisierst du ein Problem. Beispiele für ein solches Zeichen sind ein Gegendruck, wenn der Top deine Hand nimmt, die Erwiderung eines Kusses oder das «Ja» auf die Frage, ob es dir gut geht. In gewissem Sinne ist auch das Halten eines Gegenstandes ein ständiger Okaycode, wird der Gegenstand fallen gelassen, signalisierst du damit ein Problem.

Das Nichtbeachten von Stoppcodes

Es ist ein absoluter Sündenfall, wenn ein Top unter Ausnutzung der Wehrlosigkeit seines Partners bewusst Stoppcodes übergeht und so den Partner nicht mehr in Einvernehmlichkeit, sondern gegen seinen Willen behandelt. Das ist justitiabel und heißt Vergewaltigung. Allerdings geschieht es meiner Erfahrung nach sehr selten, dass ein Stoppcode gesehen und missachtet wird. Häufiger ist der Fall, dass der Aktive einen Stoppcode übersieht oder überhört. Was also ist zu tun in dem – zum Glück sehr seltenen – Fall, in dem alle Vorsichtsmaßnahmen nicht geholfen haben, du als Bottom gefesselt bist und der Top Handlungen unternimmt, die ihr nicht vereinbart habt oder die explizit gegen deinen Willen und deine Grenzen laufen?

Zunächst einmal musst du als Bottom herausfinden, *warum* dein Partner das tut. Meistens gab es vorher keine oder unklare Absprachen, keine, ungeeignete oder unklare Stoppcodes oder andere Gründe, die nicht auf der Böswilligkeit des Tops beruhen. Die Ausführungen in der Folge mögen dir als Bottom helfen, Ruhe zu bewahren und zielgerichtet vorzugehen.

Als erstes solltest du versuchen zu klären, ob dein aktiver Partner absichtlich oder unabsichtlich trotz deines Stoppcodes weitermacht. Meist will dir der Top nichts Böses, aber ihr habt ein Kommunikationsproblem und es klappt offensichtlich nicht, dass du ihm die Ernsthaftigkeit deiner Absichten klarmachen kannst. Vielleicht ist es zu dunkel für den optischen oder zu laut für den akustischen Stoppcode. Vielleicht glaubt er, deine Reaktionen sind Teil des Spiels und bedeuten in Wirklichkeit, dass er immer weiter machen soll. Vielleicht ist er zu sehr aufgegeilt, um überhaupt noch auf dich zu hören. Vielleicht meint er, deine Grenzen ausweiten zu müssen und kapiert nicht, dass er sie bereits überschritten hat.

In all diesen Fällen solltest du den vereinbarten Stoppcode laufend wiederholen. Tue das so lange, bis du sicher bist, dass er ihn gesehen oder gehört hat. Wenn das nicht hilft, nutze zusätzlich die weiter oben dargestellten, international gebräuchlichen Stoppcodes. Fast jeder in der Szene kennt sie. Damit sollte es schnell möglich sein, die Aufmerksamkeit deines Tops zu erregen und die Kommunikation wieder in Gang zu bringen.

Falls du dir sicher bist, dass der aktive Partner den Stoppcode wahrgenommen hat, aber dennoch nicht mit dem sofortigen Abbruch der Szene reagiert, handelt dein Partner bewusst nicht mehr einvernehmlich. Das kann verschiedene Ursachen haben:

Findet er es geil, dir echte Angst einzujagen? Ist er einfach egoistisch und denkt, am Ende wird alles nicht so schlimm sein? Ist er auf Drogen? Will er gönnerhaft deine «Grenzen erweitern»? In solchen Fällen kannst du Folgendes tun: Ändere dein Verhalten und deine Reaktionen komplett. Reagiere gar nicht, fang an zu schreien, fang an zu pinkeln, zu lachen, zu weinen, irgendetwas. Anhand deines für ihn zunehmend unverständlicheren Verhaltens zwingst du ihn, über die Ursache deiner Reaktionen nachzudenken und die Kommunikation wieder in Gang zu bringen.

Schließlich ist es eine letzte Möglichkeit, dass dein Partner sich als kriminell entpuppt und deine Wehrlosigkeit gegen deinen Willen ausnutzen möchte. Die sexuelle Atmosphäre ist sowieso dahin, jetzt geht es um Schadensbegrenzung. Erinnere ihn daran, dass andere wissen, wo du bist und was du machst sowie dass sein Name und seine Adresse Dritten gegenüber bekannt sind. Biete ihm an, dass du ihm deine Wertsachen freiwillig gibst, wenn er dir nichts tut. Versprich ihm, niemandem etwas zu sagen. Später solltest du dieses Versprechen allerdings auf keinen Fall einhalten, sonst würdest du sein nächstes Opfer gefährden. Du kannst auch die Flucht nach vorn antreten und ihm sagen, dass es so geil war, dass du ihn gerne wieder sehen möchtest und dass du ihm gerne einen Schein zusteckst, wenn er gerade in finanziellen Engpässen steckt.

In jedem Fall musst du solche Vorfälle dem schwulen Überfalltelefon, besser aber der Polizei melden! Du schützt damit dich und weitere ahnungslose Bottoms und sortierst die schwarzen Schafe aus. Ein Top hat trotz vereinbarter S/M-Praktiken kein Recht, die Grenzen zu überschreiten. Wehre dich anschließend!

Während der Szene

Hier geht es um das sichere Ausführen von Bondagetechniken während des Spiels. Die potentiellen Gefahren, beispielweise von Knebeln oder spezieller Bondagetechniken, die den Hals einbeziehen, werde ich in den kommenden Kapiteln an den entsprechenden Stellen ausführlich behandeln und lasse sie an dieser Stelle aus.

Es geht aber auch um die Etablierung eines noch tieferen Vertrauensverhältnisses zwischen dem Top und dem Bottom, also um das Gefühl der Sicherheit, um das Mentale. Durch die gemeinsame Absprache per Gespräch oder Checkliste habt ihr euch grob über Sicherheitscodes sowie darüber geeinigt, was wer wie lange mit wem macht. Das war die Theorie. In der Praxis kommt jedoch irgendwann der Moment, wo die Session beginnt und der aktive Partner zum ersten Mal nach Seilen oder Handschellen greift. Als Top musst du wissen, dass nicht nur Anfänger, sondern auch erfahrenere Bottoms manchmal nervös und in der Ambivalenz zwischen Geilheit und leichter Unsicherheit hin- und hergerissen sind. Das gilt insbesondere dann, wenn ihr zum ersten Mal miteinander spielt.

Da der Passive sehr bald in der schwächeren Position sein wird, ist es die Aufgabe des aktiven Partners, dem Bottom das Gefühl von Sicherheit und Vertrauen zu vermitteln. Selbst in einer Szene, in der eine strikte Rollenverteilung wie Meister und Sklave vereinbart wurde, ist es möglich, zwischendurch kurze Signale der Zuwendung und Fürsorge zu geben, ohne den hierarchischen Charakter der Szene zu zerstören. Ein paar Beispiele solcher Signale sind:

- Auch und gerade bei extremeren Rollenverteilungen ist ein gelegentliches, zärtliches Streicheln des Bottoms für diesen sehr angenehm.
- Öfter mal mit leiser Stimme fragen, ob es dem Bottom gut geht.
- Am Anfang der Szene den gefesselten Bottom zur Kontrolle fragen, wie der Stoppcode lautet. Es ist unwahrscheinlich, dass er ihn vergessen hat, jedoch vermittelt ihm diese Frage, dass du auch jetzt, in seiner Wehrlosigkeit, noch daran denkst.
- Häufiges Überprüfen der Temperatur der Hand- und Fußgelenke. Diese Geste bewirkt – neben ihrem eigentlichen Sinn der Überprüfung der Blutzirkulation gefesselter Gelenke – auch ein Gefühl des Umsorgtseins beim Bottom. Du machst als Top damit deutlich, dass du dich um das Wohlbefinden des Bottoms kümmerst.
- Bei längeren Szenen dem Bottom fragen, ob er etwas trinken möchte.
- Darauf achten, dass es dem Bottom nicht zu kalt oder zu warm ist. Das kannst du als Top insbesondere dann schwer einschätzen, wenn der Bottom anders als du gekleidet oder ganz nackt ist.
- Bei unerfahrenen Bottoms oder bei Partnern, die zum ersten Mal miteinander eine Szene haben, ist es eine sehr empfehlenswerte Vorgehensweise, den passiven Partner zehn bis fünfzehn Minuten nach seiner Fesselung komplett loszubinden und dann anders zu fesseln. Durch die kurze «Freiheit», die der aktive Partner seinem Bottom gewährt, signalisiert er, dass er die Wehrlosigkeit

seines passiven Partners nicht auszunutzen gedenkt, sondern Auswege auch außerhalb der Verwendung von Stoppcodes anbietet. Dies bewirkt ein tieferes Vertrauen des Bottoms und damit ein befriedigenderes Erlebnis für euch beide.

Ich könnte noch viele Ideen und Tips aufführen. Wesentlich ist, dass du als Top gut beobachtest und deine Aktionen auf den emotionalen und körperlichen Zustand deines Bottoms abstimmst. Was eben noch geil war, kann vielleicht jetzt schon jetzt nicht mehr geil sein.

Safer Sex

Bondage-Sex ist im Prinzip nicht anders zu behandeln als jede andere Form des sexuellen Verkehrs zwischen Männern. Reines und ausschließliches Bondage ist absolut sicher, solange nicht Materialien zwischen verschiedenen Bottoms ausgetauscht werden und mit verletzten Körperstellen oder Sperma in Berührung kommen.

Sexspielzeuge, die «unsauber» angewendet werden, also in Berührung mit inneren Körperteilen oder Blut und Sperma kommen können, müssen vorher absolut sauber sein und dürfen nicht von mehreren Partnern gemeinsam genutzt werden. Ansonsten gelten die Regeln der Deutschen Aids-Hilfe.

Allgemeine Bondage-Sicherheitsregeln

Ich möchte dieses Kapitel mit einer einfachen Liste von Punkten schließen, die unabhängig von der jeweiligen Bondagetechnik und von den verwendeten Materialien zu beachten sind. So trivial sie auch erscheinen mögen, ist die Missachtung eines dieser Punkte schon häufig die Ursache für eine missglückte Szene gewesen:

- *Niemals, niemals, niemals* deinen gefesselten Bottom alleine lassen. Das ist die wichtigste Regel! Immer in Hör- und Sichtweite bleiben, das gilt insbesondere dann, wenn dein Bottom zusätzlich geknebelt ist und/oder eine Maske trägt. Das ist einerseits wichtig, um bei eventuellen Problemen des Bottoms sofort eingreifen zu können. Andererseits könnte dein Bottom auch nur glauben, allein gelassen zu werden, was ihn bereits zu einer panischen Reaktion führen könnte.

- Wenn dein Bottom drauf steht, allein gelassen zu werden, dann solltest du als Top nur so tun, als ließest du ihn allein. Wenn du geschickt bist, wird dein Partner den Trick nicht bemerken. Verschleiere deine Anwesenheit mit etwas Hintergrundmusik.
- Du solltest als Top sicherstellen, dass du immer in der Lage bist, deinen Bottom in maximal 60, besser 30 Sekunden komplett zu befreien. Im Zweifelsfall mit einem scharfen Messer oder einer Schere. Das heißt beispielsweise auch, dass eine Taschenlampe im Falle eines Stromausfalls in Griffweite ist. Am besten besorgst du dir in der Apotheke eine spezielle, scharfe Chirurgen- oder Verbandsschere.
- Achte auf Brandverletzungen, die durch zu schnelles Ziehen insbesondere von Kunststoffseilen über die Haut des Bottoms entstehen können. Immer einen Finger zwischen der Haut und dem sich durchziehenden Seil halten und vom Körper des Bottoms im 90-Grad-Winkel wegziehen.
- Du solltest weder in der Top- noch in der Bottomrolle mit dem Stoppwort kokettieren. Stopp heißt Stopp und nicht etwa: «Willst du wirklich schon aufhören, du geiles Schweinchen?». Niemals auch nur andeutungsweise signalisieren: «So ein Pech, jetzt habe ich doch glatt des Stoppwort vergessen.» Die Wahrscheinlichkeit ist groß, dass dein Bottom das weit weniger witzig findet, insbesondere, wenn ihr beide das erste Mal zusammen spielt.
- Es ist nie notwendig, deinen Bottom so fest zu fesseln, dass ein Körperteil einschläft oder zu «kribbeln» beginnt. Vielmehr ist das ein Zeichen mangelnder Erfahrung oder Technik.
- Bei intensiven Szenen kann es in seltenen Fällen von einem Augenblick auf den anderen zu Panikreaktionen deines Bottoms

kommen. Immer als Top auf der Hut sein und auf Panikreaktionen achten (kalter Schweiß, aggressives Verhalten des Bottoms, Schreie, und so weiter).

- Die Kombination einzelner, leicht auszuhaltender Praktiken kann plötzlich die Grenzen des Bottoms überschreiten.
- Intensive Szenen in Verbindung mit Drogen können zu Problemen führen. Besser ist es, bei Bondagespielen grundsätzlich auf Drogen zu verzichten.
- Nach dem Losbinden deines Bottoms solltest du als Top nicht versuchen, seine Position zu verändern. Der Bewegungsapparat deines Partners muss erst wieder langsam beweglich werden, nachdem er lange in einer festen Position gehalten wurde. Gelenke und Muskeln versteifen sich bereits nach wenigen Minuten Unbeweglichkeit. Das Tempo, mit der er Arme und Beine bewegt oder wieder aufstehen kann, kann dein Bottom selbst am besten beurteilen. Lass es ihn bestimmen.
- Übertreibe vorher nie, was du gerne machen willst. Trotz aller Geilheit macht es keinen Sinn, falsche Erwartungen zu wecken und dann zu früh an die Grenzen zu kommen. Als Top ist es deine Verantwortung zu wissen, dass insbesondere Anfänger ihre eigenen Wünsche und Grenzen überschätzen können. Unter Umständen kann sogar ein Anfänger in der Szene fortfahren wollen, obwohl es aus seiner Sicht besser wäre, aufzuhören oder eine Pause zu machen.

Wie du gesehen hast, kannst du neben dem gesunden Menschenverstand einige Methoden anwenden und Checklisten durchgehen, um bei der Auswahl eines Partners für Bondagespiele nicht an den Falschen zu geraten sowie beim Spielen nicht durch technische oder sonstige Probleme in eine schwierige Situation zu kommen.

Immer noch gilt: Wenn du dich aus irgendeinem Grunde unwohl fühlst, egal ob bei der Kontaktaufnahme oder vor, während oder nach der Szene, solltest du diesem Instinkt vertrauen. Im Zweifel: absagen!

Bondage-
materialien

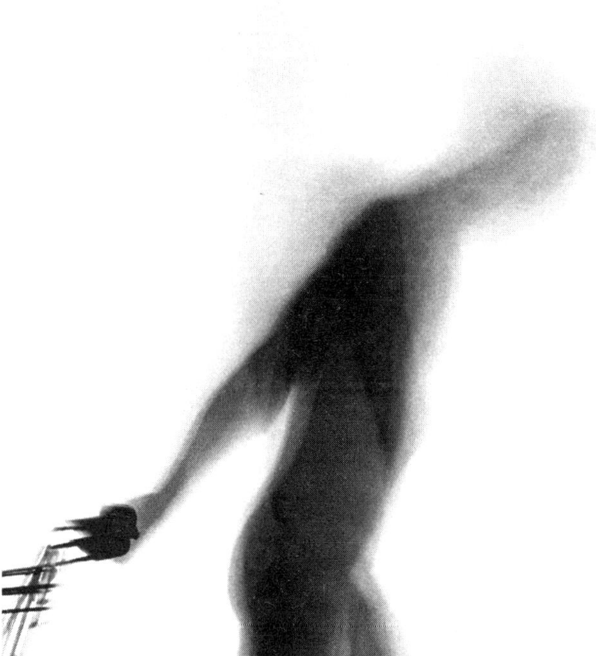

«Sich fesseln zu lassen, ist für Scott aber auch eine seelische Übung. Er unterwirft sich den Händen, Stricken und Stunden, um über Zwänge, Belastungen und Ängste zu triumphieren, um den Kontakt mit verlorengegangenen oder schwachen Gefühlen wiederherzustellen und sein von der Routine schwaches Herz zu erfrischen. Liebe – bedingungslose Liebe und ein Zustand, den er «Gefühlsklarheit» nennt, werden ermöglicht, ja fast unvermeidlich, wenn man der Bondageszene Zeit zur Entwicklung gibt, so wie jetzt.»
(Joseph W. Bean: «Die spirituelle Dimension der Bondage».
In: «Lederlust. Der S/M-Kult»)

In diesem Kapitel möchte ich dir die vielen verschiedenen Materialien vorstellen, die du zum Fesseln deines Partners verwenden kannst. Die Liste ist schier endlos, Besuche in Toyshops oder manchmal auch in Baumärkten sind in diesem Zusammenhang wirklich sehr inspirierend. Doch was solltest du kaufen, was nicht? Mit welchem Material sollten Anfänger beginnen? Worauf ist zu achten?

Gleich zu Beginn möchte ich feststellen, dass du die Frage, mit welchem Material du deinen Partner am besten fesselst, nicht unterschätzen solltest. Neben den unterschiedlichen Eigenschaften beispielsweise von Seilen im Vergleich zu Ketten und den sich daraus ergebenden Möglichkeiten des Einsatzes spielen häufig auch subjektive Faktoren wie Fetisch, Optik und so weiter eine große Rolle.

Bondagefans, für die das Fesseln als erotisches Faszinosum im Vordergrund steht, werden in der Regel viel stärker auf Material, Art und Ästhetik der Fesselung achten als Aktive, die ihren Bottom lediglich präparieren wollen, um anschließend S/M-Praktiken ausführen zu können. Viele Bondagefans – auch ich – begannen mit Handschellen und Ledermanschetten und landen irgendwann bei Seilen, weil sie einfach die größten Variationsmöglichkeiten und Spielräume für die Phantasie bieten. Auf den folgenden Seiten möchte ich auf die verbreitetsten Materialien eingehen, ihre Vor- und Nachteile aufzeigen sowie Tipps geben, die im Gebrauch von Nutzen sein werden.

Seile und Lederriemen

Seile sind zusammen mit Ketten und Eisenfesseln das älteste Instrument, einen Menschen zu fixieren. Vielleicht hast du einen gefesselten Menschen zum ersten Mal in einem Cowboy-und-Indianerfilm gesehen, als er mit Stricken oder Lederriemen an den Marterpfahl gefesselt war. Und vielleicht erwachte schon damals die Vorstellung in dir, so etwas auch mal – auf welcher Seite auch immer – erleben zu wollen. Die Fesselung mit Seilen ist, verglichen mit Leder- oder Metallhandschellen, die technisch schwierigste und aufwendigste, aber aufgrund der allgemeinen Unauffälligkeit, Verfügbarkeit und des preisgünstigen Materials auch die häufigste Art, erotische Bondage-Spiele zu erleben. Schwierig deswegen, weil es tatsächlich ohne Erfahrung kaum möglich ist, einen Bottom sicher und gleichzeitig bequem zu fesseln, ohne dass er sich selbst befreien kann. Meistens fesselt der Anfänger entweder zu fest und bereitet Schmerzen und Probleme mit der Blutzirkulation oder zu locker, und der Bottom kann sich ohne große Mühe befreien. Der Grat der richtigen Dosierung ist recht schmal, Erfolge erreichst du durch Technik und Übung. Aber was könnte mehr Spaß machen, als viel Training?

Da geht das Fesseln mit Handschellen viel schneller und sicherer, ist aber nicht unbedingt deshalb für jeden Bottom oder Top auch besser. Es kommt immer darauf an, was du erreichen möchtest. Die Faszination von Seilen als Bondagematerial ist vielfältig:

- Seile regen zu sehr phantasievollem Spiel an, weil sie so universell einsetzbar sind. Anders als mit Handschellen kann der ganze Körper einbezogen werden und immer neue, andere Stellungen und Variationen können gemeinsam entdeckt werden.

- Als Top kannst du deinen mit Seilen gefesselten Bottom sehr variabel und kreativ behandeln. Du kannst die Intensität und Bequemlichkeit der Fesselung ebenso einfach verändern wie es dir möglich ist, in einen Notfall alle Seile in wenigen Sekunden mit einem scharfen Messer zu durchschneiden. Das führt dazu, dass

Szenen mit Seilen oft deswegen viel spannender sind, weil sie durch die einfacher mögliche Lageänderung des Bottoms länger andauern und damit der Gestaltungsfreiheit und Phantasie des Tops mehr Freiraum bieten können.

- Richtig ausgewählte Seile sind vergleichsweise weich und flexibel und bergen weniger Gefahr für die Gesundheit des Bottoms als beispielsweise Spielzeuge aus Metall.
- Seile habe die von vielen Bottoms hoch geschätzte Eigenschaft, dass der Grad der Hilflosigkeit und des Ausgeliefertseins von den Fertigkeiten des Tops abhängt und dadurch zum «sportlichen Wettbewerb» animiert. Kann er sich befreien oder nicht? Handschellen beispielsweise beantworten diese Frage im Voraus, wenn die Schlüssel für deinen Bottom nicht erreichbar sind.
- Die Verwendung von Seilen führt nicht sofort, sondern meist in Form eines Prozesses zu dem angestrebten Gefühl des totalen Ausgeliefertseins. Nach der Fertigstellung der Fesselung probiert der Bottom, wie sicher die Fesseln sind. Unter Umständen windet er sich und versucht alles, um loszukommen, was für Top und Bottom meist höchst vergnüglich ist. Irgendwann gibt dann der Bottom ermüdet auf. Erst dann ist der Status der Unterordnung unter den Top endgültig erreicht.
- Schließlich sind Seile für den Vielreisenden das ideale Material. Welcher Zollbeamte würde schon beanstanden, dass du eine Wäscheleine mit dir führst? Eventuell musst du erklären, warum es gleich 20 Meter sein müssen, oder warum die Leine so dick ist, aber da wird dir sicherlich etwas einfallen. Deine Handschellensammlung im Handgepäck kann da eine deutlich größere Irritation an der Flughafenkontrolle hervorrufen.

Es gibt sehr viele unterschiedliche Seilqualitäten. Optimal ist eine Seilqualität, die weich und leicht flexibel ist, dabei aber außen etwas aufgeraut, damit sich die Knoten nicht durch «Durchrutschen» lösen können. Das Seil sollte nicht zu dünn sein, da es dann leicht einschneiden kann. Zu dickes Seil dagegen ist schwierig zu verknoten.

Am besten ist ein Durchmesser von sieben bis acht Millimeter. Zu rauhes Seil kann die Haut abschürfen, mit zu glattem Seil halten Knoten nur sehr unzureichend und müssen entsprechend fest angezogen werden. Sehr nützlich ist ein Material, das einfach in der Waschmaschine gereinigt werden kann. Schauen wir uns also in der Folge die möglichen Seilqualitäten an:

Gedrehtes Nylonseil

Meist sehr weiches, manchmal aber auch steinhartes und unelastisches Seil, das wasserunempfindlich ist und eine sehr glatte und rutschige Oberfläche hat, die sich fast seifig anfühlt. Durch die gedrehte Ausführung hinterlässt es im Vergleich zu geflochtenen Ausführungen deutlich sichtbarere Spuren auf der Haut. Es ist ungeeignet für Bondage, weil die Knoten nicht halten, sondern durchrutschen. Zudem kann es Verbrennungen beim zu schnellen und zu langem Entlangziehen über die Haut hervorrufen.

Geflochtenes Nylonseil

Dieses Material wird sehr oft beim Bergsteigen benutzt. Es hat einen Nylonkern aus langen Fasern und ist mit einem gewebten Mantel (ebenfalls aus Nylon) ummantelt. Bei Durchmessern über acht Millimeter wird es etwas zu steif und unflexibel, ansonsten ist diese Qualität gut geeignet und auch bei 30 Grad waschbar. Die Enden können sehr einfach durch Verschweißen gesichert werden, allerdings besteht auch hier – wie bei allen Kunststoffseilen – die Gefahr von Verbrennungen bei zu schnellem Entlangziehen auf der Haut. Außerdem besteht auch hier das Problem der etwas seifigen Oberfläche, wodurch Knoten nicht besondern gut halten. Als Bondagematerial kannst du dieses Seil durchaus verwenden, falls du die weiter unten empfohlenen Qualitäten nicht auftreiben kannst.

Hanf/Sisal

Sehr rauhes, gedrehtes, hell- bis dunkelbraunes Seil, das unflexibel und schwer biegsam ist. Durch die raue Oberfläche ungeeignet für

Bondage, da der Hautkontakt sehr unangenehm ist und schnell zu schmerzhaften Hautabschürfungen führen kann. Außerdem wird es noch hautunfreundlicher, wenn es durch Schweiß oder andere Flüssigkeiten feucht wird. Andererseits reizt dieses Material manche Spieler, da es aufgrund seiner geringen Hautfreundlichkeit den Bottom davon abhält, sich gegen die Fesseln zur Wehr zu setzen. Das kann reizvoll sein und zur psychologisch erwünschten Situation der Partner beitragen. Dennoch würde ich es aus Sicherheitsgründen nicht für Anfänger empfehlen.

Baumwollummanteltes Seil

Dieses Material unterscheidet sich vom geflochtenen Nylonseil nur durch die Ummantelung, die in diesem Fall aus hautfreundlicher Baumwolle besteht. Dadurch halten die Knoten wesentlich besser, es besteht weit weniger Gefahr von Hautirritationen oder -verbrennungen und Schweiß wird besser absorbiert. Das Seil ist etwas schmutzanfälliger, dafür kann es aber auch in der Waschmaschine leicht wieder gesäubert werden. Sehr zu empfehlen!

Baumwollseil

Reines Baumwollseil ist das beste Material für Bondage-Zwecke. Es ist weich und flexibel, hat eine nicht zu raue Oberfläche, die Knoten halten gut und es ist waschbar. Nachteil: Dieses Seil ist schwer zu bekommen. Ein weiterer Nachteil ist, dass du die Enden nicht einfach verschweißen kannst, sondern anderweitig gegen das Ausfransen sichern musst. Du bekommt es am besten in den USA (*standard clotheline*) oder in Deutschland in einschlägigen Toyshops sowie in Spezialläden für Zaubereibedarf, beispielsweise in «Lippes Zaubershop» in den WDR-Arkaden in Köln.

Andere Seile, zum Beispiel baumwollummanteltes Nylonseil, kaufst du am besten in Segelzubehörläden oder Baumärkten. Noch ein Wort zu den Preisen: Obwohl ich ein Fan guter Qualität bin und spezialisierte Toyshops sehr unterstütze, finde ich Meterpreise von drei bis vier Euro für ein baumwollummanteltes Seil schlicht unverschämt. In Baumärkten findest du die gleiche Qualität für maximal zwei Euro pro Meter, im Segelbedarf meist noch billiger, wenn die kurzen Stücke auf dem Wühltisch verkauft werden. Allerdings sind die oben angeführten Materialien nicht dafür geeignet, das volle Gewicht eines Mannes zu tragen. Sie könnten reißen, wenn du deinen Bottom in irgendeiner Weise daran hochhebst. Sie sind daher ausschließlich zum Fesseln geeignet.

Von anderen Materialien wie Elektrokabel, Plastikwäscheleine oder gar Draht lässt du am besten die Finger.

Seillängen

Am besten ist es, wenn du als Grundausstattung ein zusammenhängendes Stück von circa 20 Meter kaufst, das du erst später für deine Zwecke zuschneidest. Im Folgenden gehe ich vom Idealfall eines Baumwollseils oder eines baumwollummantelten Seils aus.

Du rollst das Seil am besten auf, steckst es in einen Kissenbezug und wäschst es bei 30 Grad in der Waschmaschine. Der Kissenbezug verhindert ein etwaiges Verfangen in beweglichen Teile der Waschmaschine, das Waschen macht das neue und noch etwas störrische Seil weich und flexibel. Mit diesen 20 Metern kannst du alles machen, was in diesem Buch an Seilbondage beschrieben ist. Ausnahmen sind lediglich japanisches Bondage sowie *bodyharness* und *suspension*, also Aufhängen des Bottoms an Deckenhaken oder Ähnliches. Bei diesen Techniken wird in der Folge noch einmal detailliert auf die benötigten Materialien eingegangen.

Zuschneiden, Enden sichern, Markieren

Mit der Zeit neigen die Enden von Baumwollseilen dazu, auszufransen und das Seil zunehmend zu verkürzen. Bei Nylonseil kannst du die Enden einfach durch Erhitzen über einem Feuerzeug zusammenschmelzen und so versiegeln, bei reinem Baumwollseil funktioniert das nicht, da die Baumwolle verbrennt, aber nicht zusammenschmilzt. Stattdessen musst du bei Baumwollseilen wie folgt vorgehen:

Die erste Möglichkeit ist, das Ende mit Nadel und Faden zu vernähen. Das ist viel Arbeit, aber vielleicht eine nette Aufgabe für deinen Bottom, zumal er weiss, wofür er es tut. Die zweite (und von mir empfohlene) Möglichkeit ist es, weißes Leukotape (fünf Zentimeter Breite) zu benutzen. Leukotape bekommst du in jeder Apotheke. Es ist ein textiles Klebeband, das zum Abstützen von Gelenken bei sportlicher Betätigung benutzt wird. Leukotape klebt so gut, dass auch Schweiß, Schmutz und oftmaliges Waschen in der Waschmaschine keine Probleme machen. Nach dem Waschen nimmst du das 20 Meter lange Seil und umwickelst es an mehreren Stellen mit ca. drei Lagen Leukotape, so dass folgende Seillängen entstehen: Ein sechs Meter langes Seil, zwei vier Meter lange Seile, drei zwei Meter lange Seile. Danach schneidest du das Seil jeweils mit einem scharfen Messer genau in der Mitte des Leukotapes durch. Dadurch sind die entstehenden beiden Enden gesichert. Die drei unterschiedlichen Längen solltest du kodieren, damit du sie schnell und sicher unterscheiden kannst. Das funktioniert am besten mit wasserfesten Filzstiften oder Wäscheschreibern, mit denen du beide Enden jedes Seilstücks auf dem Leukotape markierst. Du kannst sowohl unterschiedliche Farbcodes verwenden oder aber die Seillänge mit einer Anzahl von Ringen oder Strichen (jeder Kringel entspricht zwei Metern) kennzeichnen. Eine weitere Möglichkeit zur Markierung ist der Kauf von Seilen gleicher Qualität aber unterschiedlicher Farbe.

Ich empfehle dir zusätzlich, die Mitte jedes zugeschnittenen Seils mit einer Markierung zu versehen. Du wirst später feststellen, dass die meisten Bondagetechniken von der Seilmitte beginnend ausgeführt werden, so dass du dir insbesondere bei langen Seilen viel Gefummel ersparen kannst. Auch hier ist Leukotape oder ein Wäschemarker zu empfehlen.

Ein Wort zur Aufbewahrung: Lose Seile auf einen Haufen geworfen sehen weder schön aus noch sind sie zweckmäßig. Das ewige Entwirren nervt, und wenn du die einzelnen Seillängen nicht farblich kodiert hast, ist es fast unmöglich, sie im Eifer des Gefechts schnell zu verwenden. Deswegen möchte ich dir raten, sie nach jeder Benutzung wieder in Ordnung zu bringen, wobei du das ja auch sehr schön zur Aufgabe deines passiven Partners machen kannst.

Die einfachste Möglichkeit, deine «Werkzeuge» aufzubewahren, ist diese:

Roll das Seil so auf, dass es zusammengelegt ein Bündel von ca. 60 cm Länge bildet.

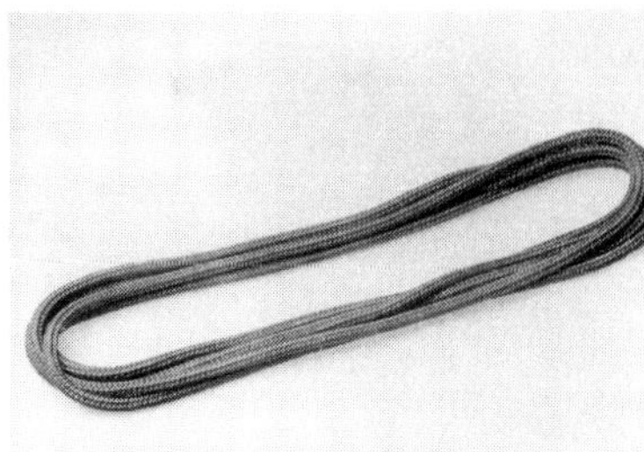

Mach einfach einen Knoten in die Mitte. Dadurch verhinderst du, dass sich das Seil in der Schublade selbständig macht. Dieser Knoten ist jederzeit leicht und schnell zu lösen.

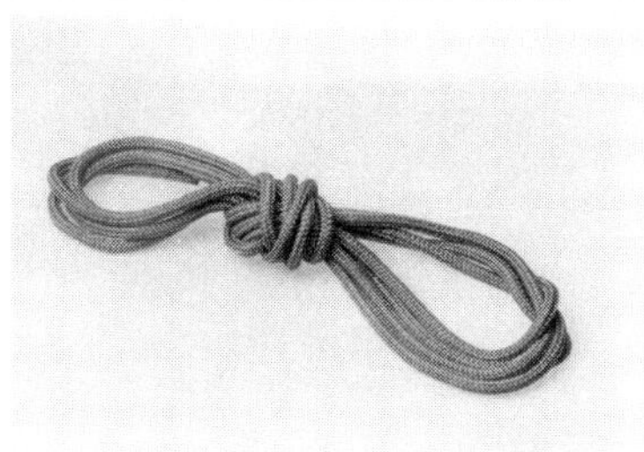

Eine zweite Möglichkeit sieht so aus:

Roll das Seil so auf, dass es zusammengelegt ein Bündel von ca. 60 cm Länge bildet. Nimm eines der beiden Enden und wickele es ein paarmal wie dargestellt um das Bündel.

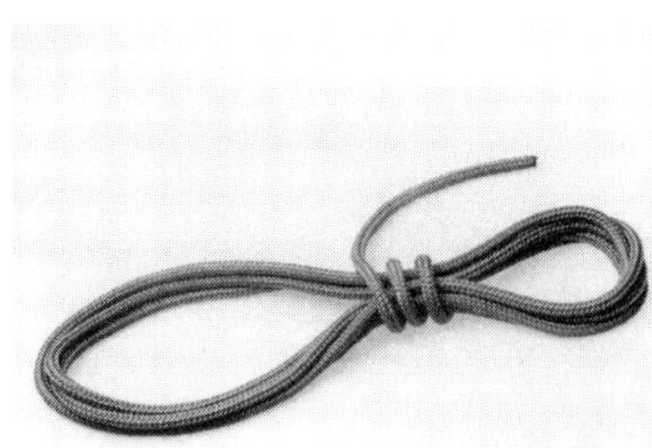

Zuletzt steckst du das Ende einfach durch die rechte Schlaufe und ziehst es fest.

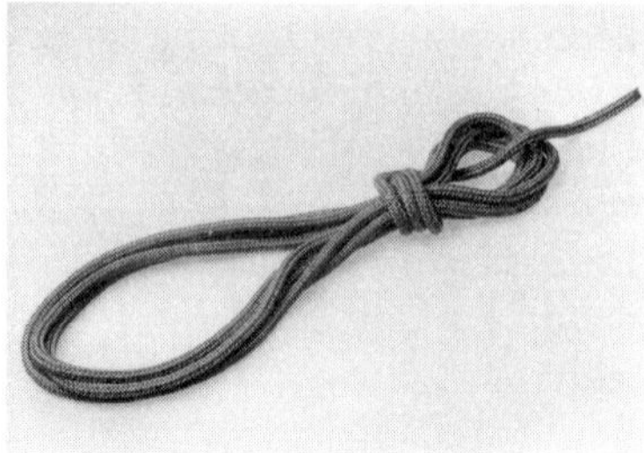

Lederriemen

Nicht nur für Lederliebhaber empfehlenswert sind circa ein bis zwei Zentimeter breite Lederriemen. Sie sind (oder werden nach mehrmaligem Gebrauch) recht geschmeidig und biegsam und verteilen den Druck über eine größere Fläche, als es Seile tun. Störrischen Qualitäten kannst du mit Lederfett oder Vaseline zu Leibe rücken. Es gibt sie als einfache Lederstreifen oder aber als vernähte Riemen. Sie sind relativ teuer. Dafür halten sie ein Leben lang. Du kannst sie im Prinzip wie Seile verwenden, allerdings darfst du sie natürlich nicht waschen. Zu beachten ist, dass sich Leder beim Feuchtwerden zusammenzieht. Dies kann nicht nur durch äußere Feuchtigkeit passieren, sondern auch durch den Hautschweiß deines Bottoms.

Nicht geeignet für Bondage sind die circa zwei Millimeter dicken Lederriemchen, die in der Lederszene gerne als Halsband getragen werden, da sie zu dünn sind und zu sehr in die Haut einschneiden können. Sie finden ihren Einsatz besser beim Thema Genitalbondage, auf das ich noch kommen werde.

Handschellen

Viele Menschen denken zunächst an Handschellen, wenn sie jemanden fesseln möchten. Vielleicht hast du auch als Kind die Plastikversion als Beilage eines praktischen Polizeisets zusammen mit Plastikpistole und Sheriffstern geschenkt bekommen und damit herumgespielt. Richtig angelegt sind sie absolut ausbruchsicher, teilweise selbst dann, wenn das «Opfer» den Schlüssel in der Hand hat. Vielleicht haben auch Eigenexperimente stattgefunden, zu denen sich (manche, nicht alle!) Handschellen eignen. In der Szene haben sich Handschellen – oder auch Handschellenschlüssel am Schlüsselbund getragen – als ein untrügliches Symbol herausgestellt, welches – links (aktiv) oder rechts (passiv) getragen – eine eindeutige Botschaft darstellt.

Dennoch: Ganz so einfach und ohne Risiko in der Anwendung wie ihr Ruf sind auch die Handschellen nicht. Das Gegenteil ist der Fall. So benötigen sie – erstaunlicherweise für manche Leute immer wieder überraschend – einen Schlüssel, der verloren, abgebrochen oder verwechselt werden kann. Diese Erkenntnis mag zunächst trivial klingen, führt aber in der Praxis «im Eifer des Gefechts» oftmals zu Problemen. Ein solcher Schlüssel kann in der Dunkelheit verloren gehen, oder es stellt sich erst zu spät heraus, dass der vorhandene Schlüssel nur für andere Modelle passt. Nicht umsonst kommt es vor, dass ein seltsam aussehendes Paar eine Polizeidienststelle aufsucht und sich einen bestimmten Schlüssel ausleihen möchte. In Großstädten wie Berlin gibt es sogar einen spezialisierten S/M-Schlosser, der von Missgeschicken lebt. Offenbar ist ein Markt vorhanden, sind meine Bedenken nicht unbegründet.

Um solche Situationen zu vermeiden, rate ich dir einerseits, nur Modelle mit Standardschlüssel zu kaufen. Zum anderen solltest du es zu deiner Gewohnheit machen, die Handschellen nach Gebrauch wieder zu schließen und zu «docken». Beim nächsten Gebrauch öffnen sie sich nur dann, wenn du auch den richtigen Schlüssel dabei hast. Damit gehören verlorene, falsche oder vergessene Schlüssel der Vergangenheit an.

Außerdem sind Handschellen hart und unflexibel. Sie können auf die Handgelenke drücken und bei unsachgemäßem Gebrauch leicht Hautverletzungen, Taubheit oder sogar Knochenbrüche der Elle oder Speiche verursachen. Sie sind insbesondere dann gefährlich, wenn sie nicht sperrbar oder nicht gesperrt sind und sich zugezogen haben. Sie arbeiten *absichtlich* damit, dass Widerstand Schmerz bereitet. Deswegen dürfen keine externen Kräfte auf mit Handschellen gefesselte Hände einwirken. Alleine das Gewicht der Arme bei über den Kopf gefesselten Händen ist auf die Dauer nicht auszuhalten. Bereits wenn dein Partner im Bett auf seinen Handschellen liegt, können schon Verletzungen auftreten. Praktiken, wie den Bottom mit einem an den Handschellen befestigten Seil zu ziehen, sind ebenfalls geradezu für Verletzungen prädestiniert. Aus diesem Grund eignen sich Handschellen – wie alle Toys als Metall – nicht für Szenen, in denen es etwas «wilder» zugeht. Die Gefahr der Verletzung des Bottoms ist bei solchen Aktionen einfach zu groß.

Welche Handschellen sind also zu empfehlen? Auf keinen Fall solltest du dich dazu hinreißen lassen, an irgendeinem Hauptbahnhof minderwertige Qualität zu kaufen! Sie wird für unter zehn Euro angeboten und ist ein Spielzeug, das weder zuverlässig auf- oder zugeht, scharfe Kanten hat und außerdem auch leicht vom Bottom aufgebrochen werden kann.

Smith & Wesson 100

Standardmodell der amerikanischen und deutschen Polizei. Sehr gute Qualität, etwas kniffliges «Locken» durch Verstellen eines Schiebers in dem Langloch. Werden in verschiedenen Oberflächenausführungen angeboten. Preis: etwa 35 bis 50 Euro.

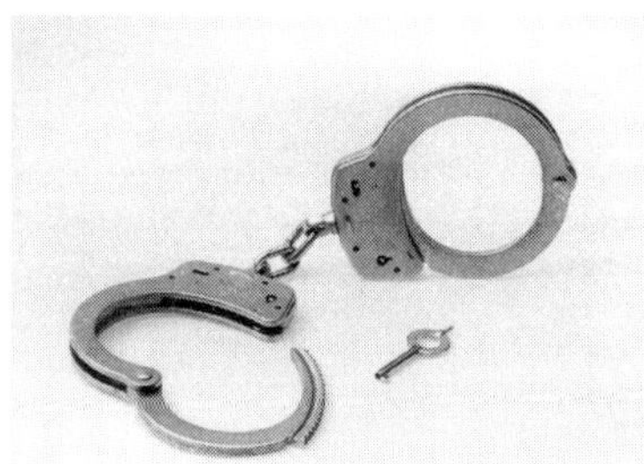

Smith & Wesson 300

Gleiches Modell wie oben, nur wird anstatt der Kette ein Scharnier verwendet, was die Handschellen deutlich restriktiver und unbequemer macht. Preis: etwa 40 bis 55 Euro.

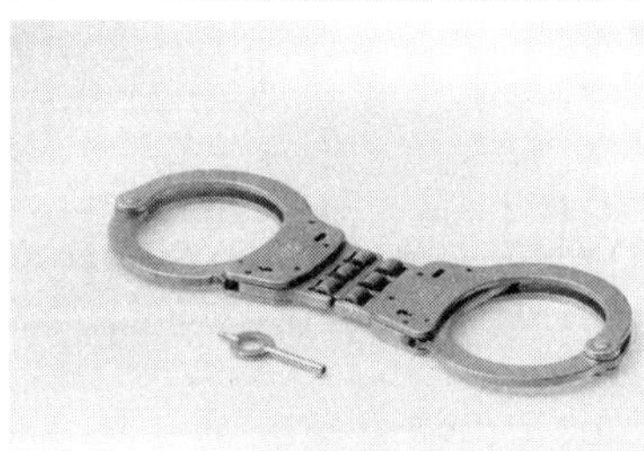

Man erkennt sie an einem etwas grobschlächtigen Schlüssel, dessen Griffstück aus drei kleinen Ringen besteht.

Die hier gezeigten und alle anderen Modelle der Firmen Smith & Wesson, Hiatt sowie Peerless (USA) sind sehr zu empfehlen. Aus Spanien kommen ebenfalls vernünftige Modelle, die neben der Sicherheit auch ein gewisses *touch* & *feel* haben und sich schön massiv und schwer anfühlen. All diese Modelle werden auch von der Polizei der entsprechenden Länder verwendet und sind daher vielfach erprobt. Sie halten ein Leben lang.

Hiatt 2050

Sehr schwere Qualität, sattes Gewicht und Geräusch. Hände werden sehr eng zusammengehalten, selbst mit Schlüsseln in der Hand des Bottoms ist kaum ein Entkommen möglich. Sehr gutes *locking* durch einfaches Drücken einer Taste mit dem Stift am Ende des Schlüssels. Preis: ca. 60 Euro.

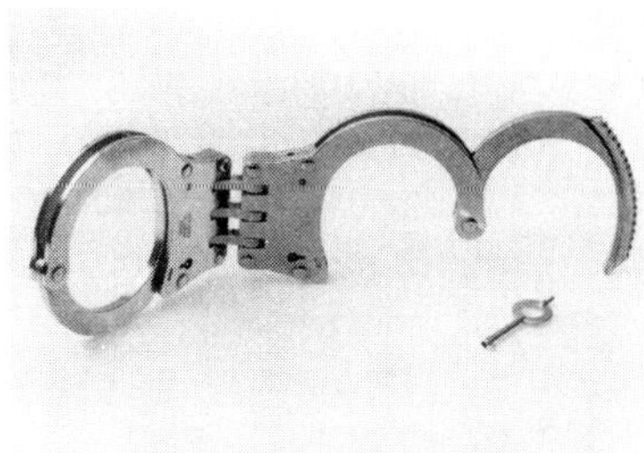

Hiatt Darby 104

Etwas antik anmutende Handschellen aus England ohne Verstellmöglichkeiten. Sehr dickes und abgerundetes Material, deswegen bequem und wenig verletzungsgefährdend. Der Bottom kann mit seinem Körpergewicht darauf liegen, ohne dass Verletzungen entstehen. Preis: ca. 45 Euro.

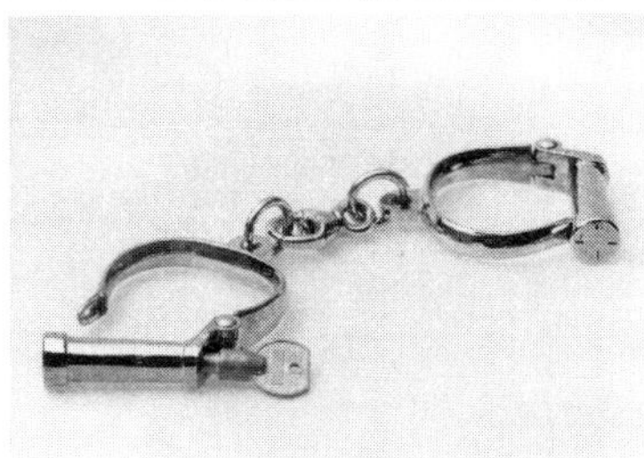

Es gibt im Wesentlichen zwei Verbindungsmöglichkeiten zwischen den gefesselten Händen: Entweder, wie bei den meisten Modellen, eine Kette bestehend aus zwei bis vier Gliedern oder ein Scharnier, das die Beweglichkeit zwischen den beiden Armen lediglich auf eine Dimension beschränkt. Solche Handschellen sind viel restriktiver, außerdem ist der Abstand zwischen den gefesselten Händen viel geringer, was auf Dauer zu einer höheren Belastung der Schultern führt. In jedem Fall sollte das Modell einen Standardschlüssel sowie einen *double-lock*-Mechanismus haben. Er verhindert nach dem Schließen und dem *locking* der Handschellen, dass sie sich weiter zuziehen können, auch wenn hoher äußerer Druck angewendet wird, beispielsweise indem sich der Bottom unabsichtlich für einen kurzen Moment darauf legt.

Das Anlegen von Handschellen

Nachdem du sichergestellt hast, dass der richtige Schlüssel greifbar ist, musst du die Handschellen so anlegen, dass beim Schließen immer ein Finger an jeder Stelle zwischen dem Metall und dem Handgelenk deines Partners Platz hat. Dieser Abstand reicht völlig aus, damit dein Bottom nicht mehr aus den geschlossenen Handschellen herausschlüpfen kann. Die Pulsflächen können dabei nach innen oder nach außen zeigen.

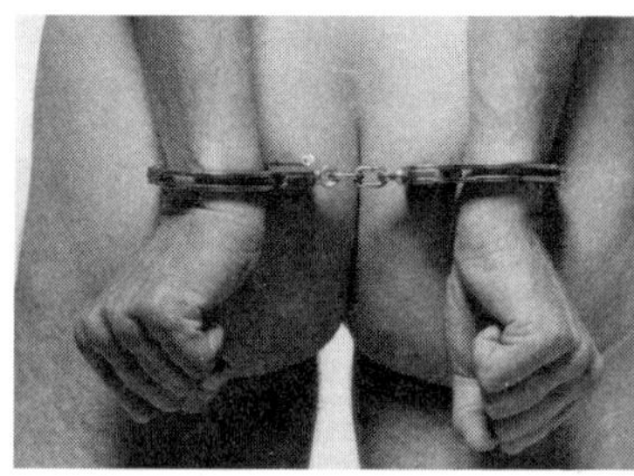

Pulsseite nach innen

Bequemer zu tragen, aber gelenkige Bottoms können «durchsteigen», also die gefesselten Hände unter den Beinen hindurch auf die Körpervorderseite führen.

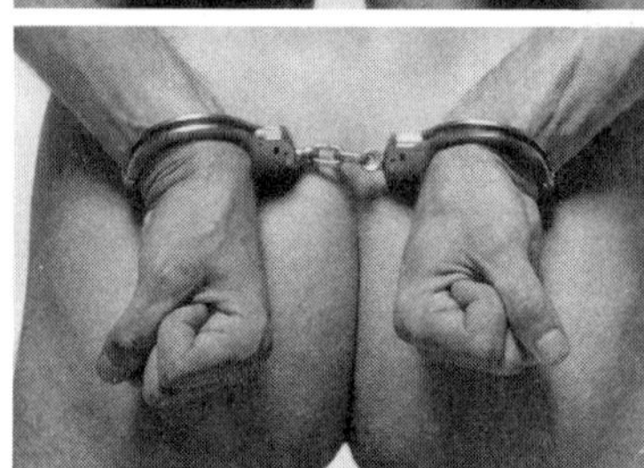

Pulsseite nach außen

Unbequemer, aber sicherer, da der Bottom schwerer «durchsteigen» und die Handschellen auch *mit* Schlüsseln nicht aufschließen kann. Achte darauf, dass Dein Bottom die Arme innerhalb der Handschellen nicht drehen kann, da er sonst wieder die Pulsseiten nach innen nehmen könnte.

Wie du auf den Abbildungen erkennen kannst, solltest du Handschellen *oberhalb* des Handwurzelknochens, also so weit wie möglich Richtung Hände anlegen, nicht etwa am Ende des Unterarms, wo sie direkt auf Speiche und Elle drücken könnten. Wenn du die Handschellen zu fest zudrückst, kann das zu Haut- und Nervenquetschungen führen. Letztere können eine Taubheit in der Hand nach sich ziehen und sind nebenbei auch nicht besonders erotisch.

In jedem Fall solltest du nach dem Anlegen der Handschellen und dem Überprüfen des korrekten Sitzes das *locking* durchführen. Dadurch vermeidest du, dass sich die Handschellen im weiteren Verlauf der Szene ungewollt zuziehen, zum Beispiel wenn sich dein Bottom kurzzeitig darauf legt. Je nach Modell wird dazu entweder mit dem Stift am Schlüssel in eine Vertiefung gedrückt oder ein Schieber verstellt. Der Schieber ist etwas «fummelig» und im Dunkeln fast nicht zu bedienen. Er kommt bei fast allen Modellen der Firma *Smith* & *Wesson* vor. Die meisten Modelle der englischen Firma *Hiatt* können einfacher gelockt werden.

Du kannst deinen Bottom zusätzlich fixieren, indem du seine auf den Rücken gefesselten Hände mit seinem eigenen Hosengürtel sicherst. Zieh seinen Gürtel zu diesem Zweck halb heraus und erfasse damit auf dem Rücken die Kette zwischen seinen Händen. Dann legst du den Gürtel wieder an und verschließt ihn.

Eine weitere – zugegebenermaßen etwas ruppige – Methode ist, die Handschellenseiten ineinander greifen zu lassen. Fixiere dazu zunächst eines der Handgelenke und fass dann mit der anderen Schelle zunächst in die bereits geschlossene Schelle, bevor du dann auch noch das andere Handgelenk mit fixierst. Durch diese Methode werden Handschellen viel restriktiver, aber auch enger, schmerzhafter und verletzungsgefährdender.

Die psychologische Wirkung von Handschellen

Handschellen beziehen ihre spezielle emotionale Faszination aus zwei Quellen: Zum einen sind sie extrem schnell und sicher, zum anderen wecken sie Assoziationen. Das klickende Geräusch des Schließens ist ein Signal für den Bottom, dass er jetzt völlig ausgeliefert ist. Aus Seilen könnte er sich vielleicht noch befreien. Die Fesselung erfolgt nicht als langsamer Prozess, sondern in einer einzigen Sekunde. Diese extreme Sicherheit von Handschellen führt auch dazu, dass Bottoms normalerweise gar nicht erst versuchen, sich aus ihnen zu befreien, sondern sehr passiv werden und warten, was geschieht. Bei Seilen dagegen neigen die Bottoms oft dazu, zu «kämpfen». Der Zeitpunkt, an dem sie aufgeben und die Unabänderlichkeit ihrer Lage erkennen und akzeptieren, ist vergleichsweise später. Gerade dieser «Kampf» jedoch wird von vielen Bottoms geradezu als notwendig empfunden, als Voraussetzung, um die psychologische Seite von Bondage voll auskosten zu können. Handschellen können das in dieser Form nicht leisten, da der oben beschriebene Prozess auf ein kurzes «Klick» verdichtet wird. Sie sind deshalb für solche Bottoms weniger geeignet.

Die zweite Quelle der psychologischen Wirkung von Handschellen ist ihre Herkunft und Verwendung bei Polizei oder Militär , also Gruppen, die bei manchen Tops oder Bottoms erotisch und fetischbesetzt sind. Dies kann in einer entsprechenden Szene unterstützend wirken und als Element der Inszenierung genutzt werden.

Ein letzter Tipp: Handschellen, die mit einem Scharnier zusammengehalten werden, können von den allermeisten Bottoms auch mit Schlüssel nicht selbst geöffnet werden, wenn die Schlüssellöcher nach oben zu den Schultern zeigen. Anders als bei Ketten verhindert das Scharnier die dazu nötige Drehbewegung einer Hand. Es ist eine nette Überraschung, dem Bottom den Schlüssel in die Hand zu geben und ihm zu befehlen, sich zu befreien. Nur sehr wenige Bottoms besitzen die Gelenkigkeit und Geduld, das zustande zu bringen.

Daumenschellen

Für Daumenschellen gilt im Prinzip dasselbe wie für Handschellen. Unterschiedlich ist ihre psychologische Wirkung, da sie seltener eingesetzt werden, unbekannter sind und daher meistens unterschätzt werden. Dafür ist die Überraschung des Bottoms umso größer, wenn er realisiert, dass sie fast ebenso sicher sind wie Handschellen.

Du solltest im Gebrauch noch sorgfältiger damit umgehen als mit Handschellen, da sie wie diese absichtlich damit arbeiten, dass

Daumenschellen

Hier gibt es kaum unterschiedliche Modelle, sie sehen alle etwa so aus wie hier abgebildet. Sie sind meist in Toyshops zu bekommen und kosten zwischen 15 und 30 Euro.

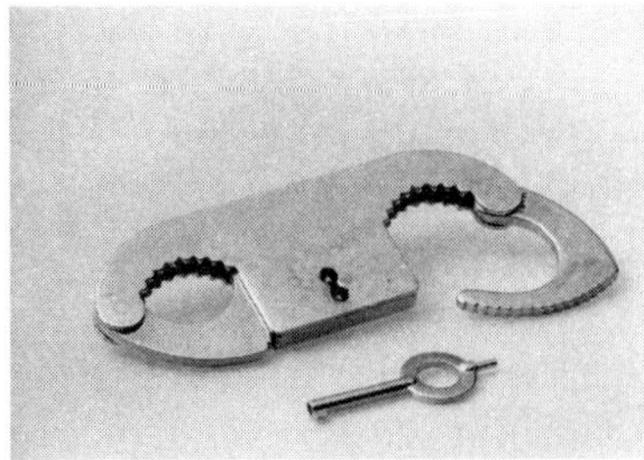

Widerstand Schmerz bereitet. Zudem können die meisten Modelle nicht gelockt werden. Wenn schon auf Handschellen keine äußeren Kräfte einwirken sollen, dann gilt das für Daumenschellen noch in einem weit stärkeren Maß.

Daumenschellen spielen in der Bondage-Szene eine eher exotische Rolle. Ich kenne wenige Spieler, die sie einsetzen. Eine interessante Variante ist deren zusätzliche Anwendung zusammen mit Handschellen. Eine andere ist, dass manche Tops angeblich auch schon Daumenschellen derart zweckentfremdet haben, dass sie sie nicht um den Daumen, sondern um den Schwanz des Bottoms gelegt haben.

Fußschellen

Das Äquivalent zu Handschellen sind Fußschellen. Ähnlich aufgebaut, jedoch größer im Durchmesser und mit einer längeren Kette zwischen den eigentlichen Schellen, sind sie etwas stabiler, um den höheren Kräften in den Beinen gewachsen zu sein. Auch hier gilt: Keine Billigprodukte kaufen, sondern Qualität, zumal auf Fußschellen höhere Kräfte einwirken können als auf Handschellen.

Um sie anzulegen, ist es am besten und sichersten, deinen Bottom hinknien zu lassen und die Fußschellen von hinten anzulegen. Am zweckmäßigsten ist es, die Schlüssellöcher nach oben auszurichten, so sind sie für den Top bequemer zu erreichen. Ein auf dem Boden herumrutschender Top, der sonst später versucht, den

Schlüssel von unten in das Schlüsselloch zu bekommen, wirkt wenig überzeugend auf einen Bottom.

Fußschellen

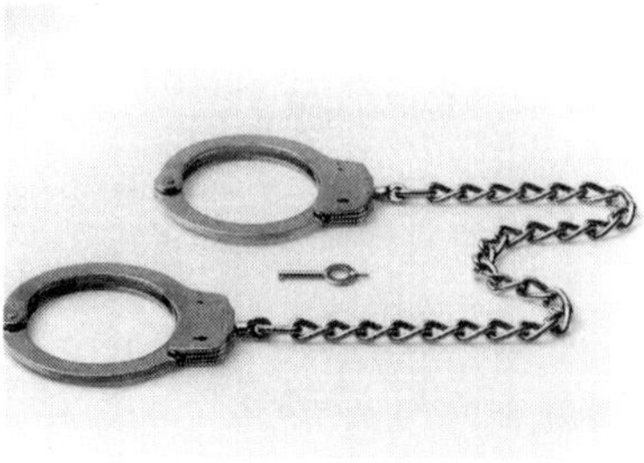

Mit Fußschellen kann der Bottom in der Regel noch langsam laufen und auch Treppen steigen. Das kannst du stufenweise erschweren beziehungsweise verhindern, indem du mit einem kleinen Vorhängeschloss die Kette an zwei gegenüberliegenden Gliedern zusammenschließt und so beliebig verkürzt.

Beim Anlegen solltest du unbedingt beachten, dass das Schienbein sehr druckempfindlich ist. Ein zu großer Schritt oder ein Stolpern deines Bottoms, und die Szene ist dahin. Ein Stolpern passiert dann besonders häufig, wenn du deinem Bottom zusätzlich die Augen verbunden hast. Deshalb ist es eine gute Idee, Fußschellen zu kaufen, die auch über Stiefel oder zumindest dicke Strümpfe passen und sie auch nur in dieser Weise zu verwenden. Ich verwende Fußschellen *prinzipiell* über hohen Lederstiefeln, ansonsten nutze ich aus Sicherheitsgründen lieber Seile, die sich auch in der Kombination mit Handschellen eignen.

Wenn du bereits Handschellen und Fußschellen besitzt, kannst du zusammen mit einer ca. einen Meter langen Kette sowie zwei Vorhängeschlössern eine Ganzkörperfesselung basteln, indem du die Verbindungsketten der Hand- und Fußschellen damit vor dem Bauch oder hinter dem Rücken verbindest. Das ist viel variabler und auch billiger als separat erhältliche Ganzkörpergeschirre, deren Reiz wiederum in der größeren Authentizität liegt.

Plastikhandschellen

Seit einiger Zeit verdrängen Einweghandschellen aus Plastik die Metallhandschellen aus den Gürteltaschen der deutschen Polizisten. Ich gebe zu, dass ich das aus ästhetischen Gründen zutiefst bedauere. Aber der Fortschritt ist nicht aufzuhalten. Es werden zwei Varianten verwendet:

Kabelbinder

Bei Kabelbindern, die zum Bündeln von elektrischen Kabelbäumen dienen, wird ein Ende des Streifens in eine Öse gesteckt und zugezogen.

Kabelbinder

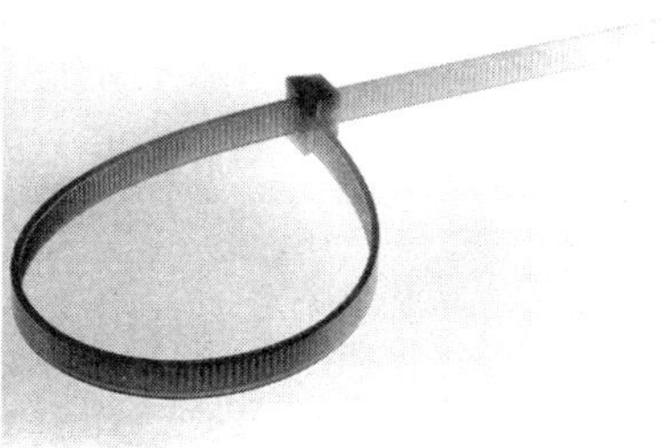

Durch einen sehr einfachen, aber effektiven Einwegmechanismus können diese Plastikstreifen nur weiter zugezogen, nie jedoch wieder geöffnet werden. Der einzige Weg ist die Verwendung einer Kneifzange oder eines sehr scharfen Messers. Auch ein Feuerzeug kann durch Schmelzen des Kunststoffmaterials in die Freiheit führen, allerdings meistens auf Kosten von Brandwunden durch das heiße Plastikmaterial. In der Regel wird ein solcher Plastikring vor Gebrauch zusammengesteckt, dann um beide Hände oder Füße gelegt und schließlich festgezogen. Zu beachten bei dieser Art der Fesselung sind drei Dinge:

- Zum einen können diese Plastikhandschellen durch die sehr geringe Materialstärke leicht in die Haut einschneiden.

- Insbesondere dem Anfänger wird es oft passieren, dass er die Schlinge zu Beginn zu fest zuzieht und dann leider sofort wieder lösen muss.
- Schließlich wird öfter unterschätzt, dass man diese Plastikhandschellen wirklich nur mit entsprechendem Werkzeug lösen kann.

Du bekommst solche Plastikstreifen in verschiedenen Materialstärken und -längen in Baumärkten oder Elektrofachgeschäften. Den Weg in die Toyshops haben sie noch selten gefunden. Ich empfehle die schweren Qualitäten, da sie durch ihr dickes Material weniger einschneiden und daher sicherer und bequemer sind.

Plastikhandschellen

Die zweite Art von Plastikhandschellen sind nicht aus dem Elektrohandwerk ausgeliehen, sondern speziell zu diesem Zweck entwickelt worden. Sie haben pro Handgelenk eine einzeln zu regulierende Schlaufe, die Schließmechanik ist dieselbe wie schon bei den Plastikstreifen. Sie bestehen aus dickem Material und sind recht bequem, wenn du sie nicht zu fest zuziehst. Du bekommst sie mittlerweile bei einigen Toygeschäften, im Versandhandel oder über das Internet. Sie kosten etwa ein bis zwei Euro pro Stück.

Für beide Varianten gilt: Sie sehen bequemer und unproblematischer aus, als sie sind. Ähnlich wie bei Metallhandschellen arbeiten aber auch sie mit dem Mittel des Schmerzes, um die Resistenz des «Opfers» zu brechen.

Plastikhandschellen

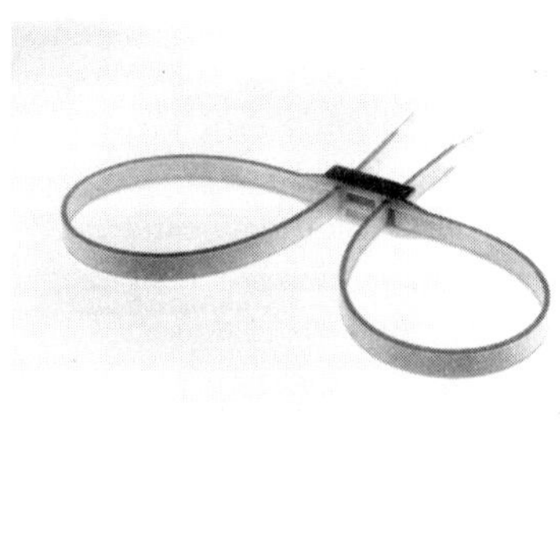

Auch Plastikhandschellen können sehr weh tun, wenn sie falsch verwendet werden, indem zu viel äußerer Druck einwirkt. Nimm in einem solchen Fall lieber weiche Seile oder Ledermanschetten.

Ledergurte

Ledergurte sehen wie normale Hosengürtel aus, sie bestehen aus schwarzem Leder, werden aber in verschiedenen Längen angeboten und weisen als weiteren Unterschied eine Lochung über die gesamte Länge auf. Dadurch können sie überall fixiert werden, auch nach mehrmaligem Umwickeln (beispielsweise der Handgelenke). Du kannst sie in den gängigen Toygeschäften kaufen oder aber bei einem Lederschneider anfertigen lassen. Ein Modell genau in der Länge deines Hosengürtels hat darüber hinaus den Vorteil, dass es dich in einer sehr diskreten Weise überall begleitet. Du kannst Sie sehr gut dafür verwenden, um deinen Bottom an Fußgelenken, Knien, Händen und Brust zu verschnüren oder um ihn an einen Gegenstand, beispielsweise eine Massageliege, zu fixieren.

Lederfesseln

Lederfesseln werden in einer großen Auswahl angeboten. Sie sind meist teurer als Handschellen, aber auch bequemer und insbesondere für den Anfänger sehr gut geeignet. Sie haben den Vorteil des «eingebauten» Fetischs für die Lederfreunde, aber auch die Gummifraktion wird mittlerweile gut bedient. Sie bestehen aus einem breiten, gefütterten oder ungefütterten Lederriemen, der mit einer Gürtelschnalle um das Hand- oder Fußgelenk befestigt wird.

Ein oder mehrere D-Ringe dienen als Befestigungspunkt für Seile, Schlösser oder ähnliche Dinge. Kauf dir auf jeden Fall ein Modell, bei dem die Manschetten für beide Arme oder Beine getrennt werden können. Dieses ist universeller einsetzbar. Bei zusammengenähten oder durch einen Metallring zusammengehaltenen Fesseln verschenkst du einige Spielarten der Benutzung solcher Toys.

Lederfesseln

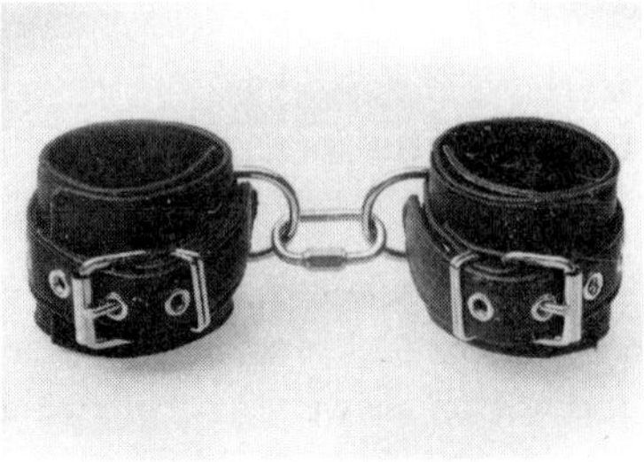

Es ist ebenso wichtig darauf zu achten, dass die Ledermanschetten innen gepolstert sind. Das Material sollte weich und anschmiegsam sein, insbesondere an den Kanten. Auch hier rächt es sich sehr bald, wenn du an der falschen Stelle sparst. Achte darauf, dass du für die Hand- und Fußgelenke unterschiedliche Größen kaufst. Schließlich solltest du darauf Wert legen, dass die Löcher zur Aufnahme des Dorns der Verschlussschnalle mit einer Metallöse verstärkt sind, sonst werden sie früher oder später einreißen. Lederfesseln sind vergleichsweise bequem, da der Druck auf eine große Fläche verteilt wird. Sie sind deswegen für längere Szenen sehr gut geeignet. Auf der anderen Seite haben Lederfesseln zwei Schwachstellen, die dein Bottom nutzen kann, um sich aus ihnen zu befreien:

- Zum einen kann dein Partner in der Regel die Gürtelschnalle an der Manschette öffnen, wenn diese nicht gesichert ist. Dies kannst du dadurch verhindern, dass du ein kleines Vorhängeschloss in das nächste freie Loch des Riemens schließt. Manche Modelle haben dafür auch eine Öse am Ende des Dorns.

- Die zweite Schwachstelle ist die Verbindung beider Ledermanschetten. Oft werden Lederfesseln mit einem Doppelkarabiner ausgeliefert, den der Bottom leicht selbst öffnen kann. Das ergibt eine rein symbolische Fesselung. Besser ist ein Vorhängeschloss.

Lederfesseln eignen sich sehr gut für längere Bondagesessions und natürlich generell für Lederliebhaber. Sie können immer an den Hand- und Fußgelenken deines Bottoms verbleiben und bei Bedarf in verschiedenen Kombinationen durch ein Vorhängeschloss miteinander verbunden werden. Auch als Signal für partnersuchende Bondageliebhaber werden sie gerne getragen. Optimal geeignet sind sie für den *spread-eagle*, also das x-förmige Fesseln eines Bottoms auf dem Bett, an einem Andreaskreuz oder in einem Türrahmen. Durch ihre weiche Konsistenz (falls sie gefüttert sind) und die dadurch erzielte Druckverteilung auf eine größere Fläche als bei Handschellen oder Seilen gelingt es, den Bottom ohne Schmerzen relativ straff zwischen allen vier Befestigungspunkten zu «spannen».

Ketten

Ketten haben etwas Archaisches an sich, einen fast altertümlich anmutenden Charakter, der eine große Faszination ausüben kann. Dabei ist es gar nicht so einfach, einen Bottom damit zu fixieren, da Ketten keinerlei Elastizität haben und daher sehr genau angepasst werden müssen. Ein Glied zu eng, und Verletzungen sind die Folge, ein Glied zu weit, und dein Bottom kann sich befreien. Die Gliedergröße sollte gerade so sein, dass ein Vorhängeschloss oder entsprechende Karabiner oder auch ein acht Millimeter dickes Seil durchpassen. Sie muss aber auch klein genug sein, dass eine feinstufige Längenanpassung möglich ist. Kettenglieder, die fünf Zentimeter Durchmesser haben, können nicht zur Fesselung von Handgelenken angepasst werden, da fünf Zentimeter eine viel zu grobe Rasterung bedeuten. Außerdem schmerzen zu dicke Ketten, wenn dein Bottom darauf liegt. Darüber hinaus solltest du auf die Oberflächenqualität achten. Die Kettenglieder sollten verschweißt sein und nicht nur zusammengebogen. Scharfkantige Schweißnähte oder Grate an den Kettengliedern sind Anzeichen schlechter Qualität und können die Haut deines Partners (und auch deine) verletzen. Ketten haben darüber hinaus den Nachteil, dass sie im Notfall nicht einfach wie Seile oder auch Leder durchschnitten werden können. Die Antwort auf die Frage, ob du deswegen einen Bolzenschneider zu Hause haben solltest, überlasse ich dir. Je nach Einsatz sind mehrere kurze Ketten (je zwei Meter) besser als eine sehr lange. Im Zweifel kannst du zwei kurze Segmente mittels eines Schlosses oder Karabiners zu einem langen Segment zusammenschließen. Da du in Ketten sinnvollerweise keine Knoten machen solltest, brauchst du noch einige weitere Utensilien, die man im Baumarkt oder im Segelzubehörhandel bekommen kann.

Vorhängeschlösser

Vorhängeschlösser solltest du verwenden, wenn du zwei Ketten sicher verbinden möchtest. Sie werden immer dann verwendet, wenn der Bottom sie erreichen kann und deshalb andere Utensilien wie Karabiner unsicher wären.

Du solltest nie Zahlenkombinationsschlösser kaufen, denn du könntest den Code in einer Schrecksituation vergessen oder mangels Licht nicht einstellen können. Viel besser sind Vorhängeschlösser mit Schlüssel, und zwar am besten mehrere mit demselben Schlüssel. Solche Schlösser kannst du in Baumärken oder Spezialläden als Satz kaufen, sie kosten nicht mehr als einzelne Schlösser mit unterschiedlichen Schlüsseln. Wenn du bereits Schlösser mit unterschiedlichen Schlüsseln besitzt, markiere die zusammengehörenden Schloss-Schlüsselpaare wenigstens farblich durch buntes Klebeband.

Kettennotglieder

Kettennotglied

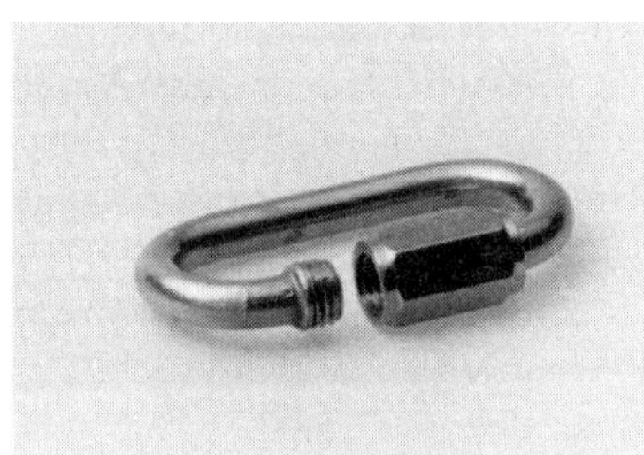

Sehr guter Ersatz für Schlösser, wenn der Bottom sie nicht erreichen kann. Sie können im Notfall viel schneller geöffnet werden, da die Schlüsselsuche entfällt. Im Zweifelsfall ersetzen sie auch ein Schloss, indem man die Verbinder mit der Zange oder einem Schraubenschlüssel zuzieht, so dass sie der Bottom von Hand nicht mehr öffnen kann.

Karabiner

Karabiner

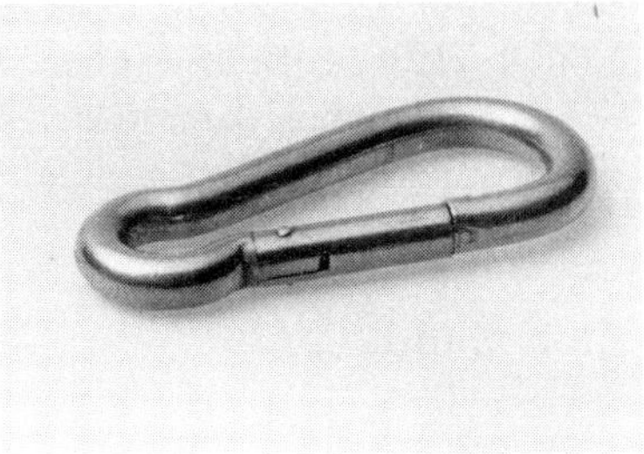

Ein Karabiner ist dir vielleicht vom Bergsteigen bekannt. Letztlich ist er ein mehr oder weniger runder Ring mit einem gefederten Verschlussbügel. Bei manchen Modellen kannst du diesen Bügel zusätzlich mit einer Überwurfmutter sichern. Im Prinzip sind sie ähnlich zu beurteilen wie die Kettennotglieder, allerdings mit der Einschränkung, dass sie ungesichert viel leichter zu öffnen sind.

Doppelkarabiner

Doppelkarabiner

Hier ein Anwendungsbeispiel, wie du es nicht machen solltest, da sich dein Bottom sehr leicht befreien könnte.

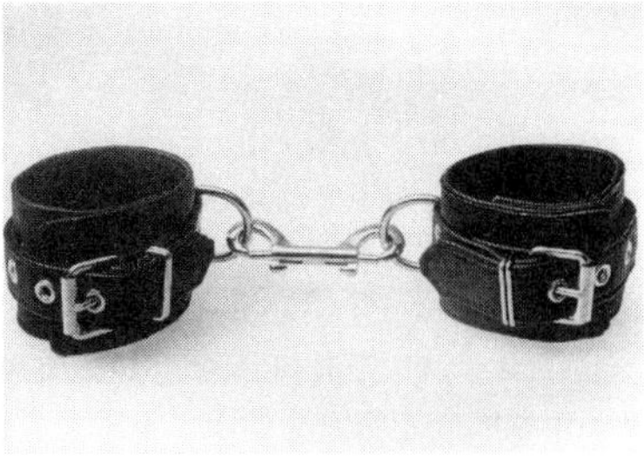

Sie werden oft zusammen mit Lederfesseln verkauft und verwendet, um diese zusammenzuhalten. Sie sind extrem unsicher, da der

Bottom sie sehr leicht öffnen kann, und eignen sich lediglich dazu, beispielsweise die Fußfesseln zusammenzuhalten. Sobald sie in die Reichweite der Finger des Bottoms kommen, können sie sehr leicht geöffnet werden. Eigentlich werden sie nicht gebraucht, da sie immer von Kettennotgliedern ersetzt werden können.

Panic-Snaps

Panic-Snaps sind Kettenglieder, die auch unter extremer Last im Notfall leicht geöffnet werden können. Dadurch unterscheiden sie sich von den oben dargestellten Karabinern. Sie dienen sowohl zur Verbindung zweier Ketten als auch zweier Seile.

Klebeband

Klebeband als Bondagematerial zu benutzen, ist zumindest in Fernsehkrimis weit verbreitet. In der Tat sind Fesselungen mit Klebeband sehr effektiv, da es weder Knoten, Angriffspunkte noch lose Schlingen gibt. Außerdem kann sich der passive Partner an Klebeband kaum verletzen, auch wenn er noch so sehr daran zerrt. Insbesondere Textilklebeband oder Gewebeband ist sehr unflexibel, so dass für den Bottom wenig Chancen bestehen, sich ohne fremde Hilfe (oder einen scharfen Gegenstand) zu befreien. Es ist recht billig, kann aber auf der anderen Seite natürlich nicht wiederverwendet werden. Außerdem kannst du es während einer Szene nicht neu justieren oder die Position des Bottoms verändern. Das Hauptproblem an Klebeband allerdings ist, dass es klebt – und zwar an Stellen, wo es nicht sollte. Doch dazu später mehr.

Wenn du einmal einen Baumarkt betrittst, wirst du feststellen, dass es sehr viele verschiedene Sorten gibt. Zum einen wird Klebeband in verschiedenen Materialien angeboten. Da gibt es reines Kunststoffmaterial oder welches, das durch textile Einlagen verstärkt ist. Es gibt verschiedene Breiten und vor allem gibt es unterschiedliche Klebstoffe. Ich empfehle dir folgende Qualitäten:

- Zum Fesseln der Hände eignet sich am besten entweder das gute, alte braune Paketklebcband in fünf Zentimeter Breite oder aber das leicht elastische, drei Zentimeter breite Isolierband aus reinem Kunststoff. Es wird zur Isolation von elektrischen Leitungen verwendet und ist sehr dünn.
- Ebenfalls gut geeignet ist das ca. drei Zentimeter breite Gewebeband von Tesa, es ist allerdings vergleichsweise teuer und hat einen viel stärkeren Kleber als Paketklebeband.
- Zum Knebeln (ich komme später darauf) eignet sich am besten das silberfarbene und fünf Zentimeter breite Klebeband von Tesa, da es viel flexibler und anpassungsfähiger ist als beispielsweise das hellbraune Paketband, das doch relativ «störrisch» ist.
- In Deutschland gibt es bei der Bundeswehr das olivgrüne «Panzerband», eine extrem robuste Qualität, die du auf keinen Fall direkt auf der Haut verwendet solltest, es sei denn, du möchtest sie später mit abreißen.

Wie verwenden?

Klebeband ist ein ideales Bondagematerial, wenn du das Problem des schmerzhaften Haarausreißens beim Lösen in den Griff bekommst. Dazu ein paar Tipps:

- Eine Möglichkeit ist, dass du unmittelbar vor dem Fesseln mit Klebeband die betreffenden Hautabschnitte mit einer fetten Hautcreme oder einem Hautöl eincremst. Auch Talkumpuder ist geeignet. Das führt dazu, dass der Kleber auf der Haut keine oder nur eine sehr abgeschwächte Wirkung hat, sondern erst bei der zweiten Umwicklung, wenn Band auf Band liegt.
- Die gleiche Wirkung kannst du mit der Umwicklung der betreffenden Hautstellen durch einen Streifen Frischhaltefolie erzielen, bevor du das Klebeband verwendest.
- Die eleganteste und von mir empfohlene Möglichkeit ist diese: Zum Zusammenbinden der Handgelenke rollst du zunächst circa

60 Zentimeter Klebeband ab und schlägst die Hälfte, also 30 Zentimeter, Klebefläche auf Klebefläche um. Damit entsteht ein 30 Zentimeter langes, nicht klebendes Anfangsstück. Das weitere Umwickeln der Handgelenke vollzieht sich dann genau auf der ersten Lage, so dass die Haut deines Partners überhaupt keinen Kontakt mit dem klebenden Abschnitt hat. Dieses Prinzip kannst du grundsätzlich immer verwenden.

- Klebeband als Augenbinde oder Knebel kannst du auch verwenden, wenn du dafür sorgst, dass der Kleber keinen Schaden an Augen oder Haaren anrichten kann.

Plastikfolie

Plastikfolie (es muss nicht «Melitta Toppits» sein) hat viele Anhänger. Ähnlich wie Lederschlafsäcke kannst du den Bottom damit mumifizieren, also komplett am ganzen Körper einhüllen. Das erzeugt neben der sehr effektiven Fesselung zusätzlich ein Gefühl der noch stärkeren Abkapselung des Bottoms von seiner Umwelt sowie einen Schwitzeffekt, den manche Bottoms sehr schätzen. Plastikfolie wird zum Seil, wenn du sie abwickelst und einfach durch ein mit den Fingern gebildetes «O» ziehst. Dadurch erhältst du ein wunderbar weiches und flexibles Instrument, um deinen Partner zu fesseln. Allerdings solltest du dir der Tatsache bewusst sein, dass Knoten in einer als Seil lang gezogenen Plastikfolie kaum noch zu öffnen sind. Also immer eine Schere oder ein Messer bereithalten.

Da Plastikfolie luftdicht ist, solltest du sie nicht im Gesicht oder als Knebel- oder Maskenmaterial verwenden.

Gummistreifen

Gummistreifen, also lange, weiche Gürtel von ciraa fünf bis zehn Zentimeter Breite aus sehr flexiblem, schwarzem Weichgummi sind in den vergangenen Jahren sehr in Mode gekommen. Ähnlich einer elastischen Binde zur Stabilisierung eines verletzten Gelenks kannst du damit Bottoms entweder wie mit Seilen fesseln oder wie mit Plastikfolie mumifizieren. Das Material ist zwar viel teurer, dicker und reißfester als Plastikfolie, kann dafür aber beliebig oft wieder verwendet werden. Es wird insbesondere von Gummifetischisten angewendet, die neben dem Material auch das Schwitzen darin sehr genießen. Prinzipiell gilt alles, was auch über die Plastikfolie gesagt wurde.

Mitts

Eine aktuelle Mode ist das Verwenden von sogenannter *mitts*. Das ist der englische Begriff für eine Art Lederfäustling, der wie ein Handschuh getragen wird, allerdings am Handgelenk fixiert werden kann und manchmal an den Fingerspitzen eine Metallöse aufweist.

Mitts

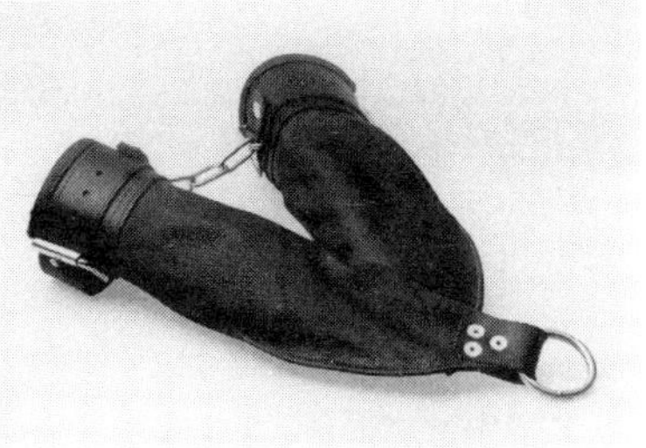

Wenn du deinem Partner vor der eigentlichen Fesselung solche Handschuhe anziehst, wird er keine Chance mehr haben, an den Knoten herumzunesteln. Alternativ kannst du auch die beiden Ringe verbinden oder dir gleich ein Modell kaufen, an dem die Enden fest verbunden sind. In jedem Fall ist es eine sichere, bequeme und teure Art, deinen Partner völlig wehrlos zu machen. In eingeschränkter Form funktioniert das genauso gut mit Skifäustlingen oder sogar mit Gefrierbeuteln (in Verbindung mit Klebeband).

Zwangsjacken

Zwangsjacken werden entweder aus Leder, Gummi oder Leinen hergestellt und sind sehr bequem und absolut sicher. Nicht umsonst werden sie im «Ernstfall» nicht nur zum Schutz von anderen, sondern auch zum Eigenschutz des damit Gefesselten verwendet. Leider sind sie recht teuer, wenn du nicht über einen direkten Draht zu einem Laden für Irrenhauszubehör verfügst und dich auf den Fetischhandel beschränken musst. In der Regel musst du in diesem Fall mindestens 500 Euro anlegen.

Zwangsjacke

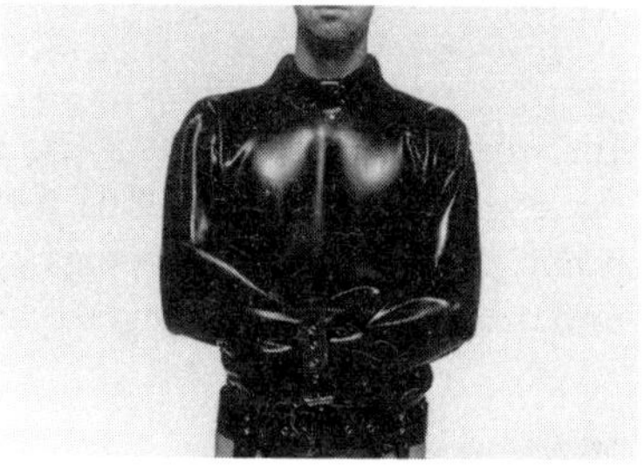

Selbstverständlich gibt es entsprechende Liebhaber, für die sich das lohnt. Denk daran, dass Zwangsjacken aus Gummi, aber auch aus Leder einen starken Schwitzeffekt haben. Wenn du das nicht magst, greif lieber auf Leinen zurück.

Bondagestangen

Eine Stange (oder mehrere unterschiedlicher Länge) kann ein sehr wirksames Hilfsmittel für Bondage sein. Hier geht es meist um die Möglichkeit, mittels einer Stange die Hand- oder Fußgelenke deines passiven Partners auseinanderzuhalten, also zu spreizen. Im angelsächsischen Sprachraum heißen diese Stangen deswegen *spreader-bars*, also frei übersetzt Spreizstangen.

Material und Ausführung

Bondagestangen können aus den verschiedensten Materialien hergestellt sein, nicht jedes passt allerdings für alle Anwendungsmöglichkeiten. So kannst du beispielsweise für Techniken wie die Papageienschaukel beruhigt Holzstangen verwenden, während du in den Fällen, in denen dein Bottom mit seinem vollen Körpergewicht daran aufgehängt werden soll, auf jeden Fall Metallstangen benutzen musst.

Eine Holzstange kannst du dir im Baumarkt kaufen. Sie sollte einen runden Querschnitt haben und ca. vier Zentimeter dick sein. Der gute, alte Besenstiel funktioniert im Prinzip ebenfalls, allerdings ist er zu dünn, um darin – wie nachfolgend empfohlen – Löcher zu bohren. Du präparierst eine solche Holzstange am besten, indem du Sie zunächst auf die gewünschte Länge zurechtschneidest (je nach Anwendung für Hände oder Füße sind das 80 bis 150 Zentimeter), die Sägestelle solltest du mit einer feinen Raspel oder Schleifpapier entgraten und über die ganze Länge der Stange mehrere Löcher bohren. Diese Löcher müssen groß genug sein, damit ein Seil durchgezogen werden kann, jedoch nicht zu groß, weil ansonsten leicht eine unfreiwillige Sollbruchstelle entsteht. Am besten ist ein Lochabstand von circa 20 Zentimetern. Kunstoffummantelte Stangen sind nicht gut geeignet, weil sie auf der Haut nicht rutschen können und so einige Techniken erschweren. Stangen aus Aluminium funktionieren auch hervorragend, allerdings solltest du hier darauf achten, dass die Bohrlöcher sauber entgratet sind, andernfalls kann sich leicht ein Metallsplitter in die Haut drücken. Am besten versiehst du aus Vorsichtsgründen auch die beiden womöglich scharfkantigen Enden dieser Aluminiumstange mit ein paar Umwicklungen Klebeband, dann kann nichts dergleichen mehr passieren.

Perfekt präpariert ist eine solche Stange, wenn du in jedes der Löcher bereits einen kleinen Karabiner hängst, so dass die etwas fummelige Einfädelei des Seils erleichtert wird. Außerdem hat diese Vorbereitung den Vorteil, dass die Bohrlöcher dünner als bei eiener direkten Verwendung als Seilöse gebohrt werden können.

Für Techniken, bei denen der Bottom direkt an einer solchen

Stange hängen soll, sind solche Eigenbauten nicht stabil genug. Hier hält der einschlägige Zubehörhandel Stangen aus Stahl vor, die angeschweißte, stabile Ösen aufweisen und zum Teil sogar durch einen Teleskopmechanismus längenverstellbar sind.

Spezialtoys

Neben den bisher angesprochenen Materialien gibt es mittlerweile in einschlägigen Geschäften eine Vielzahl von Toys, die zur Fesselung von willigen Bondage-Bottoms dienen.

Eine Auswahl:

- Da wurden die Einkaufslisten von geschlossenen psychiatrischen Anstalten geplündert und entsprechende Bettgeschirre übernommen, die den Bottom auf dem Bett festbinden.
- Es gibt Ledergeschirre, die den Körper in jeder nur denkbaren Position halten.
- Es gibt den Kerkern des 17. und 18. Jahrhunderts entnommene Metallfesseln, die alleine schon durch ihr Gewicht (aber auch durch ihren Preis) Ehrfurcht gebietend sind. Der Graf von Monte Christo hätte sicher seine Freude daran gehabt, und es gibt Bottoms, die das Gewicht und die Kühle des Eisens ebenfalls lieben.
- Aus gleicher Quelle finden sich auch mittelalterliche Pranger in S/M-Studios.
- Auch den eifrigen Hausfrauen, die mehr Essen einfrieren als zu sich zu nehmen, wurde auf die Finger geschaut: Es gibt große Gummiballons, in die der Bottom eingeschlossen wird und aus denen anschließend per Staubsauger die Luft herausgepumpt wird. Ergebnis ist ein Bottom im Vakuum, der lediglich durch ein Röhrchen noch Luft zum Atmen bekommt.

- Da gibt es Schlafsäcke aus Gummi, Stoff oder Leder, die den willigen Bottom komplett umschließen und zur kurzen oder langen Nachtruhe einladen beziehungsweise zwingen. Manche dieser Modelle haben auch eine direkt angenähte Maske.

Dies ist nur eine Auswahl der Möglichkeiten. Das Internet, aber auch einige Spezialhersteller haben hier viel zur Phantasie der Bondage-Gemeinde beigetragen. Wenn es eine Bibel der Bondagetoys mit Kultstatus gibt, dann ist es der über 200-seitige Katalog der Fa. Fetters in San Francisco, der im höchsten Maße inspirierend ist – übrigens nicht ganz so inspirierend wie ein Besuch in dem gleichnamigen Geschäft. Für Leute, die weniger weit reisen wollen, bietet sich das Geschäft *Regulation* in London an, das ebenfalls Fetters-Artikel führt. Die Adressen und den Internet-Link findest du im Anhang.

Ich gestehe, dass ich all diese Spezialtoys wenig nutze. Gewiss, sie erfüllen ihren Zweck, allerdings nur *einen* Zweck, und das ist das Problem. Da bleibt die Phantasie auf der Strecke. Du kaufst für viel Geld ein Toy, das du nur auf *eine* Weise verwenden kannst, während du Zubehör wie Ledermanschetten, Seile oder Klebeband in viel kreativerer Weise nutzen kannst. Meist gelingt es, auch aus diesen Materialien etwas zu «basteln», was die teuren Toys leisten. Der Könner kann das alles auch mit ein paar Metern Seil.

Bondagemöbel

Neben den Toys gibt es auch eine ganze Reihe Bondageeinrichtungen, die sich unter dem Begriff «Möbel» zusammenfassen lassen. Manche dieser Möbel wurden speziell zu Bondagezwecken geschaffen, andere werden lediglich dazu genutzt.

Auch hier eine kleine Auswahl:

- Da gibt es zunächst das klassische Andreaskreuz, also ein x-förmiges Holz- oder Metallkreuz, das – liegend oder stehend angebracht – auf willige Bottoms wartet. Es gehört zum Standard jedes gut ausgerüsteten S/M-Studios und ist mittlerweile sogar zusammenklappbar für die Reise erhältlich.

- Der Pranger gehört ebenfalls zum Standardrepertoire von S/M-Studios. Er ist eine Vorrichtung, die Hals und beide Hände und/oder Füße in ein Holzbrett fixiert und das «Opfer» so in einer unbequemen Position – meist leicht vornüber gebeugt – hält.

- Die Streckbank leistet – bei regelmäßiger Anwendung – neben der Fixierung des Passiven auch noch gute Dienste, wenn sich Minderwertigkeitsgefühle wegen zu geringer Körpergröße eingestellt haben. Spaß beiseite: Du musst damit schon sehr vorsichtig umgehen, aber es lohnt sich, das Gefühl einmal kennen zu lernen.

- Der Gynäkologenstuhl. Dieses eher den (biologischen!) Damen bekannte Möbelstück bietet mannigfaltige Bondagemöglichkeiten, die sich nicht nur für die Doktorspiele pubertierender Jugendlicher eignen.

- Die dir wahrscheinlich aus dem Schulsport erinnerliche Sprossenwand ist ein wahres Kleinod für den Bondageenthusiasten, bietet sie doch unendlich viele Möglichkeiten, deinen Bottom auch die Vertikale einmal näher zu bringen. Leider ist es sehr schwer, ein solches Teil zu bekommen.

- Eher selten anzutreffen ist ein Bondage-Rad. Es hat ciraa zwei Meter Durchmesser und ist drehbar an der Wand befestigt. Der Bottom wird ähnlich wie auf einem Andreaskreuz fixiert und dann á la Glücksrad gedreht, bis er jedes Orientierungsgefühl verliert. Dies wird durch verbundene Augen verstärkt.

- Ob Käfige zum Bondage gehören oder nicht, ist eine Definitionsfrage. Unzweifelhaft ist, dass sie freiheitsberaubend sind und auch mit Bondage kombiniert werden können, indem du die Gitterstäbe nutzt, um daran die Extremitäten deines Bottoms zu binden.

- Massageliegen sind ebenfalls sehr gut für Bondagezwecke geeignet. Sie sind in aller Regel gepolstert und haben viele Befestigungsmöglichkeiten für Seile oder andere Toys. Manche haben sogar an bestimmten Stellen eine Aussparung, die der geübte Top kreativ nutzen kann.

Damit möchte ich das Kapitel über die verschiedenen Bondagematerialien abschließen. Zur sachgerechten Verwendung dieser Toys werden dir die folgenden Kapitel eine Fülle von Techniken zeigen und Anregungen geben.

Bondage-
knoten

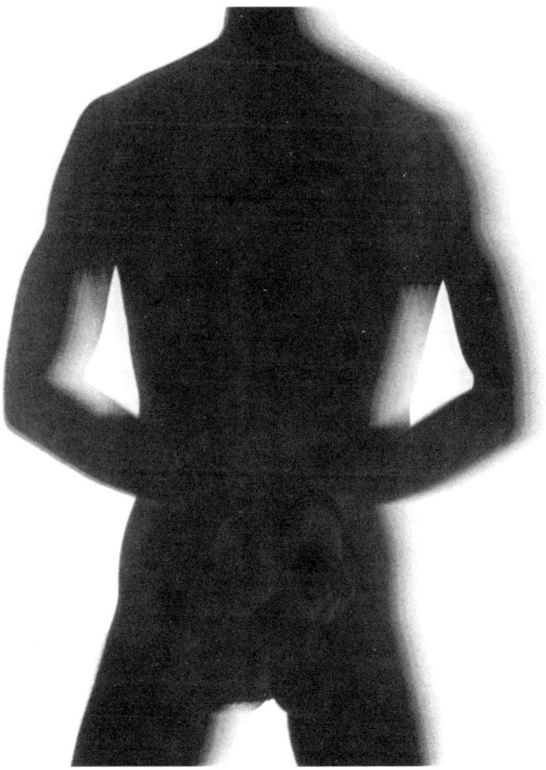

«Hier, beim Bondage, bedeutet Nichtstun: nichts tun – einfach nur sein.»
(Joseph W. Bean: «Die spirituelle Dimension der Bondage».
In: «Lederlust. Der S/M-Kult»)

Der erste, weit verbreitete Irrtum über Seilbondage ist, dass es sich um eine Art Geheimwissenschaft mit vielen und komplizierten Knoten handelt, die nur von Seeleuten mit mindestens 20 Jahren Erfahrung beherrscht werden kann. Das ist definitiv falsch. Es mag sein, dass einige Tops mit sehr vielen verschiedenen Knoten arbeiten. Tatsache ist aber auch, dass du Bottoms mit genau einem Knoten absolut sicher (und zwar sicher vor Entkommen und vor gesundheitlichen Schäden) fesseln kannst.

Ein weiterer Irrtum ist, dass du die Seile und Knoten möglichst fest ziehen muss, damit sich dein Partner nicht befreien kann. Das ist ebenso falsch. Falls du die Seile wirklich so fest anziehen würdest, dass sich dein Partner schon alleine aus Angst vor den damit verbundenen Schmerzen nicht mehr bewegt, würde seine Blutzirkulation in den entsprechenden Extremitäten in wenigen Minuten zusammenbrechen. Ein Bondage-Knoten muss weder zu fest noch kompliziert sein, sondern lediglich an einer für den Bottom *unerreichbaren Stelle* liegen. Tut er das nicht, so ist es lediglich eine Frage der Zeit, bis dein passiver Partner es schafft, den Knoten zu lösen. Auch die Strategie, zehn Doppelknoten übereinander zu machen und so den Partner schon zu Beginn zu entmutigen, ist fehl am Platz, denn im Notfall bist du derjenige, der die Knoten selbst schnell öffnen muss, zum Beispiel im Falle eines Krampfes – was dann?

Du wirst später sehen, dass der Schlüssel für sicheres und auch bequemes Bondage die *Lage* des Knotens ist, nicht seine Art oder Festigkeit.

Das dritte Vorurteil über Seilbondage lautet, dass es riskanter, weil verletzungsgefährdender für den passiven Partner ist. Auch das ist eindeutig falsch. Zwar kenne ich keine Statistiken darüber, doch meine Erfahrung ist gegenteilig: Gerade in Verbindung mit Handschellen, die der Laie meist als sicherer und unproblematischer wahrnimmt, ereignen sich die meisten Verletzungen.

Lass dich also nicht abhalten, dich dem Thema Seilbondage zuzuwenden. Die gute Nachricht ist, dass du dich nicht lange mit Knotenüben aufhalten musst. Es ist wirklich ganz einfach. Grundsätzlich benötigst du für Bondage nur zwei Arten von Knoten:

- Verbindungsknoten

  Diese Knoten verbinden *zwei* Seilenden. Du wirst nur einen Vertreter dieser Kategorie kennen lernen und brauchen, den Kreuzknoten.

- Befestigungsknoten

  Diese Knoten werden verwendet, um *ein* Seilende an einem anderen Gegenstand festzubinden, zum Beispiel für das Anbinden eines Seilendes an einem Handgelenk oder an einem Bettpfosten.

Mit diesen Techniken kommst du bereits sehr weit. Zusätzlich – sozusagen als «Kür» – werde ich in diesem Kapitel noch ein paar Vertreter einer dritten Kategorie von Knoten darstellen:

- Spezial- oder Kunstknoten

  Diese Knoten brauchst du nicht unbedingt zur Anwendung der später gezeigten Bondagetechniken. Sie sind vielmehr nette Spielereien, die du einmal in einer stillen Stunde üben kannst. Für den Anfang solltest du sie einfach übergehen.

Verbindungsknoten

Zu Bondagezwecken benötigst du lediglich einen Knoten dieser Kategorie, nämlich den *Kreuzknoten*, um zwei Seile miteinander zu verbinden. Umgangssprachlich wird er auch einfach Doppelknoten genannt. Er dient dazu, zwei kurze Seile zu einem langen Seil zu verbinden oder die beiden Enden eines Seiles, etwa nachdem du damit die Handgelenke deines Partners zusammengebunden hast, zu verbinden, und so die Fesselung abzuschließen. Diese Verbindung muss sicher gegen Zug sein, sie darf sich also nicht durch Belastung öffnen. Außerdem darf sie sich nicht unter Zug zuziehen, da du sie ansonsten nicht einfach und schnell wieder öffnen kannst.

Diese Kriterien erfüllt der Kreuzknoten am besten. Er ist einfach zu erlernen und anzuwenden, sieht symmetrisch und nett aus und ist einfach wieder zu lösen. Leider auch für den Bottom, deshalb muss er, wie jeder ungesicherte Knoten, immer außerhalb der Reichweite von Händen oder Mund des Bottoms platziert werden.

So stellst du einen Kreuzknoten her:

1.

Nimm die beiden Seilenden mit beiden Händen, so dass sie sich an einer Stelle überkreuzen.

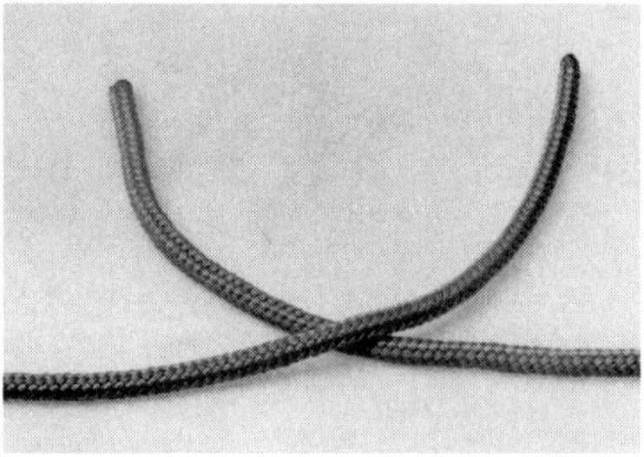

2.

Schlag das eine Seilende noch einmal um das andere Seil. So beginnst du auch, wenn du dir deine Schuhe zubinden möchtest.

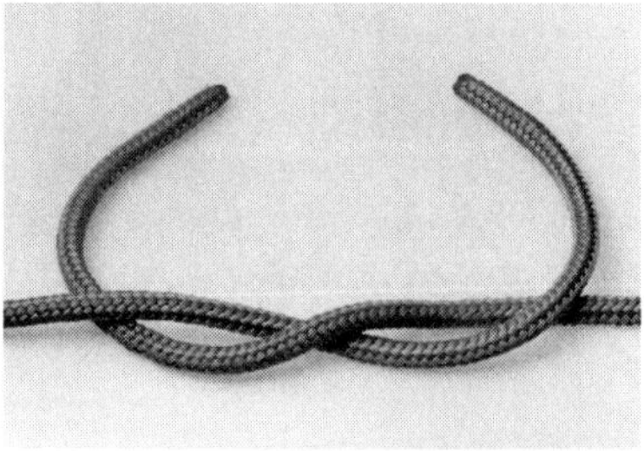

3.

Nimm die beiden Enden und mach den gleichen Knoten noch einmal.

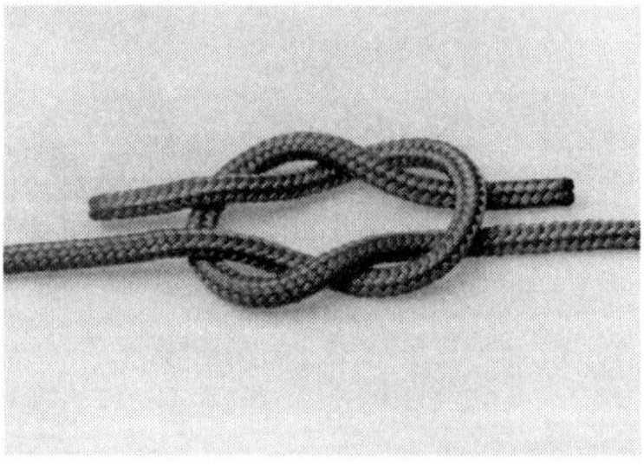

4.

Festziehen.

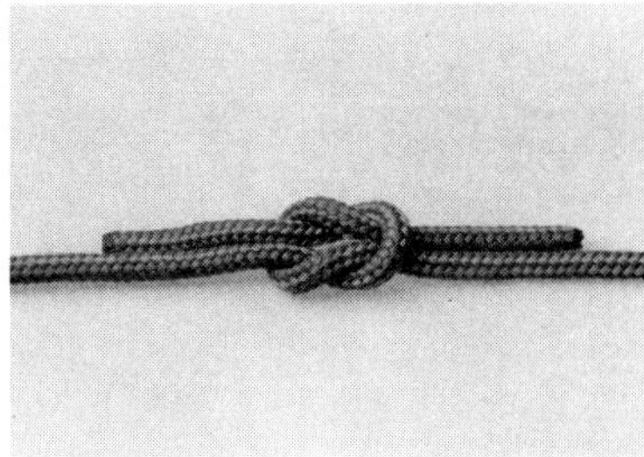

80 Prozent der Bondagetechniken dieses Buches werden mit einem Kreuzknoten abgeschlossen. Mit diesem Knoten alleine kannst du (fast) alles machen. Versprochen!

Wenn dein Ergebnis anders aussieht, hast du wahrscheinlich den zweiten, abschließenden Knoten falsch herum gemacht. Das jedoch ergibt einen «Hausfrauenknoten», der ganz anders aussieht und vor allem viel schwerer wieder zu lösen ist. Er zieht sich unter Belastung sehr fest zu, deswegen übe den Kreuzknoten ein paar Mal, bis du ihn beherrschst.

Befestigungsknoten

Befestigungsknoten dienen dazu, *ein* Seilende an einen Gegenstand zu binden. Dieser Gegenstand kann ein Handgelenk, ein Bettpfosten, eine an der Decke angebrachte Metallöse oder auch die Mitte eines anderen, quer verlaufenden Seils sein.

Die Kopfschlinge

Nehmen wir einmal an, du möchtest ein Seil an einer Stange, einem Pfosten, einer Öse in der Decke oder an einem Handgelenk so befestigen, dass beide Enden gleich lang raushängen. Die folgenden Abbildungen werden dir zeigen, wie es geht:

1.

Du nimmst das Seil doppelt und steckst es in die Öse bzw. legst es um den Pfosten.

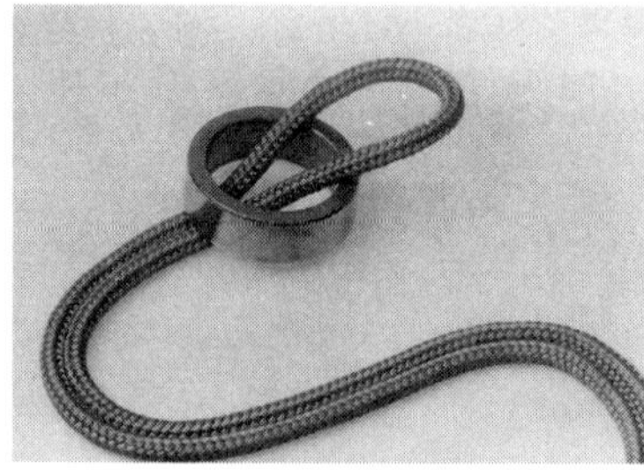

2.

Schließlich steckst du beide losen Enden durch die Schlinge und ziehst sie fest. Ergebnis ist eine leicht zu lösende Befestigung mit zwei heraushängenden Seilenden.

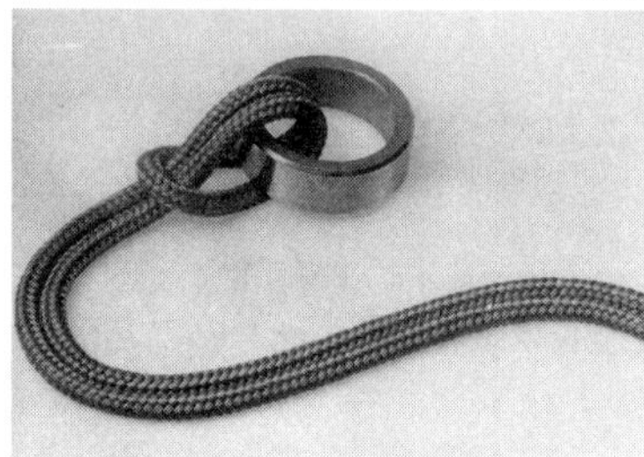

Die Lauföse

Die Lauföse ist eine Schlinge an einem Ende des Seils, die sich auch unter Zug nicht zuzieht und daher für Bondagezwecke sehr gut geeignet ist. Sie wird wie folgt erzeugt:

1.

Seilende ca. 40 cm umfalten und dadurch doppelt legen.

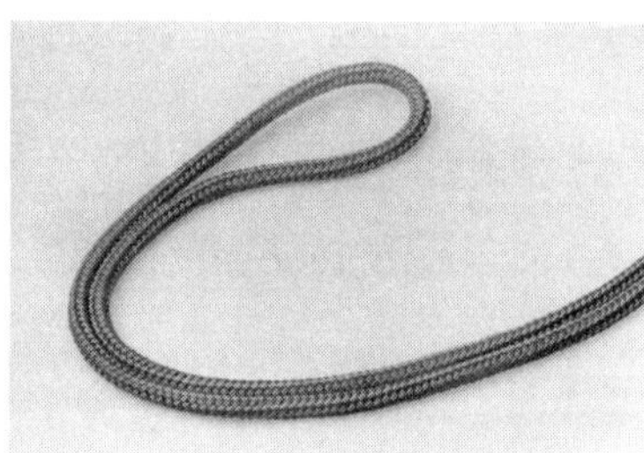

2.

In dieses Seilende einen einfachen Knoten machen, als ob es ein Seil wäre.

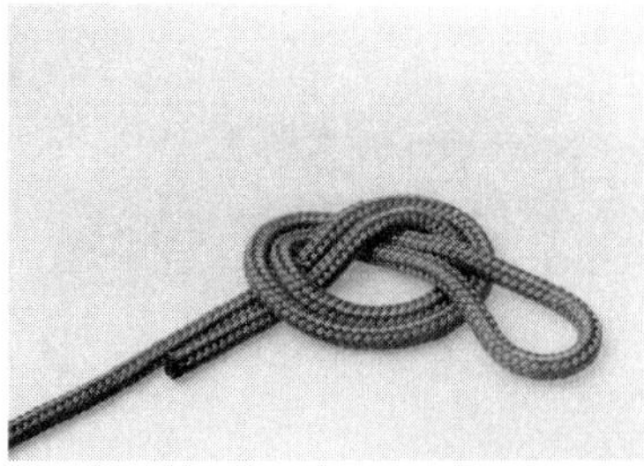

3.

Festziehen, fertig!

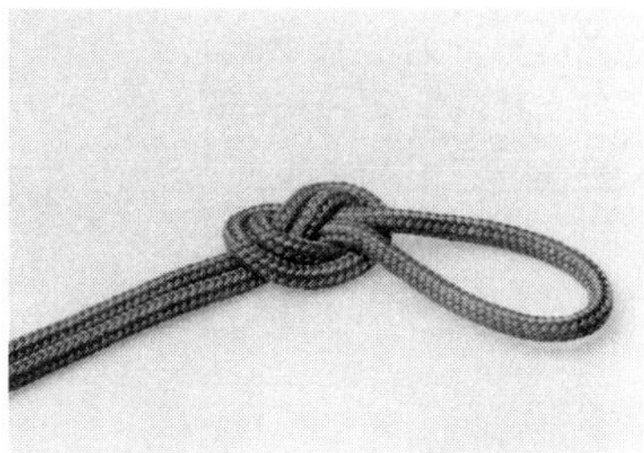

Dadurch erhältst du eine schöne Schlinge, die sehr stabil sowie kinderleicht herzustellen und wieder zu öffnen ist. Du kannst sie verwenden, um sie über einen Bettpfosten zu legen, an einen Haken zu hängen und vieles mehr.

Um daraus eine sich zuziehende Schlinge, also ein Lasso, zu erhalten, musst du einfach das lange Ende des gleichen Seils durch die gerade angefertigte Schlinge ziehen.

Lasso

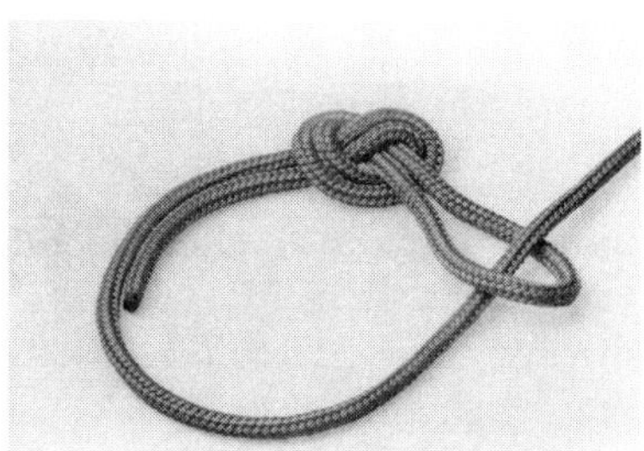

Schon hast du eine Art Lasso, mit dem man viele Bondagetechniken beginnen kann, die nicht mit der Mitte des Seils starten, sondern vom Ende des Seils begonnen werden. Sich zuziehende Schlingen sollten nie am Hals angewendet werden

Sowohl eine Kopfschlinge als auch eine Lauföse kannst du sehr gut verwenden, um ein Seil an den sog. «D-Ringen» von Ledermanschetten zu befestigen:

Kopfschlinge

Beachte, dass du bei der Nutzung der Kopfschlinge an einer Ledermanschette zwei Seilenden zur Fixierung z. B. am Bettpfosten erhältst. Das ist vorteilhaft, weil einfacher festzubinden.

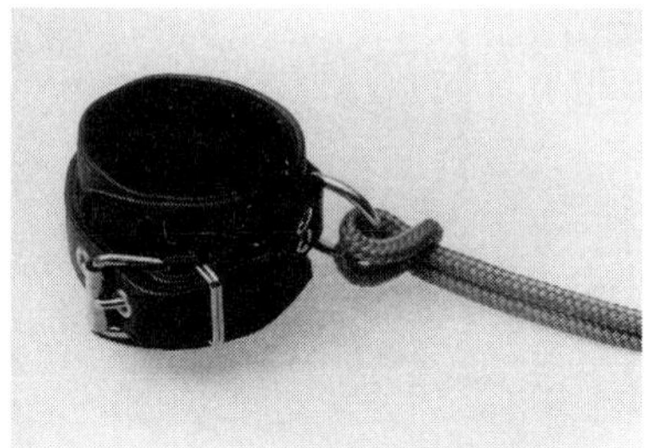

Lauföse

Hier erhältst du nur ein Seilende.

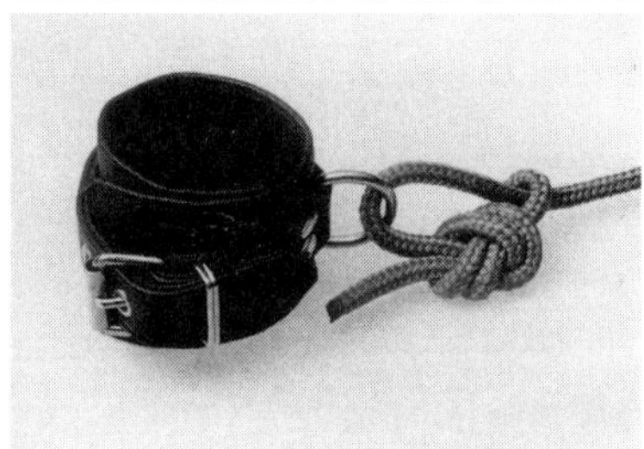

Spezial- oder Kunstknoten

Die Beherrschung dieser Knoten ist nicht nötig, um die Techniken in den folgenden Kapiteln auszuführen. Dennoch möchte ich noch einige interessante Möglichkeiten zeigen, was du mit Seilen so alles machen kannst. Dem Neuling schlage ich vor, sich zunächst nicht mit diesen Knoten aufzuhalten, sondern zum nächsten Kapitel zu gehen.

Handschellen

Diesen trickreichen Knoten möchte ich dir nicht vorenthalten. Er ist zwar etwas komplizierter, aber es lohnt sich. Damit ist es nämlich möglich, ein Paar Handschellen aus einem Seil zu basteln, die zu guter Letzt sogar wiederverwendbar sind, da du den Knoten beim Losbinden nicht völlig öffnen musst. Darüber hinaus kannst du sie vorbereitet in die Tasche stecken und sie dann – ähnlich den Handschellen aus Metall – sofort benutzen.

1.

Nimm ein 2 m langes Seil doppelt und lege es wie abgebildet auf eine Unterlage. Die Schlinge bildet die Mitte des Seils.

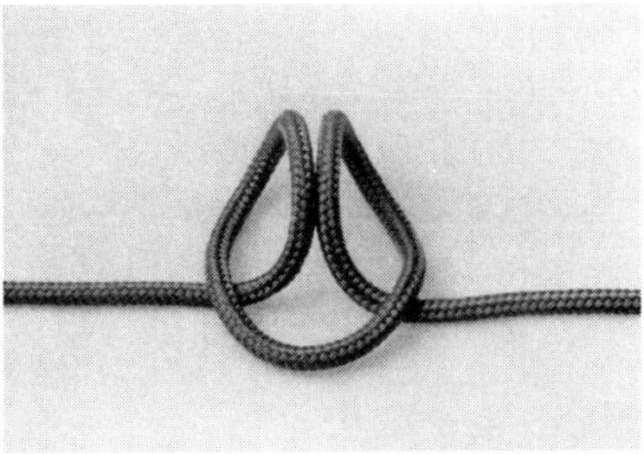

2.

Stecke nun das linke Seilende von links durch die Schlinge wie gezeigt, so dass sich eine Schlinge für die linke Hand bildet.

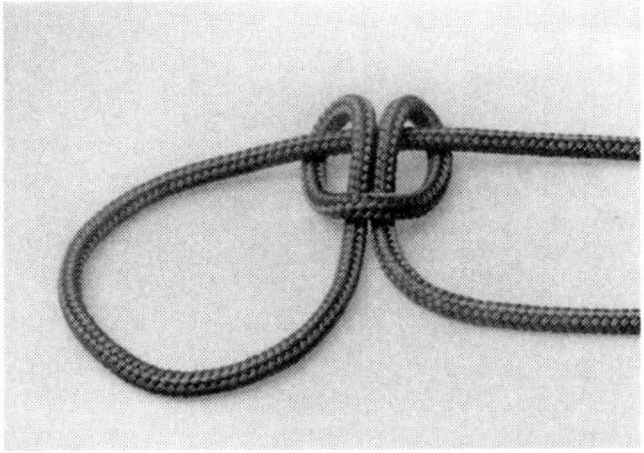

3.

Stecke nun das rechte Seilende in gleicher Weise von rechts durch die Schlinge. Dadurch erhältst du eine Schlinge für die rechte Hand.

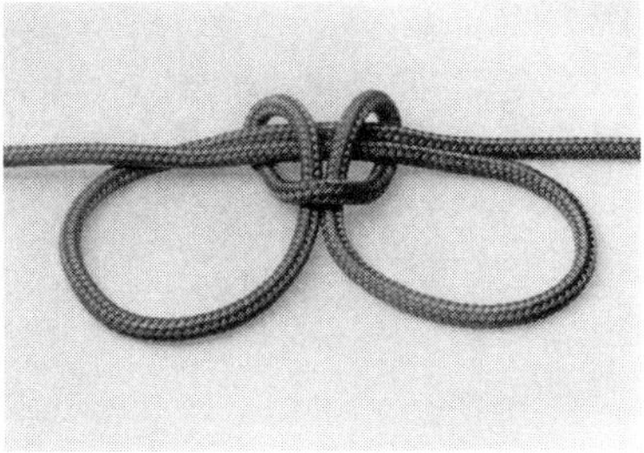

4.

Zieh nun den zentralen, bislang locker liegenden Knoten fest, so dass die gerade durchgesteckten Seilenden nur noch mit einigem Widerstand laufen. Fertig.

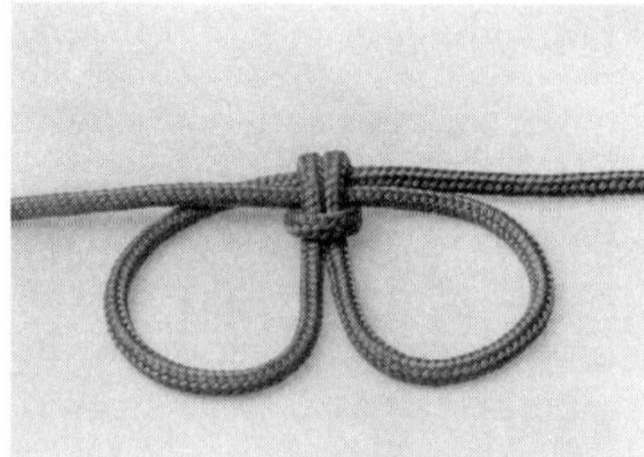

Lass einen willigen Bottom seine Hände durch die Schlaufen stecken und zieh dann an den beiden losen Seilenden die Handschellen fest. Um die Seilenden zu sichern, musst du noch einen Kreuzknoten setzen. Zum Öffnen einfach den Kreuzknoten wieder lösen und dann die beiden Schlaufen auseinanderziehen, bis die Hände durchpassen. Dadurch bleiben die Seilhandschellen erhalten und können wieder verwendet werden.

Du kannst diese Handschellen auch sehr schön als Grundlage zum weiteren Fesseln der Hände (oder Füße) verwenden, indem du anschließend mit den beiden Seilen *cinch-loops* darüberlegst, wie im nachfolgenden Kapitel detailliert beschrieben.

Henkersknoten

Dieser Knoten ist dir sicherlich bekannt aus diversen Cowboy- und Indianerfilmen. Er ist für Bondagezwecke denkbar ungeeignet, da er sich zuzieht sowie aufwendig herzustellen und wieder zu lösen ist. Er wird gerne von Lederkerlen verwendet, um ihr Lederbändchen um den Hals zu verknoten. Ich möchte ihn dir an dieser Stelle zeigen, allerdings verbunden mit der Bitte, ihn nicht in seinem ursprünglichen Sinn zu verwenden.

1.

Lege ein 3 bis 4 m langes Seil auf einen Tisch, bilde eine etwa fußballgroße Schlaufe und behalte am Ende dieser Schlaufe ca. 40 cm Seil übrig wie abgebildet.

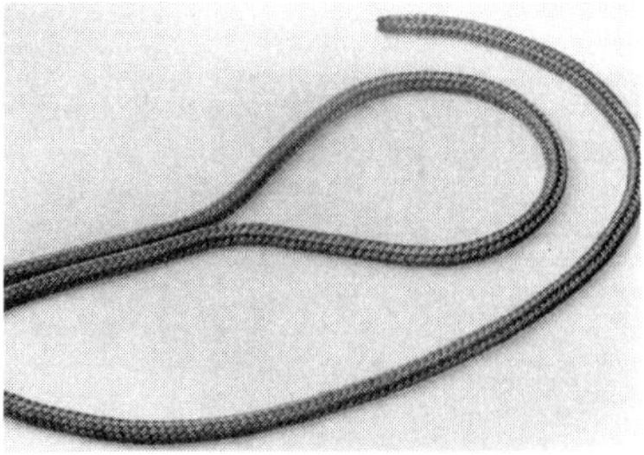

2.

Lege die freien 40 cm so wie in der Abbildung gezeigt. Es entsteht dann eine ca. 10 cm lange Sektion bestehend aus drei parallelen Seilenstücken, die du hier am linken Bildrand erkennst.

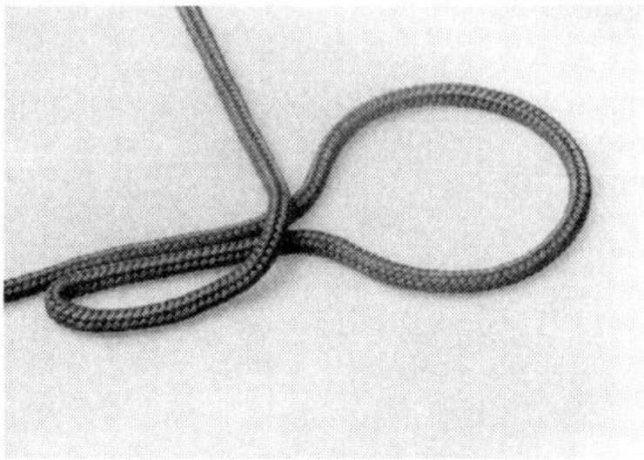

3.

Wickel das freie Ende nun rechts kommend, also an der fußballgroßen Schlinge beginnend, um die drei parallelen Seilstücke ...

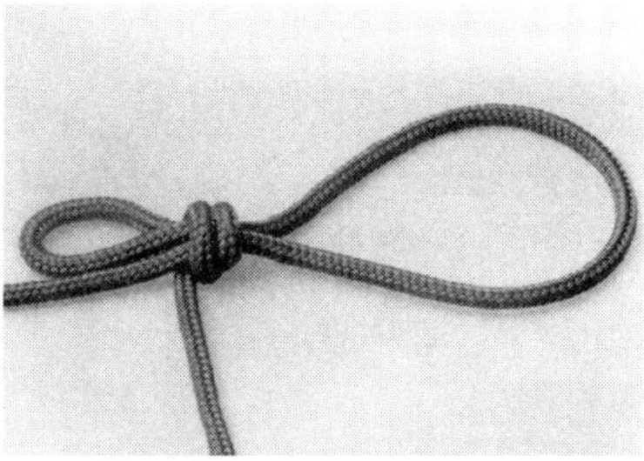

4.

... bis du nur noch ein kurzes Stück von ca. 10 cm Länge – wie abgebildet – übrig behältst.

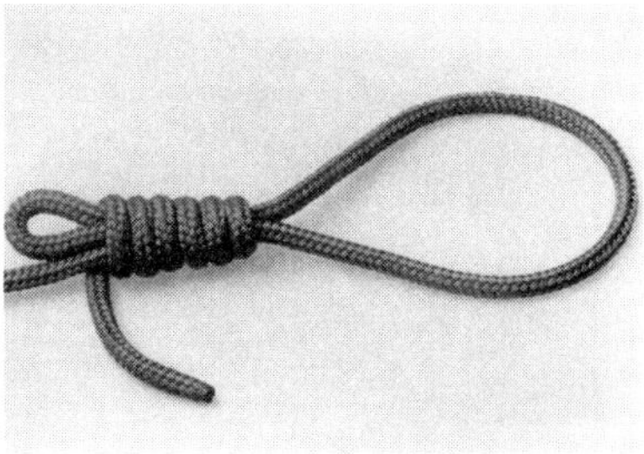

5.

Steck das kurze Ende nun durch die linke Schlinge am linken Bildrand ...

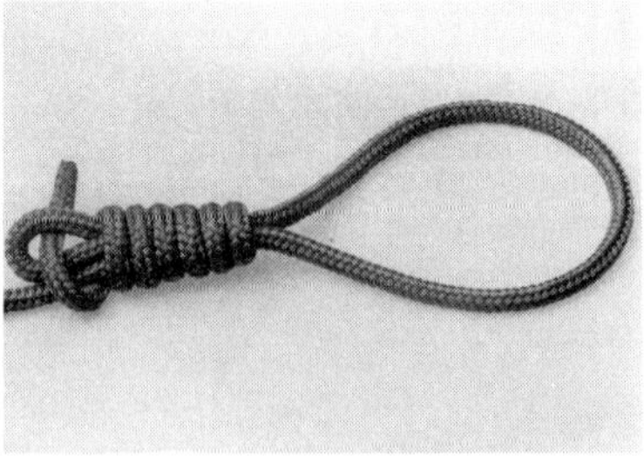

6.

... und zieh diese kleine Schlinge durch Zug an der großen Schlinge fest. Fertig!

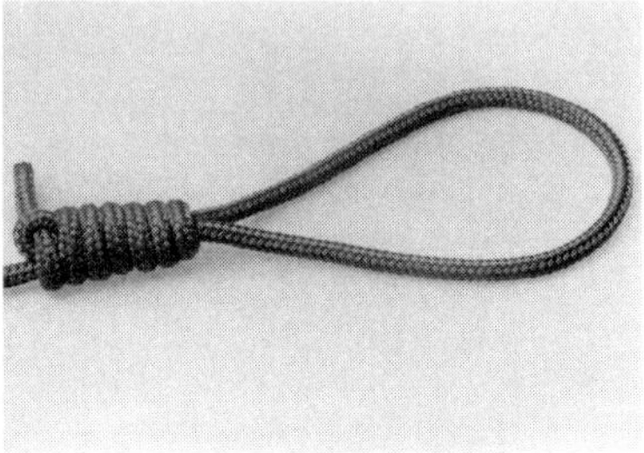

Knebel

Ein letzter Trickknoten, den ich dir zeigen möchte, ist der Knebel. Korrekt geknotet sieht er wie das dicke Stück des Henkerknotens aus, allerdings ohne die Schlinge am Ende. Um ihn herzustellen, gehst du wie folgt vor:

1.

Nimm ein 2 m langes Seil und umwickel die beiden Enden gegenseitig ca. zehnmal wie hier abgebildet.

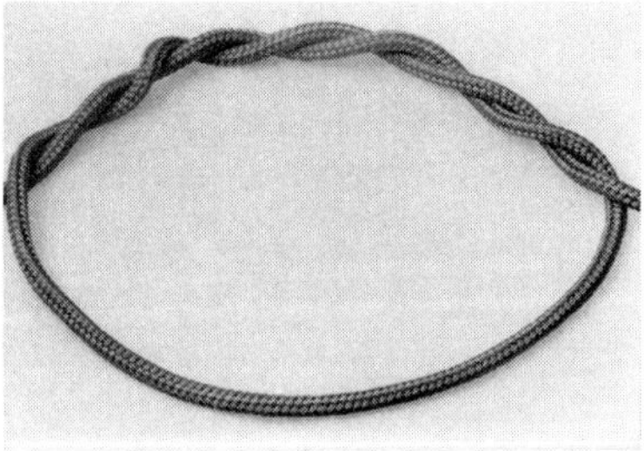

2.

Zieh dann stetig beide Seilenden auseinander und damit den Knoten fest. Ergebnis ist ein Knebel, den du mit den freien Seilenden um den Kopf des Bottoms binden kannst.

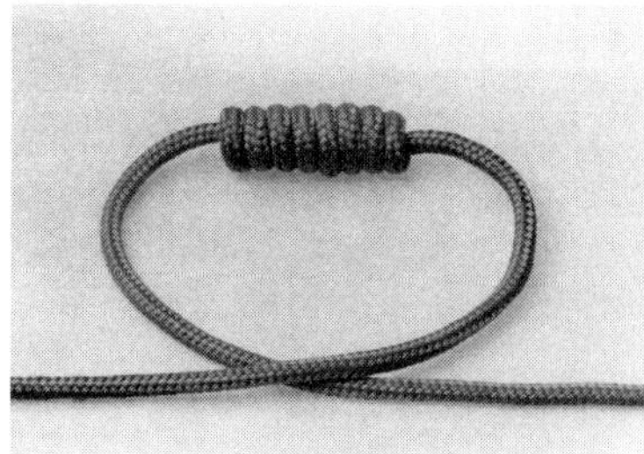

Zugegebenermaßen klappt dieser Knoten nicht immer auf Anhieb, da er sich manchmal etwas chaotisch verdrillt. Wenn es nicht beim ersten Versuch klappt, einfach noch einmal versuchen!

Zum Abschluss dieses Kapitels noch ein Wort an die Fortgeschrittenen: Die Auswahl der hier vorgestellten Knoten ist subjektiv und beschränkt. Es ist nicht zu bestreiten, dass man mit weiteren, spezielleren Knoten auch ausgefeiltere Bondagetechniken ausüben könnte. Da dieses Buch aber auch für Anfänger geschrieben ist, habe ich mich für Einfachheit und Übersichtlichkeit entschieden.

Bondage-
techniken

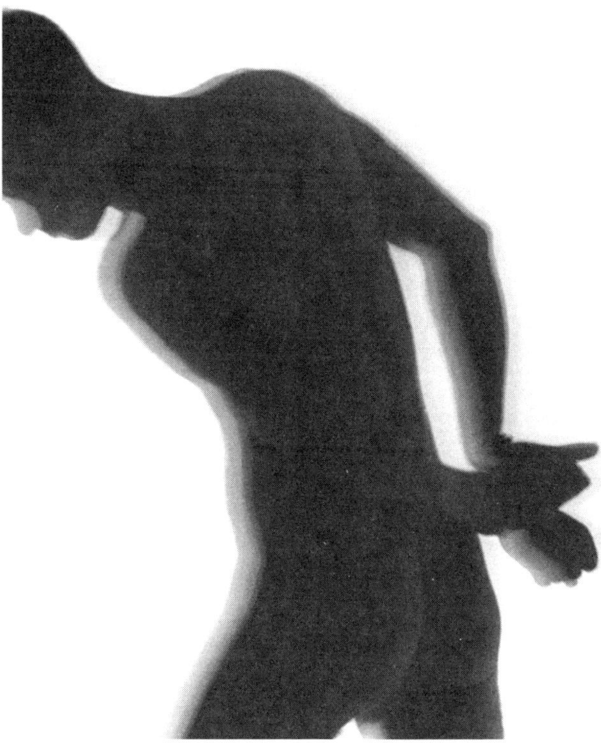

«Er liegt vor mir, Hände, Füße und Hals mit einer Kette auf den Rücken gefesselt, gekrümmt, nicht fähig, seinen Körper in eine bequeme Lage zu bringen. Den Kopf eingeschnürt in Leder. Um Sack und Schwanz habe ich ihm einen Lederriemen gebunden. Er sieht mich an, will gewichst werden. Sein steifer, eingeölter Schwanz reckt sich mir entgegen. Er drückt ihn rhythmisch auf und ab. Ich wichse ihn nur langsam, lasse den Schwanz durch meine Finger flutschen. Streichle Pauls ganzen Körper, will ihm alles an Geilheit geben.»
(«Pauls Bücher. Erstes Buch: Die Entwicklung»)

In diesem Kapitel geht es vor allem um Seilbondage, denn es ist vergleichsweise komplizierter oder – positiv ausgedrückt – variantenreicher. Es lebt davon, dass ihr experimentiert, neue Stellungen ausprobiert und eine Lernkurve durchmacht. Das ist ein, wenn nicht *der* wesentliche Vorteil von Seilen gegenüber anderen Materialien. Die in diesem Abschnitt vorgestellten Techniken stellen daher nur den Anfang und Ausgangspunkt dessen dar, was ihr mit Seilen alles machen könnt. Insbesondere erfahrene Bondagefans werden an der einen oder anderen Stelle sagen: «Das kann man doch auch ganz anders oder besser machen!» Zumindest die erste Bemerkung stimmt sicherlich, denn es ist unmöglich, alle Varianten hier in diesem Buch unterzubringen. Ich habe mich daher bemüht, die verbreitetsten und am einfachsten zu erlernenden Grundtechniken und -positionen darzustellen. Zwar werden auch einige kompliziertere Techniken weitergeführt, doch ist es viel spannender, wenn ihr selber im Laufe eures Spiels neue Varianten entwickelt. Nicht alles kann und sollte technisch erfasst werden, und Erfahrungen musst du selbst machen, du kannst sie nicht einfach nachlesen.

Hände

Die Hände sind sicherlich die am häufigsten gefesselten Körperteile, denn wenn sie frei beweglich sind, ist auch jede andere Fesselung erreichbar und der Bottom kann sich selbständig befreien. Eine

Ausnahme ist es, wenn er mit Ketten und Schlössern gefesselt wird. Es gibt buchstäblich Hunderte von Möglichkeiten und Positionen, in denen man die Hände festbinden kann. In der Folge möchte ich einige klassische Positionen vorstellen und ausführlich erklären.

Erste Variante
Hände parallel auf dem Rücken, *cinch-loop*-Technik

Die einfachste Möglichkeit, Hände auf dem Rücken sicher zusammenzubinden, ist die folgende.

Hier werden die Hände mit der Pulsseite nach innen zusammengebunden. Die Ellenbogen können zusätzlich ebenfalls zusammengebunden werden. Es ist die bequemste Art der Handfesselung, da die Schultergelenke am wenigsten belastet werden. Du benötigst ein zwei oder besser drei Meter langes Seil:

1.

Lass den Bottom die Hände auf den Rücken nehmen und mit den Pulsflächen nach innen halten. Lege die Mitte des Seiles oben auf die Handgelenke und schling beide Enden zwei- bis dreimal *ganz locker* um die beiden Handgelenke herum.

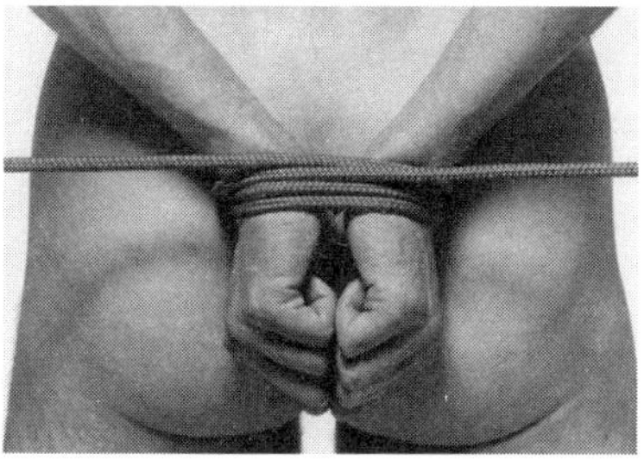

2.

Jetzt hast du jeweils ca. 60 cm Seilende übrig. Wickel beide Seilenden jeweils zwei- bis dreimal gegenläufig um die Seile zwischen den Handgelenken, also um 90 Grad versetzt. Dadurch ziehen sich die ersten Windungen fester. Es muss noch ein Finger zwischen das Seil und die Haut deines Partners passen.

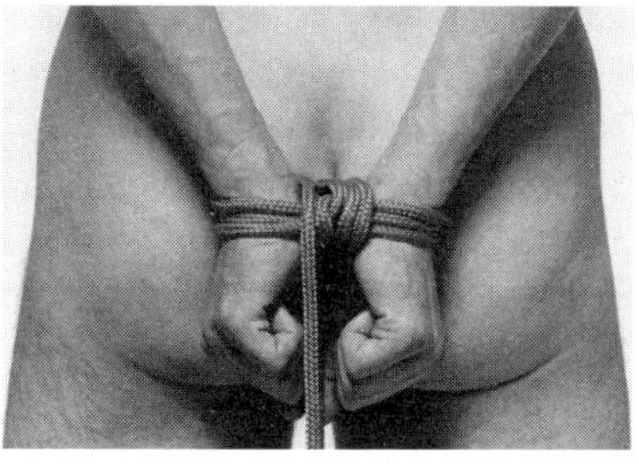

Durch die um 90 Grad versetzten *loops* straffst und regulierst du die eigentlichen Wicklungen um die Handgelenke.

3.

Jetzt, da du noch jeweils ca. 30 cm Seil übrig hast, beendest du die Fesselung mit einem Kreuzknoten auf der Oberseite, also der dem Kopf zugewandten Stelle. Der Knoten ist in dieser Abbildung zur Veranschaulichung absichtlich etwas zu groß dargestellt.

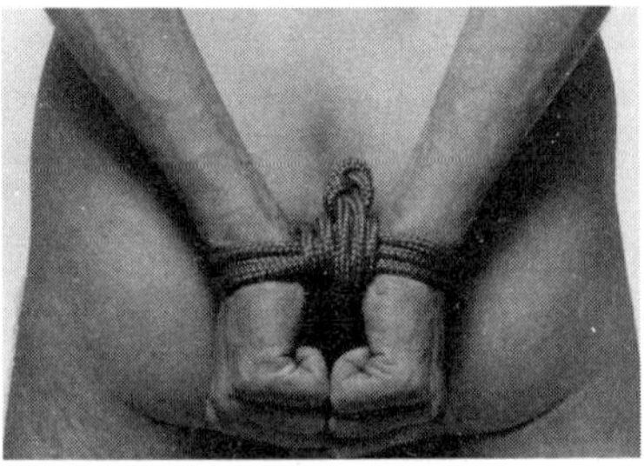

Am besten ist der Kreuzknoten positioniert, wenn du ihn nur von oben sehen kannst.

Das Schöne an dieser Technik ist, dass du mit den abschließenden *loops* sehr einfühlsam die Härte bestimmst, mit der du die Fesseln anziehst. Im Laufe der Zeit wirst du die nötige Erfahrung sammeln, welche Dosierung die richtige ist.

Mit dieser Technik kannst du nicht nur die Hände, sondern auch die Knie, Fußgelenke oder auch ein Handgelenk direkt an einen Bettpfosten fesseln.

Zweite Variante
Hände gekreuzt auf dem Rücken, *cinch-loop*-Technik

Diese Position ist am weitesten verbreitet. Der Vorteil ist, dass die Hände noch recht beweglich bleiben und einfach nach oben oder unten gezogen werden können. Sie ist aber ungeeignet, wenn dein Partner für längere Zeit auf dem Rücken liegen soll, da sich die Hände dabei gegenseitig im Weg sind. Die Arme sind in Höhe der Handgelenke gekreuzt. Die Technik ist wiederum *cinch-loop*, also die gleiche wie in der ersten Variante. Achte auch hier darauf, dass du erst mit den um 90 Grad versetzten, abschließenden Wicklungen die Spannung der Seile dosierst. Du solltest nicht zu Beginn bereits zu fest anziehen.

Bei dieser Variante kannst du die gefesselten Hände Richtung Kopf ziehen kannst, um sie etwa am Halsband zu befestigen. In der ersten Variante geht das nicht, weil die Handgelenke blockiert sind.

Hände gekreuzt

Gleiche Technik wie Variante 1. Du solltest auch hier darauf achten, dass der Kreuzknoten oben sitzt. Nur so ist er schwer bis unmöglich von deinem Bottom zu erreichen.

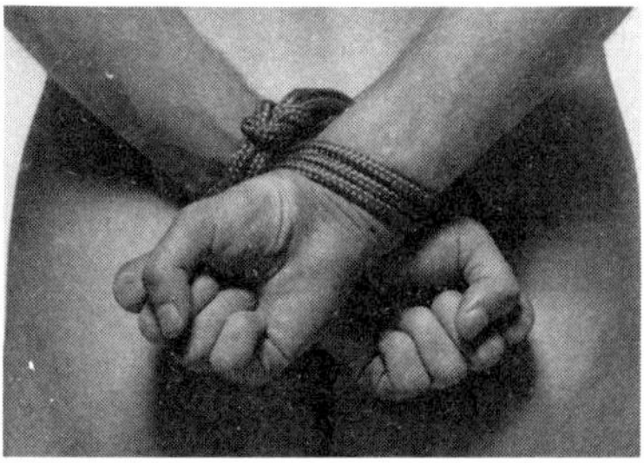

Dritte Variante
Unterarme parallel auf dem Rücken, *cinch-loop*-Technik

Eine weitere Möglichkeit ist, dass du die Hände übereinander versetzt zusammenbindest, so dass die Unterarme parallel übereinander liegen. Das hat den wesentlichen Vorteil, dass dein Bottom sich auf den Rücken legen kann, ohne dass die Hände übereinander liegen und zu viel Druck aufeinander ausüben. Du kannst diesen Druck weiter vermindern, indem du deinem Bottom, der auf dem Rücken liegt, ein Kissen unter den Lendenwirbelbereich schiebst, so dass die Hände entlastet werden.

Unterarme parallel

Gut geeignet, wenn du deinen Partner auf den Rücken legen möchtest. Diese Position wird meistens noch mit Ellenbogenfesselung kombiniert, um sicher zu sein.

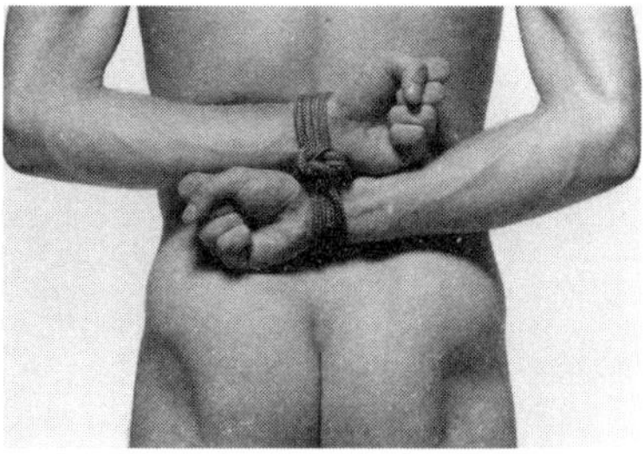

Die Technik ist wiederum *cinch-loop*. Diese Handstellung ist auch prädestiniert, wenn du deinem Bottom die Hände hoch an das Halsband oder einen Brust-*harness* ziehen möchtest. Dadurch entsteht eine Art doppelter Polizeigriff, der allerdings auf die Dauer unbequem und schmerzhaft wird. Den abschließenden Kreuzknoten kannst du entweder wie abgebildet oder aber auf der Handrückenseite deines Partners positionieren.

Vierte Variante
Hände auf dem Rücken, Kopfschlingentechnik

Statt der *cinch-loop*-Technik kannst du auch die Kopfschlingentechnik einsetzen, und zwar für alle Handgelenkstellungen, die bisher gezeigt wurden. Das möchte ich dir an der Variante «Hände parallel» zeigen:

1.

Nimm ein 2 bis 3 m langes Seil doppelt und ergreife die entstandene Schlinge am Ende. Wickle das doppelt liegende Seil um die Handgelenke und steck die beiden losen Enden durch die Schlinge. Zieh sie zu, dass das Seil wiederum locker um die beiden Handgelenke zu liegen kommt.

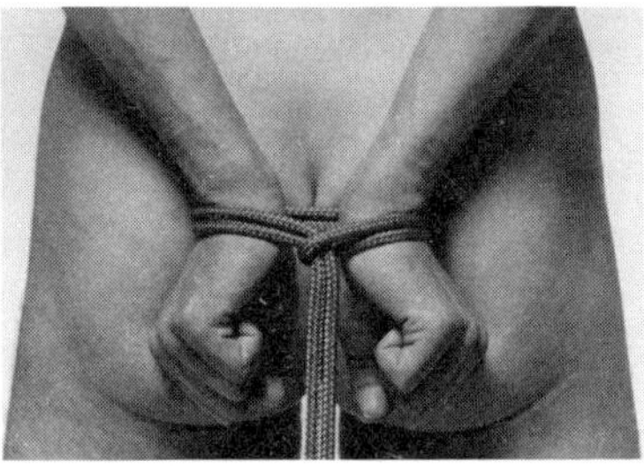

2.

Trenne jetzt die beiden Seilenden, nimm jeweils eines in die linke und rechte Hand und binde sie um 90 Grad versetzt wieder mehrmals gegenläufig um die Seile zwischen den Handgelenken. Dadurch regulierst du – ähnlich wie mit der *cinch-loop*-Technik – wieder die Spannung.

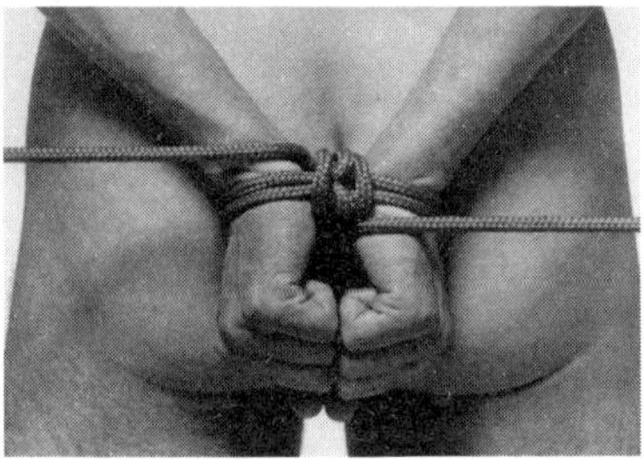

3.

Beende wieder mit einem Kreuzknoten auf der Oberseite der Handgelenke. Er ist hier wiederum übertrieben groß dargestellt.

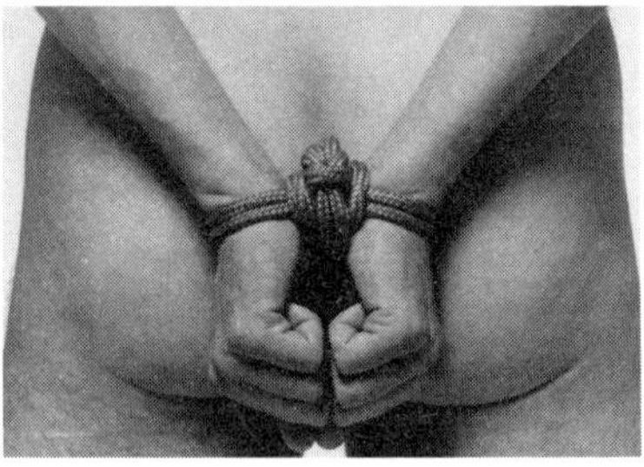

Das Ergebnis ist optisch kaum von dem der *cinch-loop*-Technik zu unterscheiden. Allerdings kannst du mit der Kopfschlingentechnik meistens schneller fesseln. Außerdem ist sie bei resistenten Bottoms besser geeignet, da du einen sich wehrenden Bottom früher als bei *cinch-loops* unter Kontrolle hast.

Fünfte Variante
Kombination mit Harness

Hier nun erstmals eine Kombination, bei der nicht nur die Hände gefesselt werden, sondern auch andere Teile des Körpers – in diesem Fall der Oberkörper – einbezogen werden. Du benötigst für diese Technik ein mindestens vier Meter langes Seil.

In dieser Kombination mit einem Brust-*harness* wird die Handgelenkfesselung deutlich restriktiver und sicherer, weil dein Partner seine Hände danach nicht mehr frei im Raum bewegen kann. Im späteren Verlauf werde ich dir noch zahlreiche weitere Seil-*harnesses* vorstellen, die sich zur Kombination mit Handfesselungen eignen.

1.

Nimm das Seil am Mittelpunkt und leg es von hinten auf das Genick deines Partners. Führe beide Enden über die Schultern nach vorne und überkreuze sie auf der Brust. Danach führst du beide Seilenden wieder jeweils unter den Achseln nach hinten auf den Rücken.

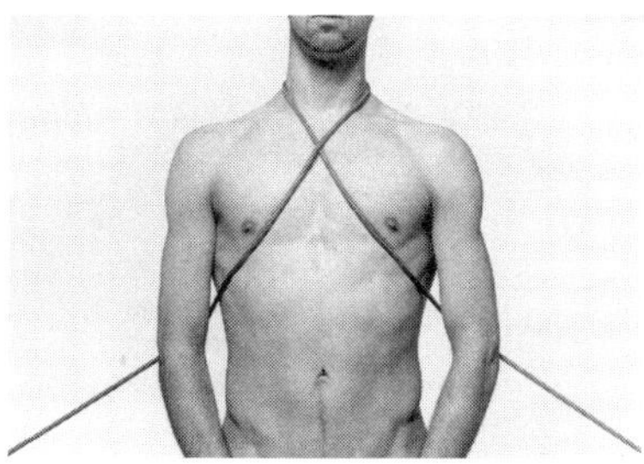

2.

Dort angekommen, lässt du beide Seilenden unter den Schulterblättern wiederum überkreuzen und wieder nach vorne Richtung Bauch laufen. Dort lässt du sie dann ein letztes Mal etwa in Höhe des Bauchnabels überkreuzen.

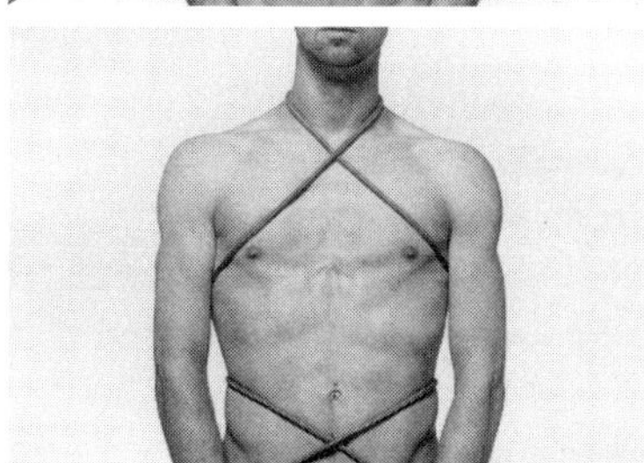

3.

Tritt hinter deinen Partner und hol die beiden Seilenden zwischen den Beinen nach hinten auf den Rücken. Dort angekommen, steckst du die beiden Seilenden gemeinsam unter die dort befindliche Seilkreuzung und ziehst sie dann wie gezeigt nach unten. Dadurch spannt sich das Ganze etwas.

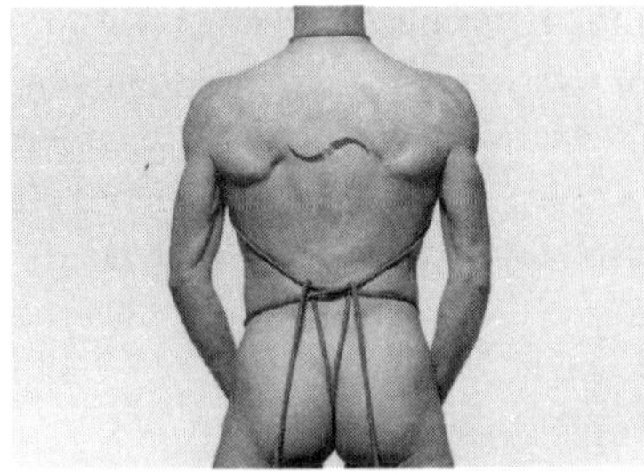

4.

Mit den nun übrigen beiden Seilenden fesselst du die Hände deines Partners in *cinch-loop*-Technik und schließt mit einem oben liegenden Kreuzknoten ab.

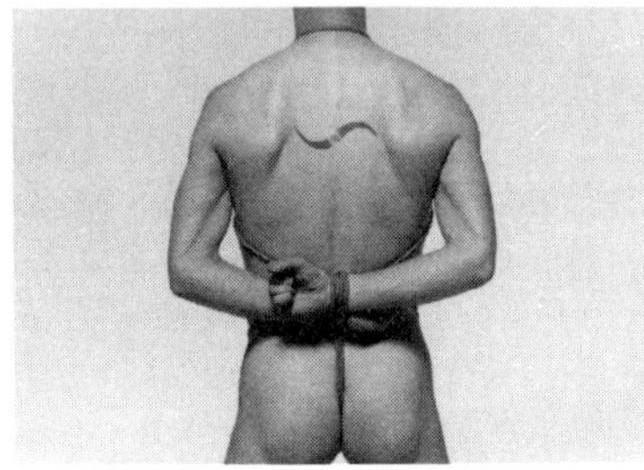

Sechste Variante
Hände vor dem Bauch

Die Hände vor dem Bauch zusammenzubinden ist eine eher symbolische Fesselung, weil der Bottom weiterhin fast alles machen kann, was er auch mit ungefesselten Händen könnte, außerdem kann er sich relativ leicht aus solchen Positionen befreien. Wenn das deine Absicht als Top ist, funktioniert diese Art der Fesselung optimal.

Wenn nicht, dann ist es relativ schwer, den Knoten so zu platzieren, dass ihn weder die Finger noch der Mund (Zähne!) erreichen können. Du könntest zur Ausschaltung der Zähne als Befreiungshilfe zwar einen Knebel verwenden, doch gibt es auch andere Möglichkeiten, diese Form der Fesselung ausbruchsicher zu machen, wenn du das möchtest.

Diese Position eignet sich sehr gut für Bottoms, die Probleme mit den Schultern bekommen, wenn ihnen die Händen auf den Rücken gefesselt werden, oder für längere Bondage-Szenen, bei denen die Position «Hände auf dem Rücken» zu unbequem würde.

Hände vor dem Bauch

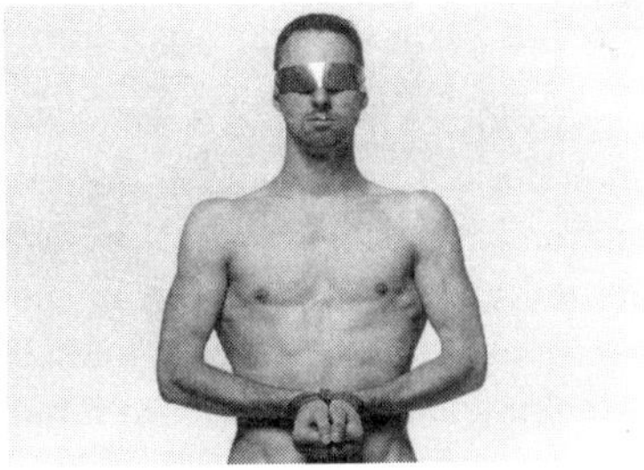

Du kannst die Hände parallel lassen oder kreuzen, du kannst *cinch-loops* oder Kopfschlingen verwenden, ganz nach Belieben.

Wenn du die Schwäche dieser Position umgehen und deinen Partner so fesseln möchtest, dass er sich nicht mehr befreien kann, musst du wie folgt vorgehen:

Der Beginn ist wie bei den bereits vorgestellten Techniken, allerdings nimmst du diesmal ein vier Meter langes Seil und fesselst deinem Partner damit die Hände mit *cinch-loops* oder Kopfschlingentechnik vor dem Bauch zusammen. Den Knoten musst du wiederum oben positionieren. Damit ist er von den Fingern schwer, wenn auch nicht unmöglich zu erreichen und auch vor den Zähnen geschützt. Jetzt hast du auf jeder Seite noch etwa ein Meter Seil übrig. Sicher wird die Fesselung, indem du nun eine Folgetechnik anwendest:

Erste Möglichkeit

Du führst die beiden verbleibenden Seilenden einmal links und einmal rechts in Taillenhöhe am Körper vorbei nach hinten und beendest mit einem Kreuzknoten auf dem Rücken deines Partners. Dabei musst du lediglich darauf achten, dass dein Bottom diesen «Reif» um seinen Körper nicht nach unten über die Beine abstreifen kann, er muss also enger sein als der Umfang seiner Hüfte. Diese Sicherung führt dazu, dass dein Partner nicht mehr mit den Zähnen an den Knoten herankommt, da er die Hände nicht mehr an den Mund nehmen kann. Und selbst wenn er es könnte, würde der Knoten nicht zu lösen sein, da die blockierten Seilenden auf dem Rücken dies verhindern.

Zweite Möglichkeit

Die zweite, sichernde Folgetechnik ist das gemeinsame Durchreichen der beiden Seilenden nach unten, dann zwischen seinen Beinen hindurch, entlang seiner Wirbelsäule hoch zum Hals, um den Hals herum, wieder zurück zum Genick. Beende mit einem Kreuzknoten im Genick. Auch hier ist die Aufwärtsbewegung der Hände blockiert, auch hier kann er den Knoten nicht öffnen.

Der Nachteil dieser Technik ist, dass dein Partner ein Seil um den Hals hat, was zum einen nicht jeder mag und zum anderen nicht ganz ungefährlich ist, wenn zu viel Zug darauf kommt. Um dies zu vermeiden, möchte ich dir noch eine weitere Technik zeigen.

Blockierung von hinten

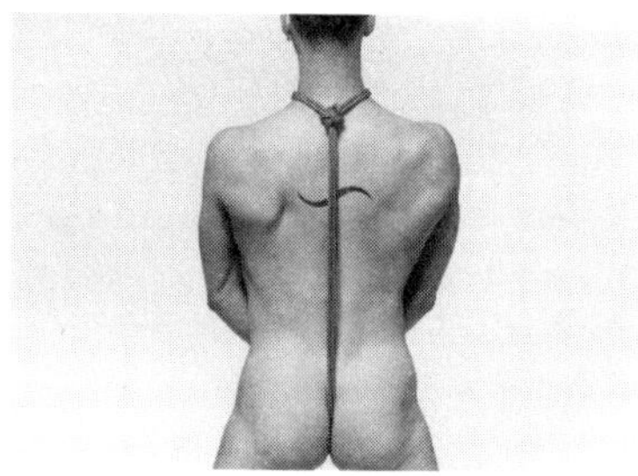

Blockierung von hinten

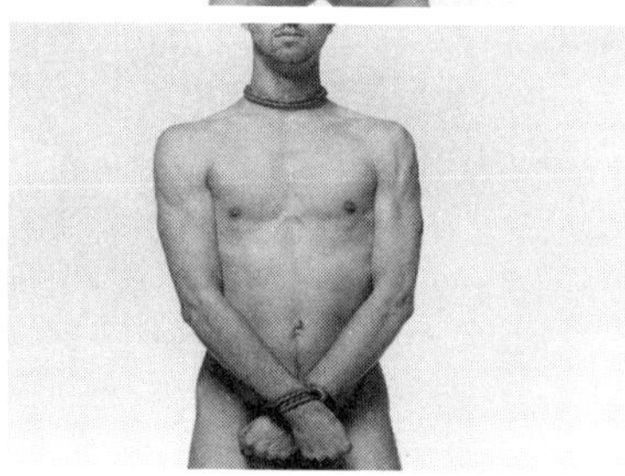

Dritte Möglichkeit

Auch diese Technik verhindert nachhaltig, dass dein Partner die Zähne zu Hilfe nehmen könnte, übt aber keinen Druck auf die Vorderseite des Halses aus. Nimm ein vier Meter langes Seil am Mittelpunkt und leg es von hinten auf das Genick deines Partners.

Blockierung

Führe beide Enden über die Schultern nach vorne und überkreuze sie auf der Brust. Führe beide Seilenden wieder jeweils unter den Achseln nach hinten auf den Rücken und zwischen den Beinen wieder nach vorne. Dort angekommen fesselst du die Hände mit *cinch-loops* zusammen.

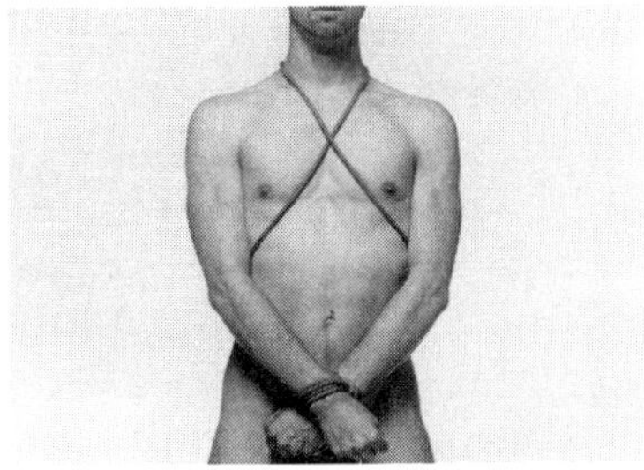

Blockierung

Die fertige Fesselung aus der Sicht von hinten.

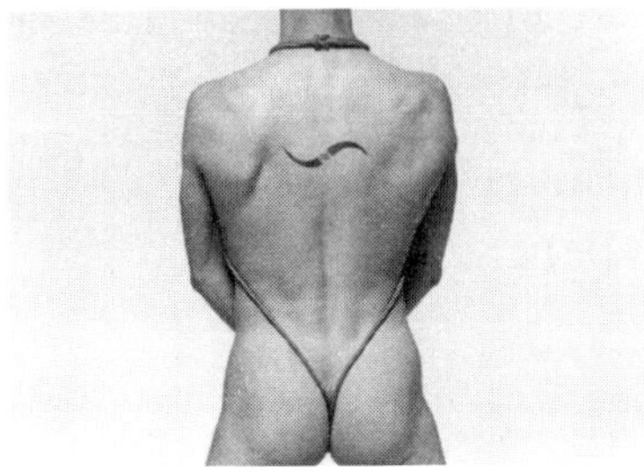

Siebente Variante
Hände auf dem Rücken, Erhöhte Sicherheitsstufe

Es gibt Bottoms, die sehr beweglich sind und außerdem recht erfahren im Entkommen aus Fesselungen. Sie machen sich einen Sport daraus, den Top zu überraschen, indem sie sich aus scheinbar völlig sicheren Fesselungen befreien können. Wenn du ein solch leidgeprüfter Top sein solltest, mögen dir die folgenden Bemerkungen helfen, die Oberhand zu behalten. Natürlich könntest du solchen Bottoms Handschellen anlegen oder sie überlisten, indem du einfach alles fester zuziehst. Das ist aber weder sportlich-fair, noch geil, noch trägt es der Gesundheit deines Partners Rechnung.

Intelligenter (und für den Bottom frustrierender) ist es, ein wenig darüber nachzudenken, wie du das mit den Möglichkeiten der Seilbondage-Technik schaffen kannst.

Gehen wir einmal von einem Bottom aus, der mit auf dem Rücken gefesselten Händen vor dir steht. Wenn er erfahren ist, dann hat er aufgepasst, wie du ihn gefesselt hast und wo der oder die Knoten sitzen. Er wird zunächst versuchen, ohne Manipulation am Knoten einfach aus den Seilschlingen herauszuschlüpfen. Wenn ihm das nach einiger Zeit nicht gelingt, wird er versuchen, sich nach vorn zu beugen, beide Hände Richtung Schulter zu heben und so mit einer Hand an den oben liegenden Knoten zu gelangen. Wenn er Erfahrung hat, gelenkig, geduldig und etwas leidensfähig oder -willig ist, wird er es früher oder später schaffen. Eine Möglichkeit, ihm das zu «versalzen», ist, ihm die Ellbogen fest zusammenzubinden. Das verhindert, dass er die Hände nach oben nehmen und so den Weg der Hand zum Knoten verkürzen kann.

Ellenbogenfesselung

Durch das zusätzliche Zusammenbinden der Ellenbogen kannst du verhindern, dass sich dein Partner an dem Knoten an den Handgelenken zu schaffen macht, weil er die Handgelenke nicht mehr so frei gegeneinander bewegen kann.

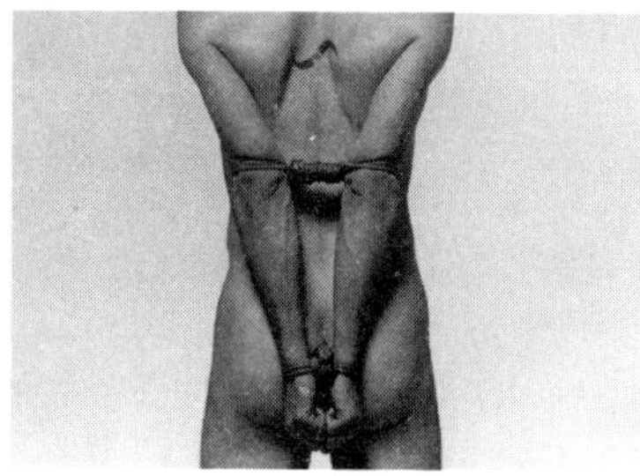

Bei 90 Prozent der Bottoms wird das schon ausreichen. Aber was ist mit den anderen zehn Prozent? Nun, kein Problem:

Wie auch schon bei der sechsten Variante (Hände vor dem Bauch gebunden) kann dein Partner einen für ihn erreichbaren Knoten nur dann öffnen, wenn es ihm möglich ist, auch eines der beiden losen Enden zu ergreifen und durchzuziehen. Ein solcher Knoten heißt deswegen *ungesichert*, da er geöffnet werden kann, sobald er erreicht wird. Genau so bindest du als Top ja auch deinen Bottom los. Ein *gesicherter* Knoten hingegen ist einer, den der Bottom (oder der Top!) auch dann nicht öffnen kann, wenn er ihn mit beiden Händen erreichen kann und alle Zeit der Welt hat, sich an ihm zu schaffen zu machen. Ein gesicherter Knoten wird dadurch gesichert, dass seine beiden losen Enden durch einen zweiten Knoten an unerreichbarer Stelle zusammengebunden werden. Am Beispiel der Position «Hände auf dem Rücken» also ganz einfach dadurch, dass du die überstehenden Enden der Handfesselung so lang lässt, dass du sie um die Hüften herumschlingen und vor dem Bauch deines Partners verknoten kannst.

Selbst wenn dein Partner nun an den Knoten auf seinem Rücken käme, wird er ihn nicht öffnen können. Du im Übrigen auch nicht, dazu müsstest du zunächst den Kreuzknoten am Bauch deines Partner lösen. Das Perfide daran ist, dass dein Bottom den Sicherungsknoten sehen, aber nicht erreichen kann. Er wird daran verzweifeln und du wirst deine helle Freude haben. Zusätzlich kannst du ja trotzdem noch die Ellbogen zusammenbinden, aber das ist dann auch nicht mehr wichtig.

Eine weitere Möglichkeit solcher Bottoms Herr zu werden besteht darin, wiederum ein vier Meter langes Seil zu benutzen und die beiden Enden nicht um den Bauch nach vorne, sondern nach oben zu führen. Die Hände werden je nach Beweglichkeit des Bottoms so weit nach oben gezogen, dass die Unterarme waagrecht stehen. Dadurch entsteht wiederum eine Art «doppelter Polizeigriff. Sodann wird das Ganze an einem Halsband oder an einem Seilbrustgeschirr (wird später beschrieben) befestigt. Denk daran, dass diese Technik nur bei gekreuzten oder übereinanderliegenden Handgelenken funktioniert (zweite und dritte Varianten) nicht jedoch, wenn die Handgelenke mit der Pulsinnenseite parallel zusammengebunden sind (erste Variante). Diese Technik birgt die Möglichkeit, dass der Bottom gewürgt wird. Nur etwas für erfahrene Tops *und* Bottoms!

Sehr findige Bottoms kannst du des Weiteren überraschen, indem du etwas dünneres Seil (fünf oder sechs Millimeter) zur Fesselung der Handgelenke nimmst. Dadurch werden die Knoten kleiner, fester und schwieriger zu öffnen (allerdings auch für dich als Top).

Ein letzter Tip: Wenn dein Bottom partout seine Finger nicht von den Knoten lassen kann (wieso kann er sie eigentlich nach all der Lektüre noch erreichen?), zieh ihm einfach vorher ein paar dicke Skifäustlinge an oder umwickle seine Finger mit Klebeband.

Achte Variante
Hände hinter den Kopf binden

Diese Variante ist gut geeignet, wenn du die Hände deines Partners «aus dem Weg» haben möchtest, um dich ungestört an seinem Oberkörper zu schaffen machen zu können. Allerdings ist diese Position auf die Dauer recht unbequem, weil die Arme mit der Zeit schwer und taub werden, übrigens wie bei jeder anderen Bondageposition, bei der sich irgendwelche Körperteile über der Kopfhöhe des passiven Partners befinden.

1.

Nimm ein mind. 5 m langes Seil und binde deinem Partner die Hände vor dem Bauch zusammen. Dadurch behältst du zwei Seilenden von je ca. 1,5 m übrig.

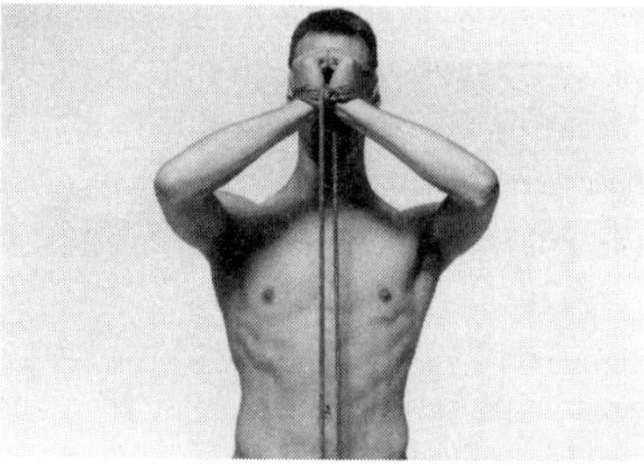

2.

Zieh die gefesselten Hände nach oben über den Kopf und hinter dem Kopf wieder nach unten, so dass sich die Hände etwa in Genickhöhe befinden. Nimm jetzt die beiden Seilenden und führe sie jeweils links und rechts über den Schultern am Hals vorbei nach vorne und kreuze sie über der Brust.

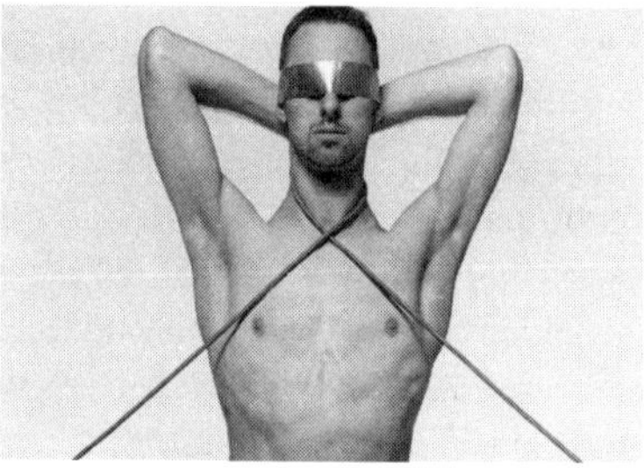

3.

Führe beide Enden nun unter den Achseln wieder nach hinten auf den Rücken, überkreuze sie dort in Höhe der Schulterblätter und führe sie dann wieder nach vorn. Überkreuze sie auf Bauchhöhe und binde sie dann auf dem Rücken mit einem Kreuzknoten zusammen.

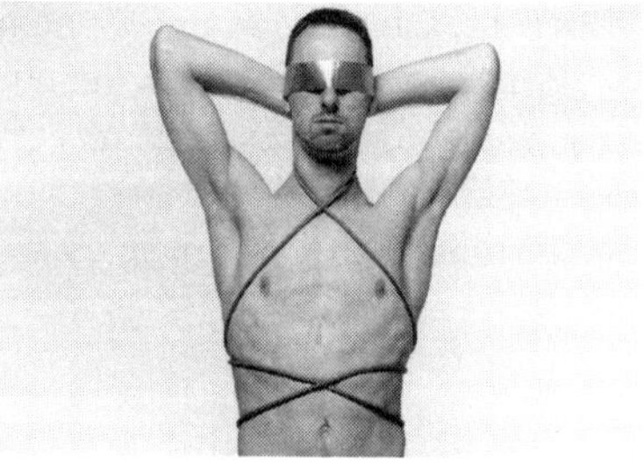

Dadurch werden die Hände sicher hinter dem Kopf deines passiven Partners gehalten, sämtliche Knoten sind außer Reichweite. Wenn dein Partner nichts gegen Schwanz- oder Sackfolterspiele einzuwenden hat, kannst du die von den Händen kommenden Seile auch direkt von hinten durch seine Beine nach vorne führen und dann an den entsprechenden Stellen befestigen.

So weit zunächst einmal zur Fesselung der Hände. Im weiteren Verlauf dieses Kapitels wirst du weitere Möglichkeiten kennenlernen, insbesondere Kombinationen von Techniken, die du dann zu einem «Gesamtkunstwerk» kombinieren kannst.

Füße

Je nachdem, was du mit deinem Partner vorhast, möchtest du ihm unter Umständen vielleicht auch die Füße zusammenbinden. Danach kann dein Partner nicht mehr weglaufen oder treten, auf der anderen Seite erhöhst du damit aber auch seine subjektiv empfundene Wehrlosigkeit. Auch hier gibt es natürlich wieder mehrere Positionen und Techniken. Als Positionen bieten sich an, dem Bottom die Füße nebeneinander (Knöchel an Knöchel) oder übereinander (ein Bein wird in Fußgelenkhöhe vor das andere gelegt) zusammenzubinden.

Ähnlich wie bei den Händen unterscheiden sich diese Positionen in der Praxis stärker, als es zunächst den Anschein haben mag. Wenn du deinem Bottom die Füße parallel zusammenbindest, kann er im Notfall alleine oder normalerweise mit deiner Hilfe stehen. Er kann die Beine gerade durchdrücken und sich vorsichtig hüpfend fortbewegen. Er kann auf dem Rücken, Bauch oder auf der Seite liegen sowie die Knie fest zusammengebunden bekommen.

Wenn die Fußgelenke voreinander, also gekreuzt fixiert sind, kann dein Bottom *nicht* alleine stehen, *nicht* hoppeln, *nicht* die Knie zusammengebunden bekommen. Er kann auch *nicht* lange auf der Seite liegen, weil er das obere Bein nicht entspannen kann, ohne dass es die Fußfesseln zu straff werden lässt. Kleine Ursache, große Wirkung. Überleg also vorher, was du als Wirkung haben möchtest.

Füße parallel

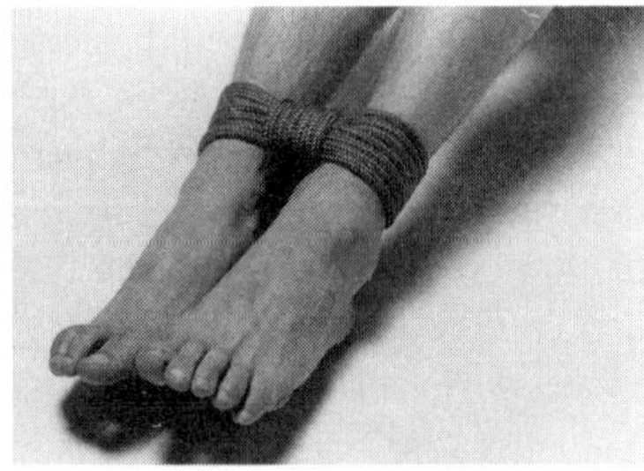

Füße gekreuzt

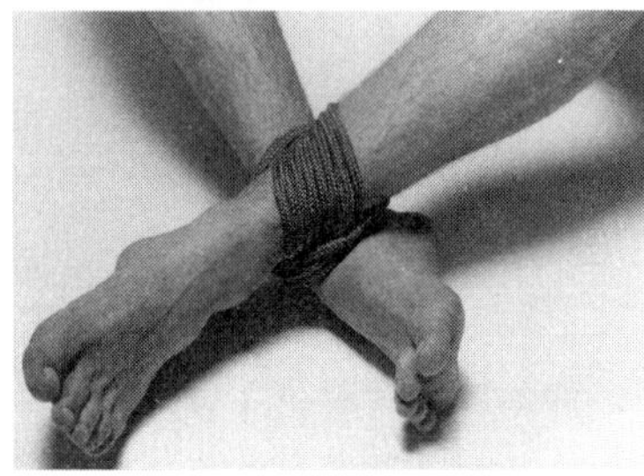

Als Technik bieten sich *cinch-loops* oder die Kopfschlingentechnik an. Allen Techniken ist gemeinsam, dass du deinen Partner zunächst hinlegen solltest. Achte stets darauf, dass du niemals einem stehenden Bottom die Füße zusammenbindest, er könnte umfallen und sich oder dich verletzen.

Erste Variante
Füße fesseln, *cinch-loop*-Technik

1.

Lass deinen Partner sich zunächst hinsetzen oder -legen. Nimm ein 3 m langes Seil und suche nach der Mittelmarkierung. Leg die Mitte des Seiles oben auf die Schienbeine und schling beide Enden ein paar Mal locker und gegenläufig um die beiden Fußgelenke herum.

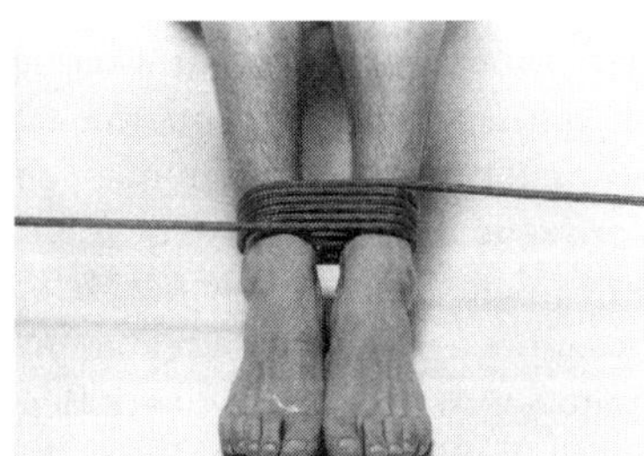

2.

Wenn beide Enden noch jeweils ca. 80 cm lang sind, mach das Gleiche noch einmal, allerdings nicht um die Fußgelenke, sondern um 90 Grad gedreht um die Seile zwischen den Fußgelenken, und beende mit einem Kreuzknoten.

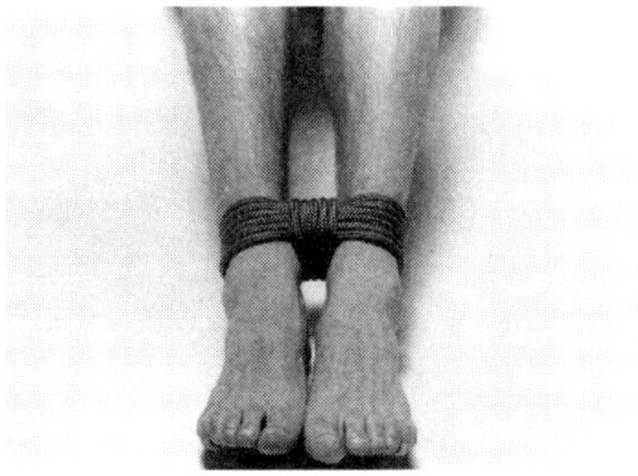

Zweite Variante
Füße fesseln, Kopfschlingentechnik

Am besten setzt du bei dieser Technik den abschließenden Kreuzknoten auf die Schienbeinseite, wenn du deinem Partner die Hände auf den Rücken binden willst. Die Techniken *cinch-loop* oder Kopfschlinge sind beide sehr gut möglich und unterscheiden sich kaum in ihrer Wirkung. Zu beachten ist, dass du die Beine nicht zu fest zusammenbinden solltest, weil entweder Knöchel an Knöchel oder Schienbein an Wade liegen. Es reicht völlig aus, wenn noch zwei Finger zwischen Bein und Seil passen, zumal die Füße bei weitem nicht so geschickt wie die Hände an Seilen oder gar Knoten herumnesteln können. Außerdem kannst du die Fußfesselung bequemer machen, indem du deinem Bottom Strümpfe und/oder Stiefel anziehst. Achte bitte darauf, deinen an den Füßen gefesselten Bottom nicht alleine stehen zu lassen. Er könnte leicht das Gleichgewicht verlieren und stürzen.

1.

Nimm ein 3 m langes Seil doppelt und ergreife die Schlinge am Ende. Wickle das doppelt liegende Seil um die Fußgelenke und steck die beiden losen Enden durch die Schlinge.

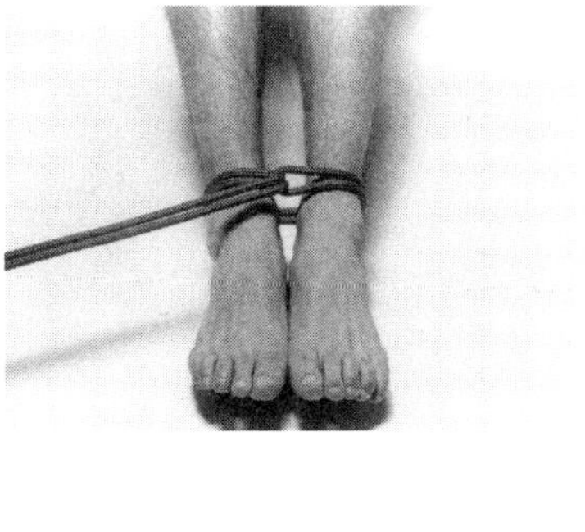

2.

Zieh die beiden losen Enden durch die Schlinge und reguliere die Spannung, so dass ein Finger zwischen Haut und Seil passt. Jetzt kannst du das doppelte Seil noch einmal um beide Füße herumwickeln.

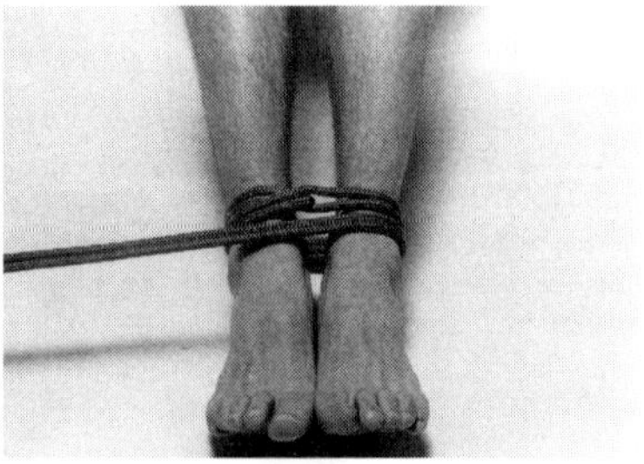

3.

Wechsle wie bei der *cinch-loop*-Technik die Richtung um 90 Grad, reguliere die Spannung durch das gegenläufige Umwickeln der Seile zwischen den Füßen und beende mit einem Kreuzknoten.

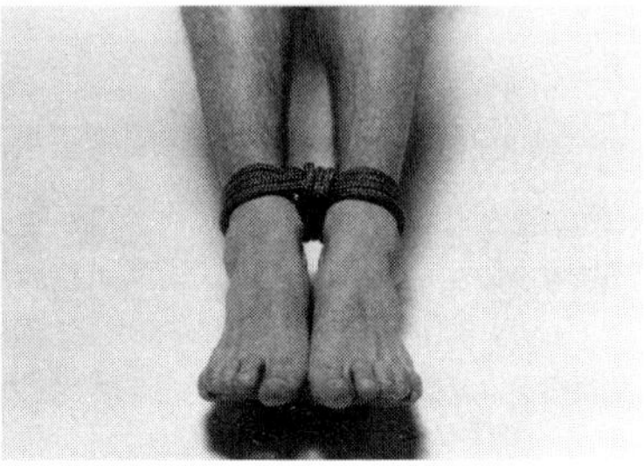

Wenn du verhindern willst, dass dein Bottom laufen oder hoppeln kann, solltest du seine Fußgelenke in einen Winkel von 90 Grad kreuzen. Dann werden die Füße nicht quer zur Körperachse des Bottoms zusammengebunden, sondern längs der Körperachse, also in Richtung der Wirbelsäule.

Horizontal gefesselt

.
Hier werden beide Beine fast parallel zusammengebunden, die ersten Wicklungen (vor dem 90-Grad-Richtungswechsel) führen horizontal um beide Unterschenkel, verlaufen also quer zu den Schienbeinen.

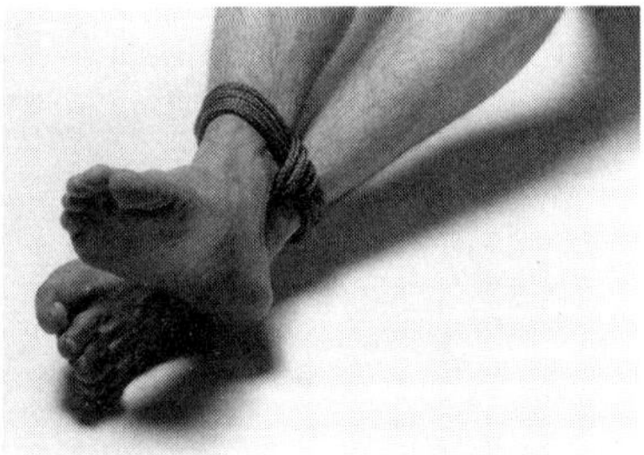

Vertikal gefesselt

Hier verlaufen die ersten Wicklungen nicht horizontal, sondern vertikal, also auf der Abbildung von oben nach unten. Dadurch ist es viel schwerer für deinen Partner, die Beine in einem engeren Winkel zusammenzudrücken, er kann in dieser Position unmöglich laufen.

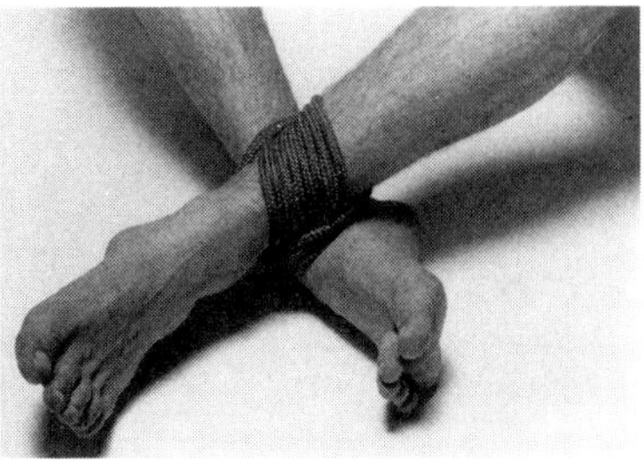

Vermeide es in jedem Fall, einem derart gefesselten Bottom die Knie eng zusammenzubinden. Durch die zwangsläufige Veränderung des Winkels der Fußgelenke würden die Fesseln unerträglich eng werden und binnen Minuten zu Taubheitsgefühlen führen.

Knie

Das zusätzliche Zusammenbinden der Knie ist nur möglich, wenn die Fußgelenke parallel zusammengebunden wurden. Gewaltsames Zusammendrücken der Knie würde sonst die Fesselung an den Fußgelenken zu stramm werden lassen und sehr schnell zu Problemen führen. Am besten bindest du die Knie kurz unter dem Gelenk mit der *cinch-loop-* oder Kopfschlingentechnik zusammen. Falls die Fußgelenke nicht gefesselt sind, kann dein Bottom noch recht gut laufen, aber nur noch schwer oder kaum mehr Treppen gehen.

Exemplarisch hier die Kopfschlingentechnik.

1.

Nimm ein 3 m langes Seil doppelt und ergreife die Schlinge am Ende. Wickle das doppelt liegende Seil um die Beine kurz unterhalb der Knie und steck die beiden losen Enden durch die Schlinge.

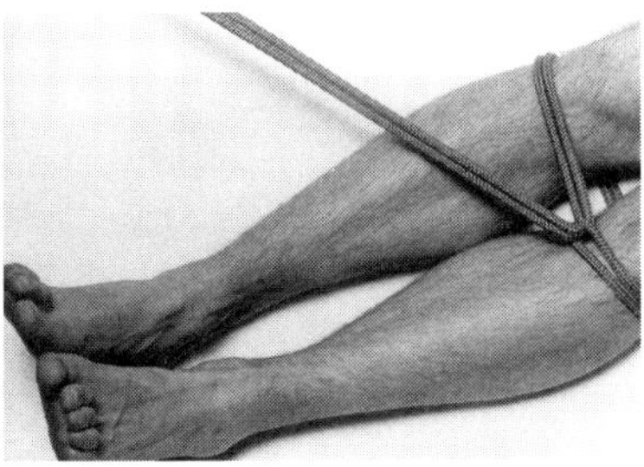

2.

Zieh die beiden losen Enden durch die Schlinge und reguliere die Spannung, so dass ein Finger zwischen Haut und Seil passt. Jetzt kannst du das doppelte Seil noch ein- oder zweimal um beide Unterschenkel kurz unterhalb der Knie wickeln.

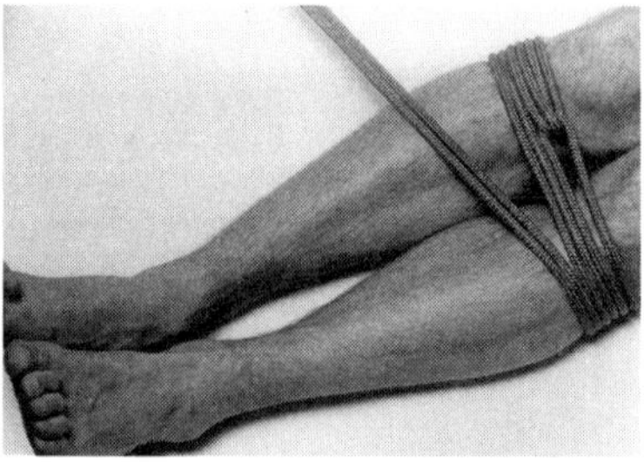

3.

Wechsle die Richtung um 90 Grad, reguliere die Spannung durch das gegenläufige Umwickeln der Seile zwischen den Unterschenkeln und beende mit einem Kreuzknoten.

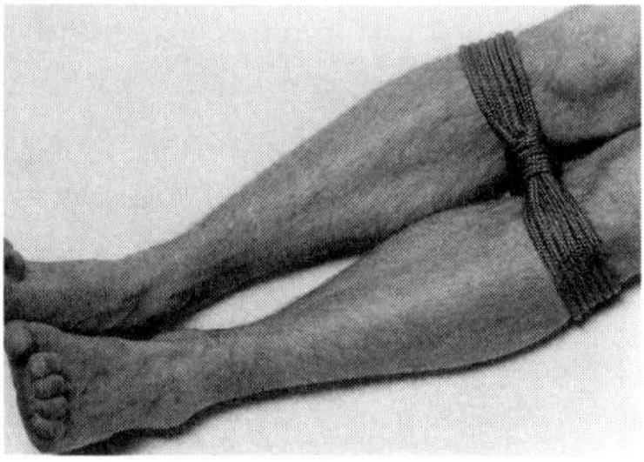

Ähnlich wie bei dem Zusammenbinden der Fußgelenke solltest du auch hier nicht zu fest anziehen, da ansonsten Knochen auf Knochen drückt. Viel besser ist es, wenn du noch zwei Finger zwischen Haut und Seil stecken kannst. Außerdem kannst du zur weiteren Sicherheit und Bequemlichkeit deines Partners die abschließenden Wicklungen zwischen den Unterschenkeln durch Verwendung eines vier Meter langen Seils sehr dick machen und somit eine Art Polster zwischen den Unterschenkeln basteln.

Ellbogen

Du magst zunächst vielleicht annehmen, dass das zusätzliche Zusammenbinden der Ellbogen bei bereits gefesselten Handgelenken keinen großen Unterschied mehr macht. Das Gegenteil ist der Fall. Bereits für sich alleine, also ohne zusätzliche Fixierung der Handgelenke, ist einer Fesselung der Ellbogen kaum zu entkommen, weil es

– richtig ausgeführt – unmöglich ist, mit der Hand an den Knoten zu gelangen.

In Verbindung mit der gleichzeitigen Fesselung der Handgelenke ergibt Ellbogenfesselung eine extrem sichere Fixierung, der auch erfahrene Bottoms nicht entkommen können. So verhindert sie das Nesteln des Bottoms an den Handgelenken, weil die Arme viel weniger beweglich werden und damit die Hände in ihrem Aktionsradius stark beschneiden.

Drei Dinge gilt es zu beachten:

- Zum einen verlaufen in den Armbeugen in Höhe der Ellbogen wichtige Blutgefäße und Nerven («Musikantenknochen») direkt unter der Haut und können leicht abgedrückt werden. Deswegen ist es wichtig, dass die Arme des Bottoms kurz über dem Ellbogengelenk gefesselt und nicht umwickelt werden. Die Innenseiten der Arme müssen unter allen Umständen frei bleiben.
- Zum anderen unterscheiden sich Bottoms sehr stark in ihrer Fähigkeit, die Ellbogen hinter dem Rücken zusammenziehen zu können. Zu starkes Zusammenziehen bewirkt eine zu starke Belastung der ohnehin gedehnten Schultern. Bitte nicht mit Gewalt vorgehen, sondern die Ellbogen nur so weit zusammendrücken, dass eine permanente Spannung entsteht.
- Schließlich musst du als Top darauf achten, dass die Handgelenke deines Partners so gefesselt sind, dass die zwangsläufige Veränderung des Winkels der Unterarme zueinander auch möglich ist. Am besten ist es daher, zuerst die Ellbogen zusammenzubinden und erst danach die Handgelenke zu fesseln, da durch diese Reihenfolge die Handgelenke bereits im endgültigen Winkel gegenüberstehen. Ansonsten läufst du Gefahr, dass sich die Fesselung der Handgelenke so stark zuzieht, dass ihr die Szene abbrechen müsst.

Der mögliche Abstand zwischen den zusammengebundenen Ellbogengelenken variiert stark. Hier musst du mit deinem Partner experimentieren und auf seine Reaktionen achten.

1.

Nimm ein 3 m langes Seil doppelt und ergreife die Schlinge am Ende. Wickle das doppelt liegende Seil um beide Ellbogen oberhalb des Gelenks und steck die beiden losen Enden durch die Schlinge.

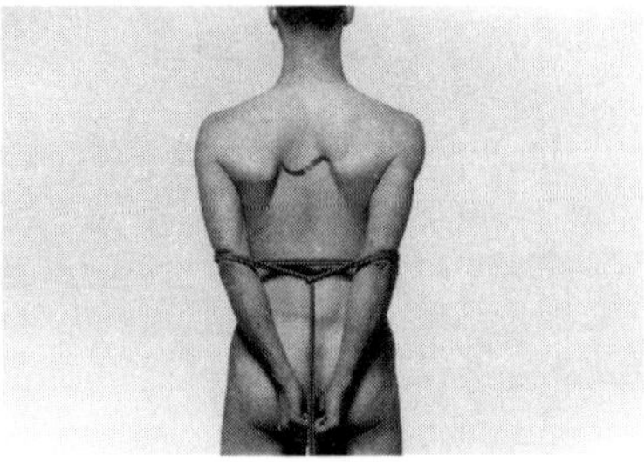

2.

Zieh die beiden losen Enden durch die Schlinge und reguliere die Spannung so, dass das Seil stramm ist und die Ellbogen ca. 5 cm über den ersten Widerstand nach innen gezogen werden. Nimm dann beide Seilenden und wickle sie ähnlich der *cinch-loop*-Technik um die Seile zwischen den Ellbogen.

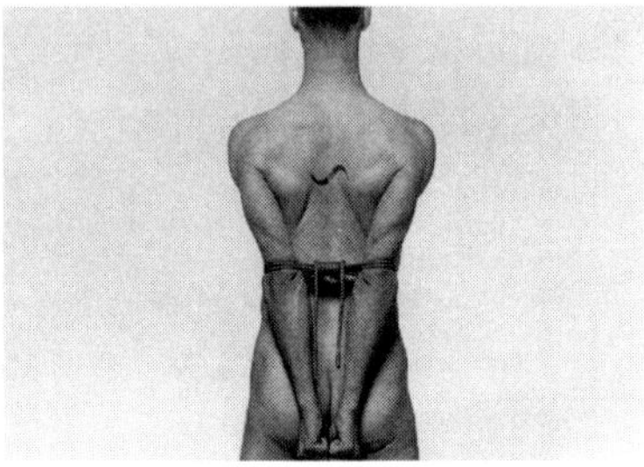

3.

Wickle so lange, bis nur noch wenig Seil übrig ist, und beende dann mit einem Kreuzknoten. Wo er liegt, ist nicht wichtig, da ihn dein Partner keinesfalls alleine erreichen kann.

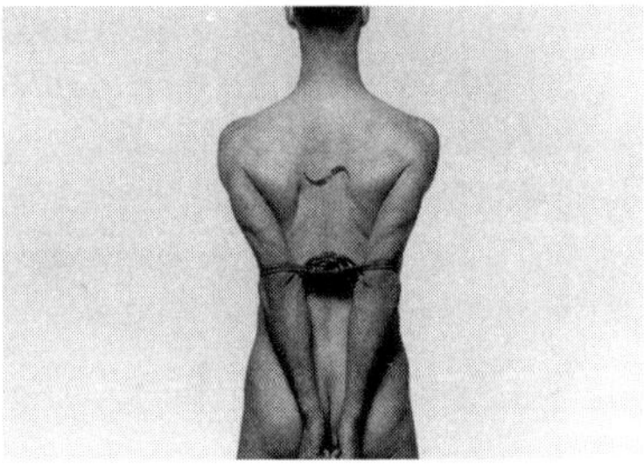

Diese Fesselung hat eine Schwachstelle: Dein Bottom könnte entweder aus eigener Kraft oder durch Anlehnen an einen Türrahmen oder eine Unterlage die Arme so weit zusammenbringen, dass das Seil lose und nunmehr ohne Spannung nach unten herunterfällt. Das kannst du umgehen, indem du die beiden aus dem geschlossenen Kreuzknoten herunterhängenden Enden nach oben an ein evtl. vorhandenes Halsband bindest. Dadurch können die Ellbogenfesseln auch bei Entspannung nicht herunterfallen. Du kannst das Seil auch direkt um den Hals legen, da hier kein oder nur wenig Druck auf den Kehlkopf deines Partners ausgeübt werden kann.

Fesseln der Ellbogen als «Übergang» oder Pause

Das Fesseln der Ellbogen eignet sich auch hervorragend für Situationen, in denen du deinem Bottom einmal etwas Entspannung und Erleichterung gönnen möchtest, vielleicht weil seine Handgelenke schmerzen oder die Blutzufuhr unterbrochen wurde. Ohne ihn ganz losbinden zu müssen, kannst du seine Handgelenke nach Fesselung der Ellbogen bedenkenlos losbinden, ohne dass er sich dadurch befreien kann. Nach der Pause kannst du die Handgelenke wieder fesseln und danach die Ellbogen wieder lösen.

Hogtie

Die *hogtie*-Position ist eine Kombination einiger bislang dargestellter Techniken. Das englische Wort hat seine ursprüngliche Herkunft aus dem amerikanischen Rodeo und meint das Zusammenbinden aller vier Beine eines Schafs oder Kalbs.

Übertragen auf einen Menschen ist damit das Verbinden beider Hände und Füße hinter dem Rücken, seltener vor dem Bauch, gemeint. Du fesselst zunächst Hand- und Fußgelenke separat, um anschließend die Füße in Richtung Po zu ziehen und sie mit einem dritten Seil mit den gefesselten Händen zu verbinden. Alternativ kannst du auch ein langes Seil für alles nehmen. Das ergibt eine sehr sichere und stramme Fesselung, aus der es kaum ein Entkommen gibt. Der Bottom kann kaum etwas machen, außer auf dem Bauch zu liegen, selbst langsames Kriechen oder ein Umdrehen ist fast unmöglich.

Es ist wichtig zu wissen, dass eine solche Position – wie jede Fesselung – auf die Dauer unangenehm wird. Es ist nur eine Frage der Zeit. Neben dem Ziehen in der Schulter, welches du bereits vom einfachen Fesseln der Hände hinter dem Rücken kennst, kommt hinzu, dass dein Rücken gekrümmt wird und in der Regel von dir angespannt werden muss. Da du dich so kaum entspannen kannst, sondern im Gegenteil eine andauernde, statische Haltearbeit verrichten musst, wird diese Position auf Dauer nicht nur unangenehm, sondern auch körperlich anstrengend. Das trifft insbesondere dann zu, wenn durch eine zu weiche (überdehntes Hohlkreuz) oder zu harte Unterlage zusätzlich Schmerz ausgeübt wird.

Ein wesentliches Kriterium für die Unbequemlichkeit und damit die mögliche Dauer einer solchen Fesselung ist der Winkel der Unterschenkel zur Körperlängsachse. Wenn die Unterschenkel in Bauchlage lediglich 90 Grad vom Boden hochstehen, kannst du diese Stellung relativ lange aushalten, da dein Rücken nicht stark belastet wird und außerdem die Spannung des Seils zwischen den gefesselten Hand- und Fußgelenken nicht so groß ist, dass es die Blutzufuhr erschweren kann. Wenn sich jedoch im Extremfall Hände und Füße berühren, kannst du das als Bottom in der Regel nur wenige Minuten aushalten, da neben den schnell anwachsenden Rücken- und Schulterschmerzen ein weiteres Phänomen auftritt: Die hohe Spannung des Seils zwischen Hand- und Fußgelenken überträgt sich auf die Fesselung der Handgelenke und macht sie viel strammer, als sie ohne dieses zusätzliche Seil wäre. Fast immer führt das nach einigen Minuten zu Taubheit in Händen und/oder Füßen, auch wenn die ursprüngliche Fesselung der Hände gut und nicht zu fest war. Also Vorsicht!

Ein Bottom mit einem 90 Grad-*hogtie* kann sich meistens noch auf die Seite oder gar auf den Rücken rollen, bei einem strammeren *hogtie* geht das nicht mehr. Insbesondere dann, wenn zusätzlich auch noch die Knie und evtl. auch die Ellbogen des Bottoms zusammengebunden sind, kann er nichts mehr machen, außer auf seinen Top zu warten.

Es gibt viele Möglichkeiten, einen Bottom in dieser Position zu fesseln. Einige der besten und sichersten werde ich in der Folge beschrieben:

Erste Variante
hogtie klassisch

Gehen wir von einem Bottom aus, dem du die Hände auf den Rücken und die Füße zusammengebunden hast:

1.

Fessle deinen Bottom wie beschrieben an Händen und Füßen und leg ihn auf eine nicht zu weiche Unterlage.

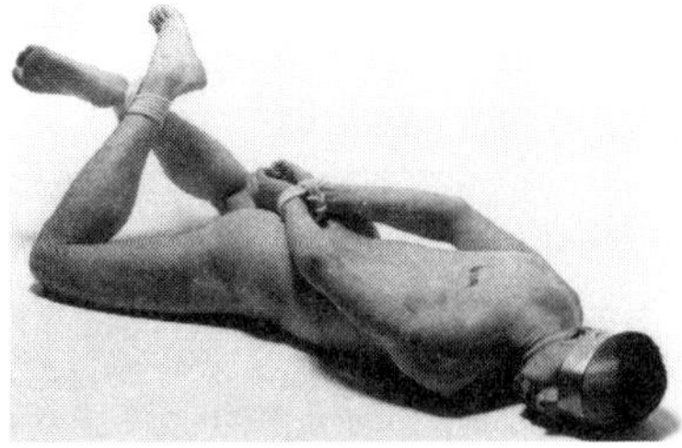

2.

Nimm ein 2 m langes Seil, lege es doppelt und befestige es an den Stricken zwischen den Händen mit der mittlerweile bekannten Öse. Zieh die Füße dabei in Richtung Po.

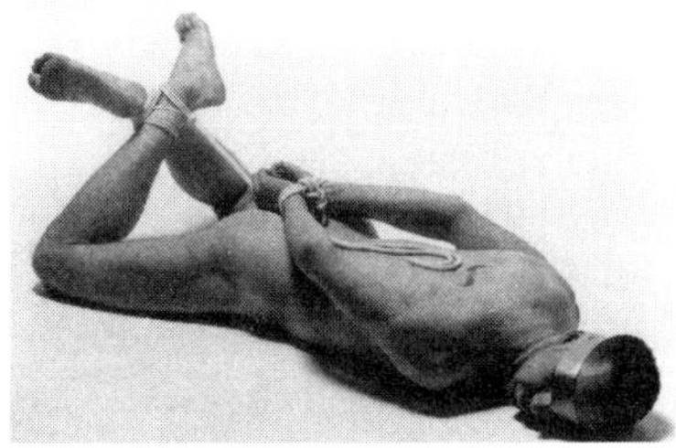

3.

Führe die beiden nunmehr einen Meter langen Enden von den Händen zu den Füßen, zwischen ihnen hindurch und wieder zurück zu den Händen und beende die Fesselung mit einem Kreuzknoten.

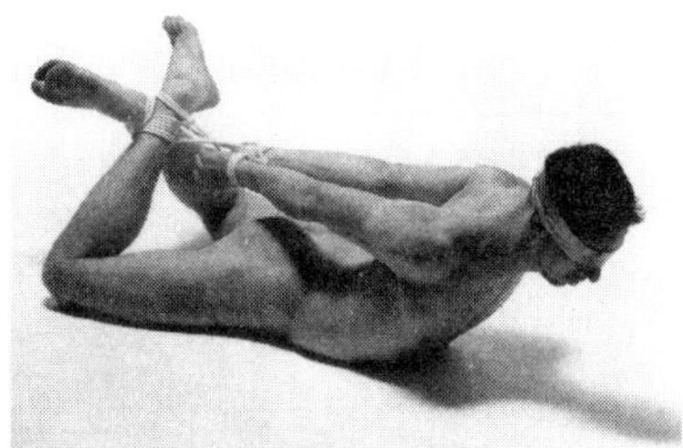

Je nachdem, wie stramm du dieses Verbindungsseil zwischen Händen und Füßen justierst, entsteht eine mehr oder weniger sichere, bequeme oder auch anstrengende Position.

Zweite Variante
hogtie gemein

Eine nicht ganz unproblematische Variante ist diejenige, die oft in Martial Arts, militärischen Einzelkämpferausbildungen oder ähnlichen Zusammenhängen gelehrt wird. Sie ist sehr sicher, arbeitet aber bewusst mit Schmerz- und Würgeeffekten und ist deshalb nur erfahrenen Paaren zu empfehlen.

Anders als in der ersten *hogtie*-Variante fesselst du deinen Bottom nicht mit drei Seilen (je eines für Hände, Füße plus Verbindungsseil), sondern verwendest ein einzelnes, mindestens sechs Meter langes Seil. Mit dessen Anfang fesselst du zunächst die Hände auf den Rücken. Dann ziehst du die Hände nach oben in Richtung Kopf, schlingst das Seil einmal um den Hals und führst es wieder über den Rücken nach unten. Dort legst du mit dem gleichen Seil nochmals ein paar Wicklungen um die Hände, bevor du dann auch noch die Füße Richtung Po ziehst, dort stramm zusammenbindest und so in Pohöhe fixierst.

In dieser Position ziehen sowohl Füße als auch Hände an dem Seil um den Hals, was deinem Bottom verständlicherweise davon abhält, sich in irgendeiner Weise zu bewegen oder sich gar zu befreien. Außerdem ist diese Fesselung deswegen sehr sicher, weil lediglich ein Knoten nötig ist, und zwar zum Schluss auf der Schienbeinseite der Unterschenkel und damit für deinen Bottom unerreichbar.

Diese Technik hat allerdings auch viele Nachteile. Erstens ist sie nicht ganz ungefährlich, da dein Bottom sich unter Umständen selbst würgen kann. Zum anderen – und diese Bemerkung gilt für alle *hogtie*-Varianten – ist das Fesseln mit nur einem statt mehrerer Seile aus den folgenden Gründen ungünstig:

- Justierbarkeit

  Falls dein Bottom nach einiger Zeit Probleme an den Händen bekommt, musst du ihn komplett losbinden, um die Seile um die Handgelenke lockern zu können. Mit je einem eigenen Seil an Händen, Füßen und deren Verbindung könntest du dagegen jederzeit und überall justieren, ohne alles lösen und neu binden zu müssen.

- Sicherheit

  Im Falle eines Falles dauert es zu lange, bis du ihm die Hände losbinden kannst. Zunächst musst du ihn komplett «auswickeln», bevor die Hände an der Reihe sind. Ein Bottom in Panik möchte aber immer zuerst die Hände losgebunden bekommen, da deren Fesselung auch am meisten einschränkt.

- Variabilität

  Ein einzelnes, drittes Seil, das die separat gefesselten Hand- und Fußgelenke verbindet, lässt sich einfacher verstellen. Du kannst es an den Füßen lösen und den Winkel der Unterschenkel verändern, ohne dass die Füße oder Hände dabei freikommen. So kannst du öfter zwischen einer sehr bequemen (keine *hogtie*-Position), einer bequemen (90 Grad) oder einer sehr unbequemen (Füße an den Po gezogen) Position wechseln und so den Bottom gut steuern.

Der Tip, nicht ein, sondern mehrere kurze Seile zu verwenden, gilt für alle *hogtie*-Varianten.

Alles in allem ist diese militärische Version nicht zu empfehlen. Es gilt, ihre Sicherheit vor dem Entkommen und der damit verbundenen mentalen Wirkung auf den Bottom mit einer höheren Sicherheit vor Verletzung zu kombinieren. Dies ist durchaus möglich und in der Folge beschrieben.

Dritte Variante
hogtie mit Oberkörperfixierung

Diese Möglichkeit beruht auf dem «Umleiten» des Seils weg vom Kehlkopf des Bottoms (zweite Variante) auf das viel weniger empfindliche Genick. Du beginnst damit, dass du deinem Bottom einen einfachen Schulter-*harness* anlegst, wie ich ihn im Abschnitt «Bodyharnesse» unter «Erste Möglichkeit» beschreibe.

Der Vorteil ist, dass die Füße deines Partners jetzt weder an den Händen noch am Hals ziehen, sondern lediglich am ganzen Oberkörper. Der *harness* nimmt den Zug der zum Po hin gezogenen Füße auf und verteilt ihn auf die Schultern, statt ihn, wie in der vorigen Variante, auf den Hals zu konzentrieren.

1.

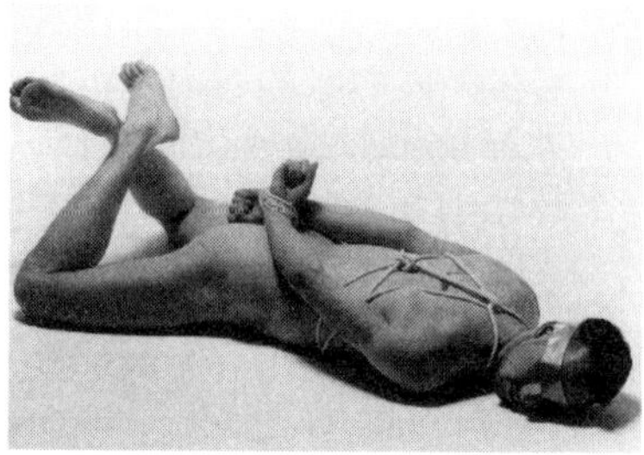

Leg deinem Bottom einen Schulter-*harness* an und binde ihm mit einem 2 m langen Seil die Hände auf den Rücken.

2.

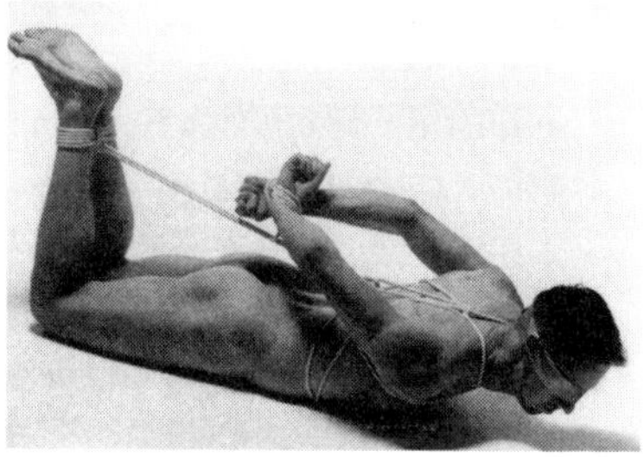

Nimm jetzt ein 3 m langes Seil und binde deinem Partner damit die Füße zusammen. Mit dem übrig bleibenden Ende ziehst du dann die Füße in Richtung Po und verbindest sie mit dem Schulter-*harness*.

Zusätzlich kannst du natürlich auch die Hände an den Schulter-*harness* befestigen oder sie auch noch mit den Füßen verbinden.

Vierte Variante
hogtie ohne Hand-Fuß-Verbindung

Die Beine werden nicht zusammengebunden, sondern einzeln gebeugt und jeweils auf den Oberschenkel gelegt. Mit *cinch-loop*- oder Laufösentechnik werden nun jeweils Ober- und Unterschenkel einzeln aneinander gebunden.

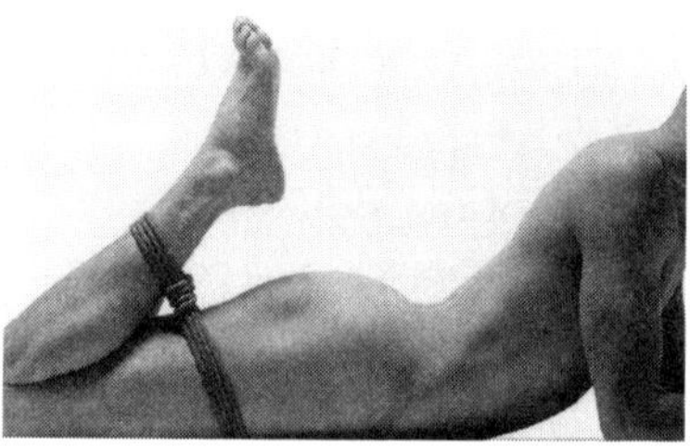

Diese Möglichkeit unterlässt die Verbindung zwischen den Hand- und Fußgelenken. Sie bindet die Unterschenkel direkt an die Oberschenkel. Dadurch wird kein Zug auf den Oberkörper ausgeübt und der Rücken kann entspannter liegen als in den bisherigen Varianten.

Du solltest bei dieser Technik darauf achten, die Ober- und Unterschenkel nicht zu eng aneinanderzubinden, da ansonsten durch die extreme Beugung des Kniegelenks sehr schnell Blutzirkulationsprobleme und Kniegelenkschmerzen auftreten können.

Bei allen *hogtie*-Stellungen, bei denen die Beine um mehr als 90 Grad gebeugt festgebunden werden, besteht bei einigen Bottoms die Neigung zu Muskelkrämpfen an der Unterseite des Oberschenkels, also am sog. Unterschenkelbeugermuskel. Daher solltest du die Fesselung so ausrichten, dass die Beine binnen Sekunden gestreckt werden können. Am besten eine ganz normale Schleife machen, die sich durch einfaches Ziehen an einem der beiden losen Enden löst.

Spread-eagle

Die *spread-eagle*-Position ist eine klassische Bondagestellung. Sie ist sehr sicher, bequem und lange vom Bottom auszuhalten. Sie unterscheidet sich von allen bisher dargestellten Bondagetechniken dadurch, dass dein Bottom erstmals nicht nur gefesselt, sondern auch *an einen Gegenstand* gebunden wird. Diesen Umstand solltest du in seiner mentalen Auswirkung nicht unterschätzen, deswegen ist diese Position zunächst einmal für Anfänger ungeeignet.

Einen *spread-eagle* kannst du stehend oder liegend ausführen, die klassischen Varianten sind diejenigen am Andreaskreuz oder an einem Bett. Ebenfalls möglich ist ein *spread-eagle* zwischen zwei Bäumen oder in einem großen Türrahmen, wenn die entsprechenden Befestigungsmöglichkeiten für die Seile gegeben sind. Ein so gefesselter Bottom ist – aus der Sicht des Tops – meist sehr gut zugänglich, besser etwa als ein Bottom in der *hogtie*-Position.

Als Bottom bist du dabei meist völlig hilflos, weil deine Hände weit auseinander gehalten werden. Dadurch ist es dir unmöglich, mit der einen Hand an den Knoten der jeweils anderen Hand zu gelangen. Als Top musst du lediglich darauf achten, dass dein Bottom nicht an den Knoten (oder die Schnalle) derselben Hand heranreichen kann, was viel einfacher zu erreichen ist als bei zusammengebundenen Händen. Insbesondere auf dem Rücken liegend und auf ein Bett gefesselt können Bottoms eine solche Position sehr lange (nach etwas «Training» meist sogar auch eine ganze Nacht) ohne Probleme durchhalten, da sie sich entspannen können und kein Eigen- oder Fremdgewicht an den Fesseln zerrt.

Die instinktive Position einer Schutzhaltung ist gekrümmt, Knie zum Bauch hochgezogen und die Hände schützend vor Kopf und Oberkörper gehalten. Der *spread-eagle* zwingt dich zum genauen Gegenteil und bezieht gerade dadurch seine psychologische Faszination, insbesondere wenn schmerzerzeugende S/M-Praktiken mit ins Spiel kommen. Aus diesem Grund ist er auch die Lieblingsposition vieler Bottoms.

Erste Variante
spread-eagle am Andreaskreuz

Ein Andreaskreuz ist ein x-förmiges, stehendes oder liegendes Kreuz, auf dem der Partner an Hand- und Fußgelenken festgebunden werden kann. Zumeist wird der Bottom auch in Hüfthöhe, also an der Kreuzung der beiden Balken noch zusätzlich fixiert, um noch unbeweglicher gemacht zu werden.

Meistens sind solche Andreaskreuze an den betreffenden Stellen mit Lederriemen ausgestattet, so dass keine Seile zum Einsatz kommen. Das ist insbesondere für stehende Andreaskreuze auch deshalb besser, weil der Bottom sein Eigengewicht bequemer in den weichen Ledermanschetten hängen lassen kann. Seile sind hier ungeeigneter, da bereits das Eigengewicht der Arme dazu führt, dass der Bottom Blutzirkulationsprobleme in den Händen bekommen könnte.

Auch solltest du als Top darauf achten, dass zumindest die Position der Hände, besser auch die der Füße, auf dem Balken verstellbar ist. Nicht jeder Bottom ist gleich groß, und so kann das Problem auftreten, dass ein Kreuz zu groß oder zu klein ist. Ideal sind Balken, an deren vier Enden Ketten befestigt sind, an denen sich wiederum die Ledermanschetten an unterschiedlichen Positionen mit Karabinern einhängen lassen. Auf diese Weise kannst du deinem Bottom zunächst die Ledermanschetten anlegen und ihn danach sehr schnell an das Andreaskreuz fesseln, anstatt in luftiger Höhe an den Gürtelschnallen oder Seilen hantieren zu müssen. Es versteht sich von selbst, dass ein stehendes Andreaskreuz absolut sicher in der Wand verankert sein muss, damit auch ein mit allen Kräften zappelnder Bottom auf keinen Fall plötzlich mit fatalen Folgen nach vorne kippen kann. Am besten werden stehende Andreaskreuze etwa um zehn Grad nach hinten gekippt angebracht. Dadurch steht der Bottom nicht nur davor, sondern kann sich auch etwas anlehnen und daher viel bequemer, entspannter und dadurch auch länger so verbleiben.

Das Fesseln an ein Andreaskreuz vollzieht sich immer von *oben* beginnend, das Losbinden immer von *unten* beginnend. Dieser Sicherheitshinweis ist deswegen so wichtig, weil ein nur noch an den Füßen an das Andreaskreuz gefesselter Bottom leicht nach vorne kippen kann, ohne sich abfangen zu können. Verletzungen wären die unausweichliche Folge.

Andreaskreuze, an denen die Bottoms mit Seilen gefesselt werden, sind seltener. Meist ist dann an allen vier Enden eine Metallöse befestigt, an denen du das von dem Hand- oder Fußgelenk kommende Seil befestigen kannst. Manchmal ist aber auch keine Befestigungsmöglichkeit vorhanden, in diesem Fall musst du das Seil um den Balken herumbinden.

Fesseln des Bottoms mit Seilen

Um deinen Bottom ohne Ledermanschetten an ein Andreaskreuz zu fesseln, gehst du am besten in zwei Schritten vor. Zunächst befestigst du jeweils ein zwei Meter langes Seil an jedem der Hand- und Fußgelenke. Dazu möchte ich dir zwei Möglichkeiten zeigen.

Mit der ersten Möglichkeit erhältst du nur *ein* Seilende zur Befestigung an dem Balken, mit der zweiten Möglichkeit derer *zwei*. Ich empfehle die erste Möglichkeit, da durch die breitere Druckverteilung auf das Handgelenk weniger Probleme mit der Blutzirkulation bestehen. Anschließend kannst du jedes Gelenk sehr einfach an den Ösen oder am Balken befestigen. Achte in jedem Fall darauf, dass die Knoten entweder auf der Rückseite des Balkens sind oder aber so weit von den Händen des Bottoms entfernt sind, dass dieser sie nicht erreichen kann.

Erste Möglichkeit

1.

Zunächst umwickelst du das Hand- oder Fußgelenk etwa fünfmal mit dem Seilende.

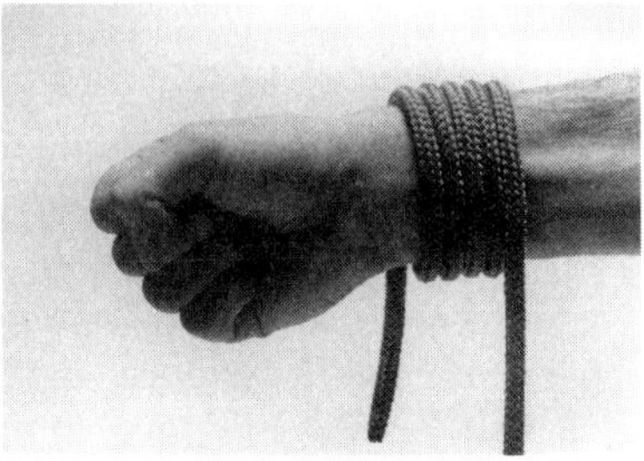

2.

Mit einem Kreuzknoten auf der Pulsseite schließt du ab. Du behältst noch ein Seilende übrig, um das Gelenk an das Andreaskreuz oder an den Bettpfosten zu binden.

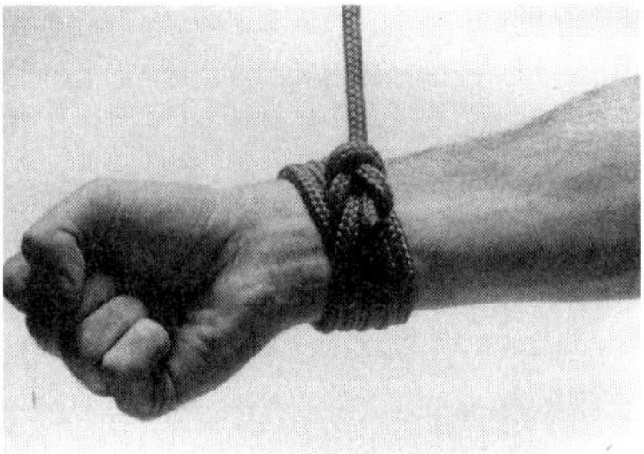

Zweite Möglichkeit

1.

Nimm das 2 m lange Seil doppelt und ergreif die Schlinge am Ende. Wickle das doppelt liegende Seil um das Handgelenk und steck die beiden losen Enden durch die Schlinge.

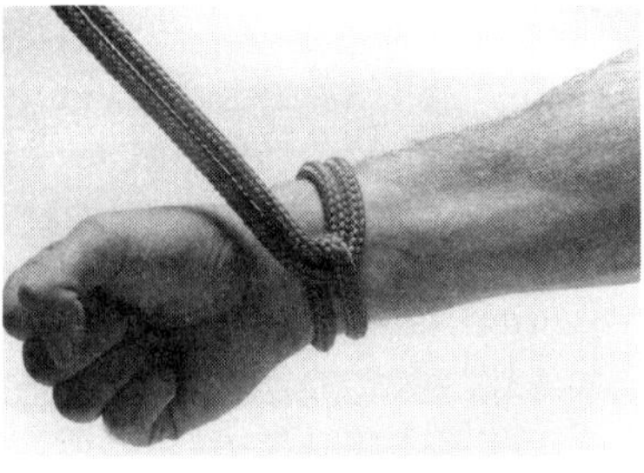

Fesseln des Bottoms mit Ledermanschetten

Erste Möglichkeit: Kopfschlinge

1.

Nimm das 2 m lange Seil doppelt und steck das Ende mit der Schlinge durch einen D-Ring der Ledermanschette.

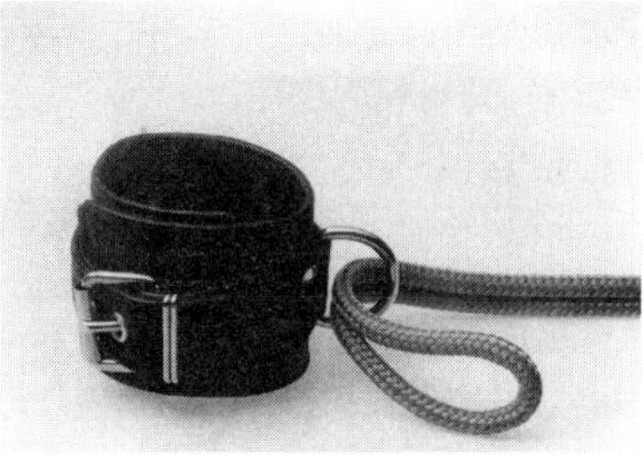

2.

Steck die beiden losen Seilenden durch die Schling und zieh das Ganze fest. Fertig.

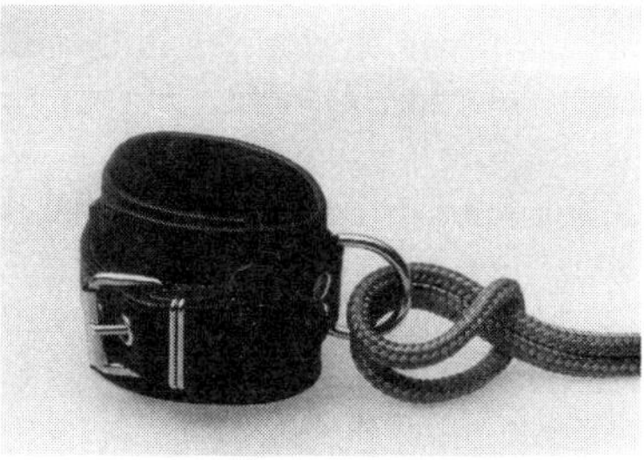

Zweite Möglichkeit: Lauföse

Knote eine Lauföse und stecke das lose Seilende erst durch den D-Ring der Ledermanschette und dann durch die Schlinge. Fertig.

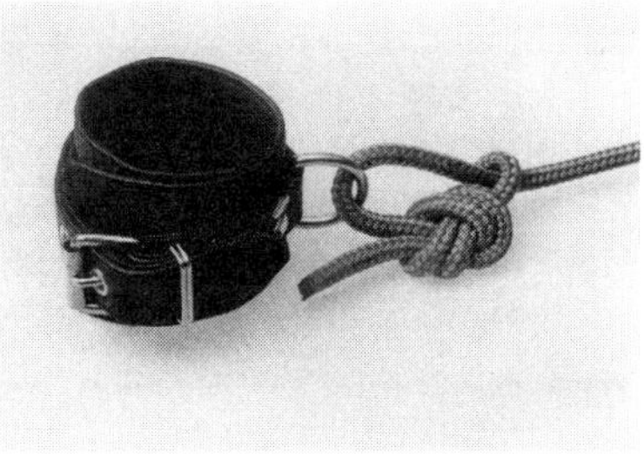

Um einen Bottom mit Ledermanschetten an ein Andreaskreuz zu fesseln, legst du diese zunächst an Händen und Füßen an und bindest dann wieder jeweils ein zwei Meter langes Seil an den entsprechenden D-Ring. Mit der Kopfschlingentechnik erhältst du *zwei* Seilenden zur Befestigung am Andreaskreuz, mit der Laufösentechnik nur *eines*.

Zweite Variante
spread-eagle am Bett

Diese Position ist fast in jedem Bett möglich. Am einfachsten ist sie herzustellen, wenn du ein Bett mit vier über die Matratzenhöhe herausragenden Eckpfosten besitzt, an denen du die Seile befestigen kannst. Schwieriger ist das bei Betten, die lediglich aus einem Sockel mit Lattenrost bestehen, auf dem die Matratze liegt. Doch auch hier kannst du mit einiger Phantasie Hand anlegen. So könntest du etwa an allen vier Ecken des Holzsockels stabile Ösen eindrehen. Diese sind von außen nicht sichtbar und deshalb auch sehr diskret und «mutterbesuchstauglich». Eine aufwendigere, aber auch variablere Konstruktion ist diese: Du drehst wiederum vier stabile Ösen an allen vier Ecken des Sockels unter der Matratze ein, spannst aber zusätzlich an allen vier Längsseiten noch eine Kette dazwischen, so dass ein Rechteck entlang der Seitenteile des Bettes entsteht. Dadurch kannst du die Seile nicht nur an den Ecken, sondern auch an jeder anderen Stelle verankern. Diese Konstruktion ist wiederum unsichtbar, solange die Matratze sie verdeckt.

Um ein solchermaßen präpariertes Bett zu nutzen, gibt es mehrere Möglichkeiten. Zum einen kannst du deinen Bottom entweder auf dem Bauch oder auf dem Rücken liegend fesseln. Hier kommt es darauf an, was du mit ihm machen möchtest. Auf die Dauer ist die Rückenlage die bequemere, da sie das Atmen erleichtert und den Kopf deines Partners nicht in eine unnatürliche Position zwingt. Am besten sind auch hier vier Ledermanschetten, alternativ kannst du auch Seile verwenden. Zum anderen kannst du zwischen gespreizten oder parallelen Armen und Beinen variieren.

Und so wird es gemacht: Du legst deinen Partner zunächst auf den Bauch oder auf den Rücken auf das Bett, so dass er genau in der Mitte liegt, und lässt ihn «alle Viere» x-förmig spreizen. Jetzt folgt zunächst die Fixierung der Hände, entweder mit Seilen oder mit

Ledermanschetten. Nachdem du beide Hände so fixiert hast, stellst du dich an das Fußende des Bettes, ergreifst beide Fußgelenke und ziehst deinen Partner zu dir. Dadurch spannen sich die Seile an den Händen und dein Partner kommt in die richtigen Position. Die Füße musst du dann in der gleichen Weise wie die Hände festbinden.

Die Befestigung an den Bettpfosten machst du am besten so, dass du die beiden Seilenden, die von den Ledermanschetten oder Gelenken kommen, gegenläufig mehrfach um den Bettpfosten wickelst, bevor du den abschließenden Kreuzknoten auf der deinem Bottom abgewandten Seite des Pfostens knotest. Das ist deswegen wichtig, weil der Knoten sich ansonsten zu fest ziehen könnte, um wieder leicht zu öffnen zu sein. Ein sich windender Bottom kann hohe Kräfte auf das Seil und damit den Knoten ausüben. Die Umwicklungen entlasten den Kreuzknoten, so dass du ihn später leicht öffnen kannst. Alternativ zum Kreuzknoten kannst du auch eine Schleife binden, da sie noch schneller und leichter zu öffnen ist.

Ein paar Variationen

Ein auf ein Bett gefesselter Bottom liegt entweder auf dem Bauch oder auf dem Rücken. Diese Körperseite ist somit nur schwer für dich erreichbar. Eine Positionsänderung, ein Umdrehen etwa, ist aufwendig und geht mit einem kompletten Losbinden deines Bottoms einher. Deswegen, wie immer bei Bondagespielen, ist es hilfreich, dass ihr euch vorher überlegt, was ihr machen möchtet. Das ist insbesondere die Aufgabe des Tops, der ja weitgehend alleine über den Bottom bestimmt. Daraus folgen die einzelnen Positionen, in denen du den Bottom fesselst sowie die Übergänge, die von erfahrenen Tops so gestaltet werden können, dass der Bottom immer wehrlos gefesselt bleibt.

Für viele Männer ist es schwerer, mit gespreizten Beinen zum Orgasmus zu kommen und sie bevorzugen es, die Beine zusammenhalten zu können. Diesen Umstand kannst du für oder gegen deinen Bottom ausnutzen ...

Als Varianten zu der klassischen «X-Stellung» seien deswegen erwähnt:

- Leg den Bottom auf den Rücken, aber binde die Füße nicht gespreizt an das Bett, sondern an den Fußgelenken zusammen. Die zusammengebundenen Füße können jetzt einfach ebenfalls mittig an das Fußende gebunden oder aber – und das ist der Charme dieser Variante – einfach nach oben Richtung Kopfende gezogen und fixiert werden, was einen freien Zugang zum Po deines Bottoms gewährt. Ebenso schnell kannst du ihn wieder in der Grundposition fixieren.

- Fessle deinen Bottom auf dem Rücken liegend mit gespreizten Beinen, aber aneinander liegenden Händen, wobei die Hände in der Mitte des Kopfendes fixiert werden. Indem du dann ein Bein losbindest und dieses über das andere Bein schlägst, kannst du den Bottom auch gegen dessen Widerstand auf den Bauch drehen und fixieren. Wichtig ist dabei, dass die Hände nicht direkt ans Bett gefesselt, sondern mit einem zweiten Seil «drehbar» fixiert sind.

- Eine dritte Variante ist, deinen Bottom mit nach oben gestreckten, zusammengebundenen Händen und ausgestreckten, zusammengebundenen Füßen ans Bett zu fesseln. So kannst du ihn leicht umdrehen, ohne ihn losbinden zu müssen. Allerdings reicht dafür bei großen Bottoms oft die Bettlänge nicht aus.

- Schließlich ist es noch eine interessante Alternative, den Bottom mit auf dem Rücken gefesselten Händen (parallel, nicht überkreuz oder mit den Pulsflächen nach innen) auf den Rücken oder Bauch zu legen und seine Füße gespreizt oder zusammengebunden am Fußende zu fixieren. Zusätzlich kannst du seinen Oberkörper am Kopfende festmachen, indem du ein vier Meter langes Seil mittig über seine Brust legst, beide Enden unter seinen Armen hindurch auf den Rücken führst und dann oben am Kopfende festbindest.

Wenn du deinen Bottom – mit welcher Variante auch immer – auf den Bauch liegend aufs Bett fesselst, musst du ein paar Dinge beachten. Zunächst tritt insbesondere bei weichen Betten das Problem auf, dass dein Partner extrem in ein Hohlkreuz gezwungen wird, was auf die Dauer unangenehm sein kann. Achte darauf. Zum anderen könnte dein Partner Atemprobleme bekommen, wenn er mit dem Kopf in einem dicken Kissen liegt. Am besten daher kein Kissen unter dem Kopf verwenden, damit verringert sich auch die Gefahr einer Hohlkreuzstellung. Schließlich wird dein Bottom gezwungen, seinen Kopf entweder auf die Seite oder mit dem Gesicht auf das Bett zu legen. Im Allgemeinen entscheiden sich Bottoms dafür, den Kopf auf die Seite zu legen, da sie so besser atmen können. Diese Position allerdings ist recht unnatürlich und ebenfalls nicht lange auszuhalten. Achte darauf, indem du beobachtest, ob dein Partner mit zunehmender Dauer in immer kürzeren Abständen den Kopf wendet. Dann nämlich wird es Zeit, ihm etwas Erleichterung zu gönnen.

Suspension

Unter *suspension* versteht man das Aufhängen des Partners, so dass er horizontal oder vertikal «schwebt». *Suspension* ist zusammen mit Techniken der Atemkontrolle die riskanteste Spielart des Bondage. Sie erfordert größte Sorgfalt, Erfahrung und beste Materialien.

Ein solches Aufhängen kann in sehr vielen Variationen erfolgen und ist eine Bondagespielart ausschließlich für Könner und hinreichend erfahrene Partner. Besonders von dir als Top muss sehr viel Können aufgebracht werden, denn hier kann einiges schief gehen, wenn ihr nicht aufpasst. Außerdem sind entsprechende Vorrichtungen an Decken oder Wänden notwenig, oft auch ein dritter Beteiligter, der Hilfe leistet, um den Bottom beispielsweise hochzuheben.

Für den Bottom ist das Gefühl, frei in der Luft zu hängen, eine weitere Steigerung auf seiner Suche nach Kontrollabgabe und Vertrauen. Insbesondere dann, wenn er nichts sehen kann, verliert er mit der Zeit den Bezug zur Umwelt und fühlt sich «schwerelos».

Bevor ich über *suspension*-Techniken rede, ein paar Worte über die wesentlichen «Knackpunkte» dieser Bondagespielart:

- Der menschliche Körper kennt kaum eine Stelle, die dazu geeignet wäre, das gesamte Gewicht auf die Dauer alleine zu tragen. Hand- oder Fußgelenke sind dazu definitiv nicht ausgelegt, vielmehr musst du mit einer Lastverteilung auf mehrere Stellen des Körpers arbeiten.

- Ein Mensch kann nur sehr kurze Zeit eine Position aushalten, bei der er mit dem Kopf nach unten an den Füßen aufgehängt ist. Zu langes Verbleiben in dieser Position kann zu Bewusstlosigkeit führen.

- Der Materialfrage (Stabilität) kommt noch größere Bedeutung zu, als bei allen bislang in diesem Buch vorgestellten Techniken. Falls irgendetwas reißt oder bricht, kann das schon einen Unfall zur Folge haben.

Ich möchte dir in der Folge mehrere sichere *suspension*-Techniken empfehlen und vorstellen. Sie erfordern jedoch eine erhebliche Investition in spezielles Material.

Erste Variante
Flaschenzug mit Hand- oder Fußmanschetten

Die erste Methode ist technisch recht einfach, denn sie erfordert lediglich

- einen mindestens drei Meter hohen Raum

- einen stabilen Haken an der Decke (der von der Lampe genügt nicht).

- einen stabilen Flaschenzug mit mindestens einem Zentimeter dickem Nylonseil oder besser mit mindestens drei Millimeter dickem Stahldraht.

- Spezielle Hand- und/oder Fußmanschetten, die speziell für diese Zwecke ausgelegt sind. Solche Manschetten sind nicht mit denen identisch, die ich dir bei dem Thema *spread-eagle* vorstellte. Es sind vielmehr in Material, Form und Stabilität speziell ausgelegte *suspension*-Manschetten, die du in S/M-Läden oder -Versandhäusern kaufen kannst.

Teilweise bekommst du solche Manschetten auch in Sportgeschäften, wo sie als Fitnessgeräte zum häuslichen «Aushängen» des geplagten Rückens angeboten werden.

Handmanschette

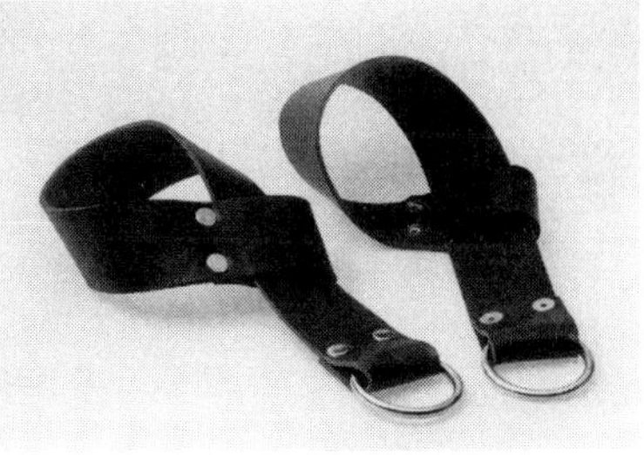

Wenn du deinen Partner an den Händen nach oben ziehen möchtest, dann kannst du entweder beide Hände zusammen mit einem stabilen Karabiner an dem Flaschenzug hochziehen, oder aber eine Spreizstange benutzen, an deren Enden jeweils eine Hand per Karabiner befestigt wird. Der Flaschenzug wird dann in der Mitte der Stange befestigt und angezogen. Falls du deinen Partner an den Füßen hochziehen möchtest, kannst du das ebenfalls mit oder ohne Spreizstange tun. Lass ihn sich in jedem Fall zunächst auf den Rücken legen (ungefesselt), befestige dann seine Füße und ziehe sie langsam nach oben. Mit seinen freien Händen kann dein Partner diesen Vorgang unterstützen und seinen Kopf schützen. Sobald der Kopf frei schwebt, musst du den Flaschenzug arretieren und sichern. Anschließend kannst du deinem Bottom die Hände auf den Rücken binden oder was auch immer dir einfällt. Leg ein dickes Kissen unter den Kopf deines Partners, welches im Zweifelsfall ein sehr schnelles Ablassen des Seils erlaubt. Egal, ob du deinen Bottom an Händen oder Füßen mit dem Flaschenzug hochziehst: Er wird es nicht lange aushalten. Im ersten Fall sind insbesondere die Hand- und Schultergelenke nicht für diese Belastung ausgelegt und müssen durch Muskelarbeit unterstützt werden. Dies wird deinen Partner sehr schnell ermüden. Die Fußgelenke sind da schon besser geeignet, jedoch wird in dieser Position der Kopf sehr stark belastet. Der ungewohnt hohe Blutdruck, der im Kopf entsteht, wird jeden Menschen früher oder später ohnmächtig werden lassen. Deswegen solltest du mit wenigen Minuten beginnen und dich dann weiter vorantasten. Mediziner raten zu einer Maximalzeit von 20 Minuten in dieser Stellung.

Fahrlässig wäre es, Partner mit Bluthochdruck oder mit anderen Gefäß- oder Kreislaufkrankheiten in diese Position zu bringen. Und denk daran, dass ein entsprechend übersetzter Flaschenzug auch seine Zeit braucht, bis du deinen Partner wieder herabgelassen hast. Einfach das Seil durchzuschneiden scheidet hier natürlich aus.

Und zum Schluss: Für deinen Partner macht es wirklich keinen Unterschied, ob er zwei Zentimeter oder zwei Meter über dem Boden schwebt, schon gar nicht, wenn er seine Augen verbunden bekommen hat oder eine Maske trägt. Zwei Zentimeter allerdings sind sicherer, da im Falle eines Falles der Aufprall auf den Boden zwar immer noch gefährlich, aber doch sanfter ist. Das gilt insbesondere für Positionen, bei denen du deinen Partner kopfüber aufhängst. Doch Vorsicht: Auch der Fall aus zwei Zentimeter Höhe kann einen Genickbruch zur Folge haben.

Zweite Variante
Flaschenzug mit Bondageschlafsack

Diese Methode ist der ersten Variante sehr ähnlich, nur wird statt Hand- oder Fußmanschetten ein spezieller Bondagesack verwendet, wie er – für viel Geld – in Spezialgeschäften angeboten wird. Die räumlichen Gegebenheiten müssen wie in der ersten Variante sein, der Unterschied ist lediglich, dass du deinen Partner in einem Lederschlafsack und nicht an Manschetten hochziehst. Solche Lederschlafsäcke werden auch für Mumifizierungsszenen verwendet und sind in der Regel mit sehr vielen stabilen «D-Ringen» versehen, an denen du Seile und schließlich den Flaschenzug befestigen kannst. Aufgrund der viel besseren Verteilung des Gewichts deines Partners auf die ihn tragende Fläche können solche Szenen viel länger durchgehalten werden. Ausnahme ist wieder das Kopfüber-Hängen, das auch in diesem Fall nicht sehr lange gut geht. Im Gegensatz zur ersten Variante kannst du deinen Partner auch horizontal aufhängen, indem du an mehreren Stellen des Körpers Seile oder Gurte ansetzt, die ihn sicher in der Horizontalen halten.

Dritte Variante
Stiefelbrett

Eine dritte Möglichkeit neben Manschetten und Bondageschlafsäcken ist die eines selbst gebastelten Stiefelbrettes, wie es öfter in gut ausgestatteten S/M-Studios zu bewundern ist. Es besteht aus einem ca. einen Meter langen, circa 35 Zentimeter breiten und mindesten fünf Zentimeter dicken Holz, auf dem ein paar schwere Lederstiefel in circa 80 Zentimeter Abstand fest verschraubt sind. Auf der Rückseite des Brettes ist eine stabile Öse für den Flaschenzug angebracht. Dein Bottom zieht sich – auf dem Boden sitzend – beide Stiefel fest an und hat so eine sichere Verbindung zu dem Holzbrett geschaffen. Dieses wird sodann langsam hochgezogen, bis er kopfüber baumeln kann. Natürlich ist hier zu beachten, dass es entscheidend auf die Stabilität des Brettes, der Schuhe, der Öse sowie der Verbindungen zwischen diesen Komponenten ankommt. Wer so etwas selbst bauen möchte, sollte sich Rat bei einem erfahrenen Bastler einholen.

Vierte Variante
Suspensionharness

Die letzte *suspension*-Methode, die ich dir hier vorstellen möchte, ist die Nutzung eines sog. *suspension-harness*. Ein solcher *harness* ist im Grunde ein sehr stabiler *body-harness* aus breiten Lederbändern, den dein Bottom zunächst anziehen muss. Er ist meist gepolstert und umfasst die Oberschenkel, das Gesäß sowie die Schultern und ist an mehreren Stellen mit stabilen «D-Ringen» versehen. Das Prinzip ist ähnlich dem von Bergsteiger- oder Rettungsgeschirren, die natürlich auch verwendet werden können. An diesem *harness* werden dann Seile oder besser Ketten befestigt, an denen dein Bottom schließlich hochgezogen werden kann. Zusätzlich werden oft noch Hände und Füße gefesselt und ebenfalls an der Decke befestigt.

Mit einem *suspension-harness* kannst du deinen Bottom in praktisch jeder denkbaren Lage aufhängen. Der Körper deines Bottoms wird dadurch überall zugänglich. Auch eine solche Szene ist recht aufwendig in der Vorbereitung. Es müssen mehrere Deckenhaken vorhanden sein, ein oder besser zwei Flaschenzüge sowie diverse Ketten. Letztere sind für *suspension*-Zwecke ohnehin empfehlenswerter als Seile, Ausnahme ist natürlich der Flaschenzug, der zumeist nur mit Seilen oder Drahtseil funktioniert.

Zusammenfassend rate ich dir, *suspension*-Szenen zunächst einmal in einem speziell eingerichteten Spielzimmer durchzuführen. In allen größeren Städten gibt es mittlerweile S/M-Clubs, in denen das entsprechende Equipment vorhanden und bereits von anderen erprobt ist. Ich habe schon erwähnt, dass es ohnehin ratsam ist, *suspension*-Szenen mit mindestens zwei aktiven Partnern zu veranstalten, die im Zweifelsfall auch einen Bottom alleine hochheben können. Denn auch wenn der Bottom am Anfang kooperiert, falls er einmal bewusstlos werden sollte, musst du ihn unter Umständen ganz alleine hochheben. Wenn ihr dann auf den Geschmack gekommen sein solltet, könnt ihr ja immer noch das entsprechende Equipment für zu Hause kaufen und installieren.

Mumifizierung

Mumifizierung ist eine extreme Form von Bondage, die stark mit dem Abkapseln deines Bottoms von der Außenwelt und der dadurch einhergehenden Konzentration auf sein Inneres arbeitet. Der passive Partner wird dabei am ganzen Körper von einem Material überzogen und eingehüllt, welches sowohl bewegungseinschränkend ist, als auch sämtliche externen Sinneswahrnehmungen beeinträchtigt. Fast aller Sinne beraubt, bewegungsunfähig und von der Umwelt weitgehend abgeschieden, taucht dein Bottom so in eine völlig andere, eigene Welt ein, ganz so, als ginge er als Baby zurück in den Mutterleib. Oft werden Mumifizierungsszenen lange beibehalten und sind deswegen auch eine Form von *longtime*-Bondage. Dies schon alleine deshalb, weil es recht aufwendig und zeitraubend ist, deinen Bottom zu mumifizieren. Auch das «Auspacken» dauert seine Zeit, deswegen lohnen kurze Szenen kaum. Je weniger der Bottom von seiner Umwelt registriert, desto weniger kann auch der aktive Partner ein Feedback erhalten oder Kommunikation betreiben. Tendenziell findet bei Mumifizierungsszenen weniger Interaktion statt als bei anderen Formen von Bondage, die Aktion ist stärker auf den Bottom und sein Erleben konzentriert. Neben dem mentalen Aspekt haben Mumifizierungstechniken natürlich auch extreme Fesselung bis zur totalen Bewegungsunfähigkeit zur Folge, die bis dahin reichen kann, dass der passive Partner tatsächlich keinen Finger mehr rühren kann.

Die intensiven Gefühle, denen hauptsächlich der Passive bei Mumifizierungsszenen ausgesetzt ist, sind nichts für Anfänger. Viel besser ist es, erst einmal mit etwas weniger einschränkenden Techniken und Szenen zu beginnen und sich dann langsam zu steigern. Oft unterschätzen unerfahrene, aber allzu experimentierfreudige Bottoms die emotionale «Durchschlagskraft» einer solchen Szene und geraten in Panik.

Ich möchte dir nun vorstellen, welche Möglichkeiten das Mumifizieren bietet und worauf es zu achten gilt, damit beide Partner zu ihrem Vergnügen kommen.

Erste Variante
Mumifizieren mit Plastikfolie

Dafür brauchst du circa 20 Meter normale Frischhaltefolie sowie eine Rolle fünf Zentimeter breites Paketklebeband. Außerdem brauchst du eine Leder- oder Gummimaske sowie einen Knebel, um den ganzen Körper einhüllen zu können.

Zunächst lässt du deinen Bottom komplett ausziehen und stellst ihn vor dem Fußende des Betts auf. Du lässt ihn die Hände an die Außenseite seiner Oberschenkel legen, jeweils mit den Handflächen nach innen. Anschließend beginnst du in Pohöhe, deinen Bottom in

Richtung Kopf einzuwickeln. Wickle so, dass jede Körperstelle von drei bis vier Lagen Plastikfolie umhüllt ist. Wenn du in Brusthöhe angelangt bist, musst du deinen Partner auffordern, tief einzuatmen und kurz die Luft anzuhalten. Der dadurch entstendende maximale Brustumfang erlaubt es dir, die Folie straff um die Brust zu wickeln ohne Gefahr zu laufen, dass dein Partner später Probleme bei der Atmung durch zu enge Wicklungen in diesem Bereich bekommen kann. Beende die Wicklungen oberhalb der Schulter, aber lass den Hals frei.

Je nach Anzahl der Umwicklungen und Beschaffenheit der Folie kann es jetzt nötig werden, dass du deinen Bottom in Höhe der Hände nochmals mit Klebeband umwickelst, damit er sich nicht selber befreien kann.

Schließlich forderst du ihn auf, sich auf das hinter ihm befindliche Bett zu setzen und auf den Rücken zu legen. Ziehe ihn zunächst in Richtung Kopfende des Bettes, damit er in voller Länge auf der Matratze zu liegen kommt. Mit der abschließenden Umwicklung der angehobenen Beine vollendest du die Mumifizierung, nicht ohne auch die Füße und Knie nochmals mit ein paar Lagen Klebeband zu sichern. Was du mit seinem Kopf machen kannst, werde ich dir im nächsten Kapitel ausführlich darstellen. Widerstehe auf jeden Fall der Versuchung, die Folie auch noch am Kopf anzuwenden. Viel besser ist die Nutzung einer Maske, die du natürlich auch mit Knebel und Ähnlichem verbinden kannst.

Einen mumifizierten Bottom würde ich immer auf den Rücken legen, da so die freie Atmung sichergestellt ist. Außerdem ziehen die meisten Bottoms diese Position einer Bauch- oder Seitenlage vor.

Das Losbinden solltest du nicht durch langwieriges Auswickeln vornehmen, sondern mit einer medizinischen Schere. Du kannst das Material sowieso kein zweites Mal verwenden, also kannst du es auch zerreißen oder zerschneiden. Falls du deinen Partner mal zwischendurch an bestimmten Stellen «ermuntern» möchtest, kannst du das jederzeit tun, indem du an der betreffenden Stelle einfach ein Loch in die Folie drückst oder – vorsichtig – schneidest.

Zweite Variante
Mumifizieren mit Gummistreifen

Im Prinzip kannst du wie bei der ersten Variante vorgehen. Allerdings brauchst du zur vollständigen Mumifizierung eines Bottoms mit den circa zehn Zentimeter breiten Gummistreifen mindestens 30 Meter Gummi, das leider nicht sehr billig, dafür aber wieder verwendbar ist. Diese Streifen werden meistens in zehn Meter Länge angeboten, so dass du die Körpersektionen Beine, Gesäß und Oberkörper getrennt mumifizieren kannst. Fixiere die Enden jeweils mit einer Umwicklung Klebeband, verstärke den Gummi eventuell noch zusätzlich in Höhe der Hand-, Knie- und Fußgelenke. Anders als bei Plastikfolie musst du an den wesentlichen Körperstellen vorher Löcher vorsehen, also beispielsweise am Schwanz und an den Brustwarzen. Bei Plastikfolie kannst du das Material nachträglich aufreißen, bei Gummistreifen wäre das schade um das wiederverwendbare Material.

Außerdem wickelst du das Gummi nicht in Schichten, sondern mit möglichst wenig Überlappung. Das Material ist viel reißfester und elastischer, so dass auch bei dünnerer Wicklung der gleiche Effekt auftritt.

Das Losbinden geht auch ohne Zerschneiden des Gummis recht schnell, da es anders als Plastikfolie nicht aneinander klebt und fast von selbst abfällt, wenn ein Ende frei ist. Aus hygienischen Gründen rate ich dir, solche Gummibänder nach Verwendung zu reinigen, indem du sie beispielsweise in eine Seifenlauge legst (Badewanne).

Dritte Variante
Mumifizieren mit einem normalen Schlafsack

Eine überraschend einfache Möglichkeit, deinen Partner zu mumifizieren, ist die Verwendung eines normalen Schlafsacks. Am besten fesselst du deinem Bottom zunächst die Hände so, dass er nicht an seinen Schwanz gelangen kann, und steckst ihn dann in einen Schlafsack. Anschließend umwickelst du den Schlafsack entweder mit Klebeband oder mit Seilen über die ganze Länge, so dass eine Art

«Roulade» entsteht. Achte besonders darauf, dass du die Beine in Höhe der Fußgelenke fixierst. Wenn der Schlafsack lang genug ist, kannst du in der Regel den Kopf mit einbeziehen, ansonsten lass ihn in Halshöhe enden und leg deinem Partner ganz nach seinen Wünschen Maske oder Knebel an.

Vierte Variante
Mumifizieren mit einem Bondagesack

Den gleichen Bondagesack, den du auch schon für *suspension*-Szenen kennen gelernt hast, kannst du natürlich auch für Mumifizierungsszenen verwenden. Er besteht meist aus Leder, seltener aus Gummi und umhüllt den Bottom komplett. Oft hat er auch eine «eingebaute» Maske. Anders als normale Schlafsäcke haben Bondageschlafsäcke eingearbeitete «Ärmel». Das sind seitlich-innen verlaufende, längliche Taschen, in die der Bottom seine Arme stecken muss. Deswegen musst du deinen Partner, anders als bei dem normalen Schlafsack, die Hände nicht fesseln. Außerdem haben sie außen entsprechende Vorrichtungen, mit denen du sie über die ganze Länge hauteng verschließen kannst. Die Nutzung erklärt sich selbst, nur achte bitte auch hier darauf, dass dein Bottom beim Verschließen des Sackes im Brustbereich einatmet und die Luft anhält.

Oft sind solche Bondagesäcke auch mit stabilen Ösen am Fußende ausgerüstet, so dass du deinen Bottom mit einem Flaschenzug auch aufhängen kannst. Wie im Abschnitt *suspension* angemerkt, kannst du deinem Partner dies aber nur sehr kurz zumuten.

Der letzte Schrei in dieser Hinsicht sind Gummisäcke, die mit Über- oder Unterdruck arbeiten. Die einen bestehen aus doppelwandigem Gummi und wrden mit darin eingeschlossenem Bottom per Staubsauger aufgepumpt und dadurch innen sehr eng. Dein Bottom sieht dann anschließend etwa so aus wie das bekannte Michelin-Männchen.

Bei den anderen schlüpft dein passiver Partner in eine Art rechteckigen Luftballon von 250 mal 150 Zentimeter Größe, der von einem darin befindlichen Metallgestell in seiner rechteckigen Grundform gehalten wird.

Sodann wird wiederum mittels Staubsauger die Luft völlig herausgepumpt. Dein Partner sieht dann in etwa wie ein vakuumverpacktes Gefrierhähnchen aus. Nicht jedermanns Geschmack, kann ich da nur sagen. Die Beatmung des so Eingeschlossenen erfolgt durch ein Mundstück, welches eigens zu diesem Zweck in die Gummihaut eingearbeitet ist. Beide Vorrichtungen sind recht teuer in der Anschaffung und daher eher selten.

Fünfte Variante
Mumifizieren mit einer Zwangsjacke

Falls du über eine Zwangsjacke verfügst, kannst du den Oberkörper damit sehr schön mumifizieren und für den Unterkörper beispielsweise Folie, Klebeband oder Schlafsack nutzen. Das wirkt zwar nicht ganz wie aus einem Guss, erzeugt jedoch ein ähnliches Gefühl wie der in dieser Hinsicht optimale (und teure) Bondagesack.

Wichtige Sicherheitstips für Mumifizierungsszenen:

- Wie bei jeder Bondage-Szene gilt auch hier natürlich die eiserne Regel, deinen Bottom nicht alleine zu lassen. Gerade bei extremer Mumifizierung heißt das, nicht nur in der gleichen Wohnung, sondern auch im gleichen Zimmer zu verbleiben. Dein mumifizierter und geknebelter Partner kann kaum noch Signale von sich geben, wenn etwas nicht stimmt. Umso mehr musst du für ihn daher diese «Wächterrolle» übernehmen.

- Überlegt peinlich genau die Thematik der Sicherheitscodes. In extremen Szenen kann es sein, dass der passive Partner grundsätzlich nicht mehr in der Lage ist, Stoppcodes von sich zu geben. In diesem Fall müsst ihr mit Okaycodes arbeiten.

- Achte immer darauf, dass die Luftzufuhr gut ist und dass der Bottom sich wohl fühlt.

- Achte auf die Temperatur deines Partners! Bei Zimmertemperatur, bei der du dich als Top wohl fühlst, wird es dem in Folie eingepackten Bottom schnell zu kalt, jedoch dem in einen

Schlafsack mumifizierten Bottom sicherlich zu warm. Beides kann zu Bewusstlosigkeit führen. Überlegt vorher, ob ihr die Heizung höher oder niedriger einstellen müsst.

- Es könnte sehr lange dauern, deinen Bottom im Notfall «auszupacken». Halte immer eine scharfe Schere parat, falls du schnell sein musst. Beginne in einem solchen Fall immer mit dem Kopf.
- Keine Schlösser verwenden, deren Schlüssel du verlieren könntest. Lieber Schnellverschlüsse oder Karabiner einsetzen, falls du sie brauchst.
- Spiel nur mit einem Bottom, den du sehr gut kennst und dessen Reaktionen du sehr gut einschätzen kannst.
- Beginne mit Mumifizierungsszenen erst, wenn ihr Praktiken wie Knebel, Masken und Ähnliches bereits mehrfach angewendet habt.
- Laute Hintergrundgeräusche sollten tabu sein, du könntest ein Hilfesignal überhören.
- Vermeide es, den Bottom stehend mit den Füßen beginnend zu mumifizieren. Er könnte umfallen und sich oder dich verletzen. Beginne immer mit dem Oberkörper, lass ihn dann aus eigener Kraft hinlegen und beende die Mumifizierung mit den Füßen.
- Ein stehender Bottom sollte nie an den Füßen oder Knien gefesselt sein oder die Augen verbunden haben.

Der Einsatz von Bondagestangen

Was kannst du mit Bondagestangen alles anstellen? Hier sind der Phantasie kaum Grenzen gesetzt. In der Folge werde ich dir einige Möglichkeiten vorstellen, aber auch hier – wie überall – gilt: Sei kreativ und experimentiere!

Erste Variante
Hand- und Fußspreizung

Mittels Leder- oder Gummimanschetten oder auch einfach mit einem Seil kannst du die ausgestreckten Hände weit auseinander an die Stange binden. Indem du das Seil durch eines der Bohrlöcher ziehst, verhinderst du, dass dein Partner den einmal von dir gewählten Abstand der Hände verändern kann. Du kannst die Hände in dieser Weise vor dem Bauch, auf dem Rücken oder auch nach oben fixieren. In letzterem Fall bindest du einfach die Mitte der Stange mit einem Seil an einem Deckenhaken, so dass dein Bottom dann gefesselt und mit erhobenen Händen vor dir stehen muss – eine doppelte Geste, die nicht nur du schätzen wirst. Vermeide aber in jedem Fall, deinen Partner zu stark zu überstrecken oder diese Stellung zu lange beizubehalten.

Für die Füße gilt das Gleiche: Gespreizt an eine Bondagestange gebunden, kannst du deinen Partner im Liegen oder Stehen fixieren, oder aber du kannst ihm – auf dem Rücken liegend – die Füße ein wenig Richtung Decke ziehen, ohne jedoch das Gesäß mit nach oben zu ziehen.

Schließlich kannst du die Hände mittels einer Stange auch noch vor oder hinter dem Rücken zusammenbinden, was ebenfalls mannigfaltige Variationsmöglichkeiten bietet.

Die gleiche Prozedur kannst du auch mit Ellbogen- oder Kniegelenken machen. Eine ca. 40 bis 50 Zentimeter lange Stange kannst du beispielsweise verwenden, um die Ellbogen in exakt dieser Entfernung voneinander zu fixieren.

Zweite Variante
Ellbogenfesselung

Eine weitere interessante Anwendung ist diese: Du lässt deinen stehenden Partner die ungefesselten Hände seitlich an den Körper nehmen, ziehst die Ellbogen nach hinten und legst eine Stange in die Ellbogenbeuge und hinter seinen Rücken. Anschließend bindest du ihm vor dem Bauch die Handgelenke zusammen, wobei die meisten

Bottoms die Hände nicht mehr so weit zusammenbringen können, dass sie sich berühren. Also bitte keine Gewalt anwenden. Wenn die Stange lang genug ist, kann sich dein auf dem Rücken oder Bauch liegender Bottom nicht mehr aus eigener Kraft umdrehen.

Du kannst ihn auch so gefesselt hinknien lassen und die Stangenenden seitlich mit den Füßen verbinden. Dadurch muss dein Partner in dieser Stellung verbleiben, bis du ihn wieder befreist.

Dritte Variante
Papageienschaukel

Die Papageienschaukel ist eine sehr effektive und sichere Bondagestellung, die du mit Hilfe eines einfachen Besenstiels sehr einfach herstellen kannst. Zunächst bindest du deinem Bottom auf dem Boden sitzend die Hände vor dem Bauch parallel mit den Pulsflächen nach innen zusammen.

1.

Dann umgreift der Bottom mit seinen gefesselten Händen die angezogenen Füße und schiebt die Hände so weit in Richtung Knöchel, dass du eine Besenstange zwischen den Kniekehlen und den Ellenbogengelenken durchschieben kannst.

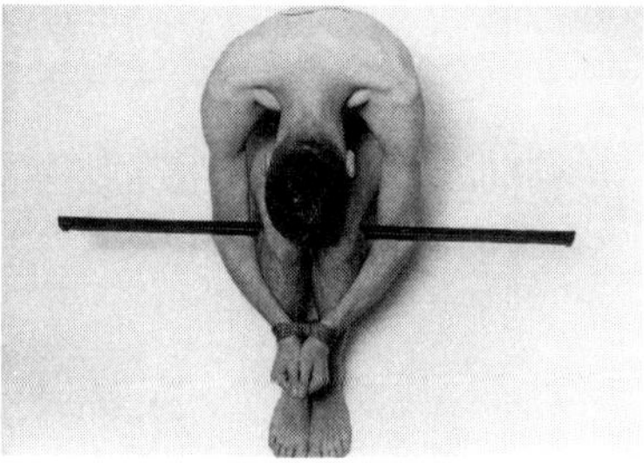

2.

Das Ergebnis aus einer anderen Perspektive.

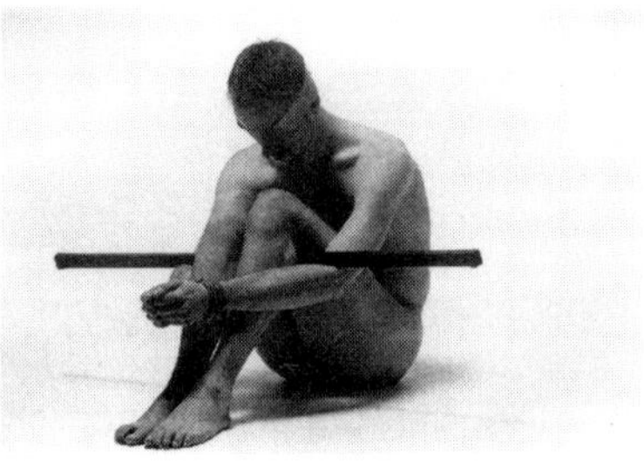

Am besten präparierst du diese Stange zusätzlich in der Weise, dass du an beiden Enden sowie genau in der Mitte eine Bohrung vornimmst, durch die das verwendete Seil passt. Damit kannst du durch zusätzliches Fixieren der Stange mit einem weiteren Seil am Körper deines Bottoms verhindern, dass dieser sich zur Seite legt und dadurch die Stange langsam wieder herausdrücken kann. Ein so gefesselter Bottom ist vollkommen hilflos und kann auch sehr schön nach hinten auf den Rücken gelegt werden, wo er wie eine Schildkröte ohne fremde Hilfe nicht mehr in die Hocke zurückkehren kann. Natürlich kannst du jetzt weitere Fesselungen anbringen.

Das einfache Herausziehen der Stange bringt den Bottom augenblicklich in eine viel bequemere Position.Wenn dein Partner in dieser Position schwitzen sollte, wird das seitliche Herausziehen des Besenstiel sehr erschwert. Binde ihm lieber die Hände los, bevor du die Stange entfernst, damit du ihn nicht verletzt.

Zu Zeiten und in Ländern, in denen Folterungen noch an der Tagesordnung waren (oder immer noch sind), wurden die so gefesselten Gefangenen mittels der Stange nach oben gezogen und frei aufgehängt. Daher rührt auch der Name Papageienschaukel. Das ist äußerst schmerzhaft, lässt die Blutversorgung von Armen und Beinen binnen Sekunden zusammenbrechen und hat bleibende Gesundheitsschäden zur Folge. Verschwende also bitte keine Sekunde an den Gedanken, so etwas nachmachen zu wollen.

Body-harnesses

In diesem Abschnitt geht es um eine Variante von Bondage, die sich in Ziel und Ausführung von den bislang in diesem Buch dargestellten Techniken unterscheidet. Oft wird sie auch (fälschlicherweise!) als «Japanisches Bondage» bezeichnet. Solche *harnesses* können zwei verschiedene Ziele verfolgen:

- Sie können rein dekorativer, ästhetischer Natur sein und den Oberkörper des passiven Partners mit einer Art «Seil-Anzug» umgeben. Teilweise dauert es Stunden, ein solches Kunstwerk fertig zu stellen. Der Gefesselte ist meist von einem sehr kunstvollen und komplizierten «Netz» umgeben, wobei der eigentliche Zweck des Fesselns, nämlich die Bewegungseinschränkung des passiven Partners, in den Hintergrund tritt.

- Sie können praktische Gründe haben, etwa um einen druckverteilenden Anknüpfungspunkt für *suspension*-Techniken zu bilden.

Natürlich gibt es auch Mischformen, in denen beispielsweise nach der Fertigstellung eines kunstvollen Oberkörper-*harness* auch zusätzlich Arme und Beine in die Fesselung mit einbezogen werden.

Erste Variante
Einfacher Schulter-*harness*

Ich möchte dir als erste Grundtechnik dieses Abschnitts zeigen, wie du sehr einfach einen Schulter-*harness* aus Seilen machen kannst.

Ein Schulter-*harness* ist einem aus Leder sehr ähnlich. Er bildet ein Netz, das die Schulterpartie umschließt und dazu dient, neben der ästhetischen Wirkung auch ein paar Verankerungspunkte für andere Bondagetechniken zu liefern. Solche Verankerungspunkte kannst du dann sehr schön verwenden, um einen Bottom an einen Gegenstand zu fesseln oder um seine Beine in eine *hogtie*-Position zu ziehen, ohne dass Hände oder gar Hals belastet werden. An einem gut gebundenen Schulter-*harness* kannst du sogar einen ausgewachsenen Mann kurzzeitig hochhheben, für längerfristige *suspension*-Techniken allerdings ist er nicht geeignet. Zu dieser Variante brauchst du ein vier Meter langes Seil.

1.

Leg die Mitte des Seils in das Genick deines Partners und führe die beiden Enden nach vorne auf die Brust. Überkreuze die beiden Seilenden vor dem Hals deines Partners und führe die Enden jeweils unter den Achseln wieder auf den Rücken.

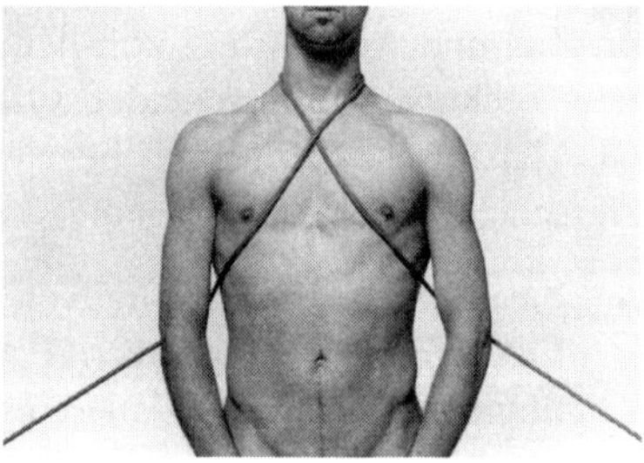

2.

Lass die beiden Seilenden gegenläufig den Rücken passieren und nimm sie wieder in Brusthöhe nach vorne, um sie dort ein weiteres Mal zu überkreuzen.

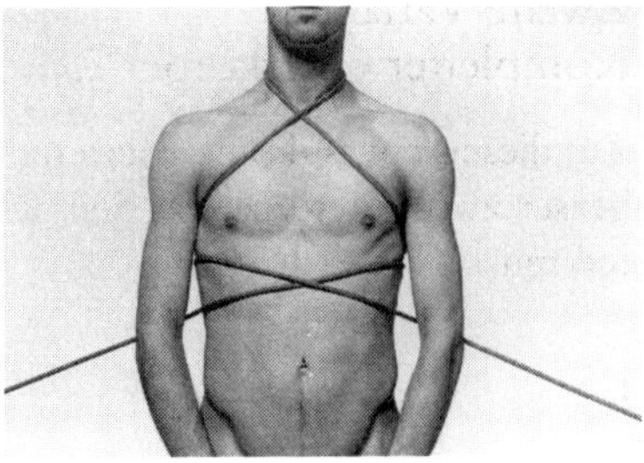

3.

Nimm beide Seilenden nun wieder unter den Achseln auf den Rücken und dann nach oben zum Genick. Steck sie dort unter das den Hals umfassende Seil und lass beide Enden nach unten hängen.

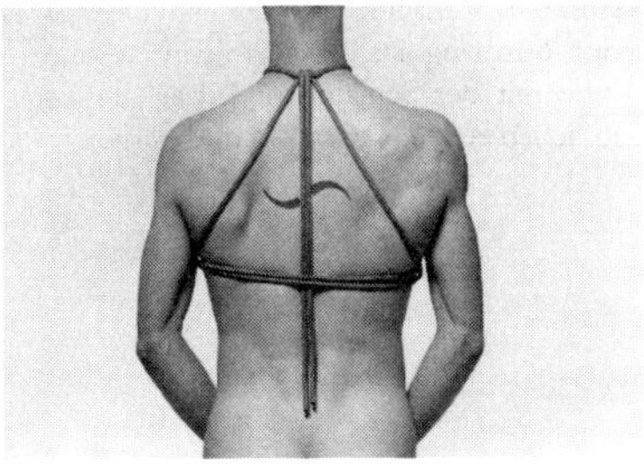

4.

Verknote die beiden Enden dort mit den beiden horizontal laufenden Seilen unter den Schulterblättern deines Partners.

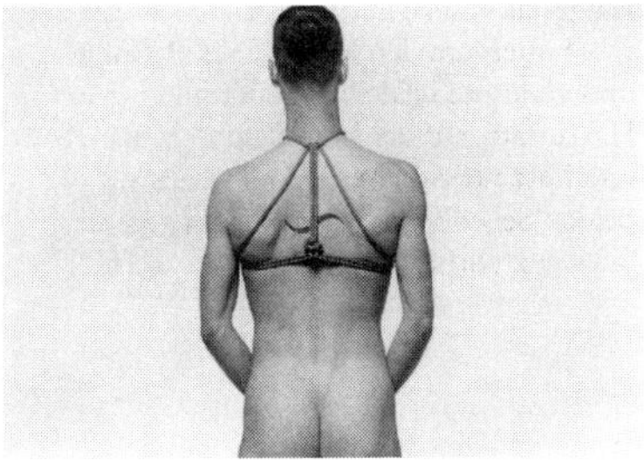

Durch diesen einfachen *harness* hast du viele Möglichkeiten, deinen Partner zu greifen, zu ziehen oder Angriffspunkte für Seile oder andere Materialien zu finden, die du zur Fesselung hinzufügen möchtest. Egal wo du ziehst, ein unangenehmer Druck auf die empfindliche Halsvorderseite ist ausgeschlossen.

Insbesondere kannst du die jetzt entstandene Seilkreuzung auf dem Rücken deines Partners verwenden, um bei *hogtie*-Stellungen seine Füße daran statt an den Hals (Würgegefahr) oder an die Hände (verschlechterte Blutzirkulation oder Nervenquetschungen) zu binden.

Zweite Variante
Kompletter Oberkörper-*harness*

Zu dieser etwas komplizierteren Variante benötigst du ein zehn, besser zwölf Meter langes Seil, welches du zunächst etwas präparieren musst.

1.

Nimm es zunächst doppelt, so dass es dann 6 m lang ist. Greif es dann an dem Ende mit der Schlaufe und mach einen einfachen Knoten etwa 10 cm darunter.

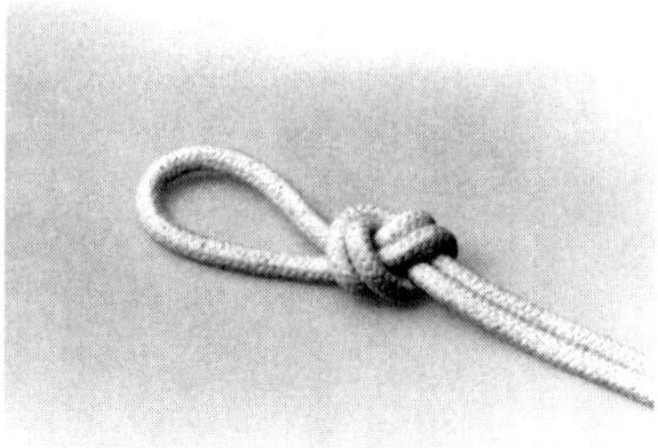

2.

Häng das Ganze in der gezeigten Weise von hinten um den Hals deines Partners und verknote beide Seile kurz unter dem Halsansatz, auf der Brust, auf dem Bauch und kurz über dem Schwanz. Lass die beiden Seilenden links und rechts am Schwanz vorbei auf den Rücken laufen.

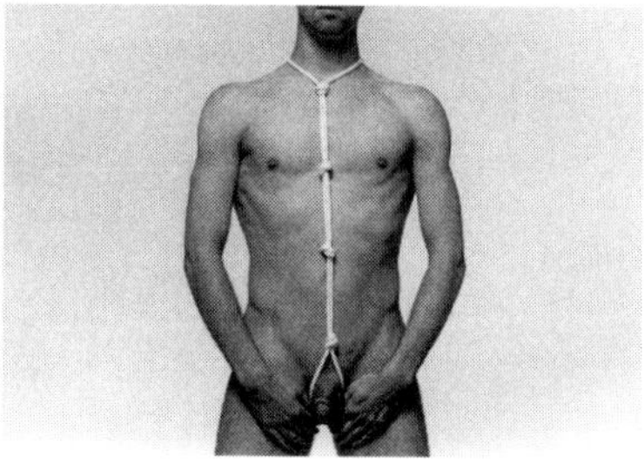

3.

Dort angekommen verknotest du das Seil etwa in gleicher Höhe wie auf der Körpervorderseite. Steck dann die beiden Seilenden durch die bereits anfangs geknotete Schlaufe im Genick. Trenne jetzt die beiden Seilenden und lass sie jeweils links und rechts unter den Achseln wieder nach vorne laufen.

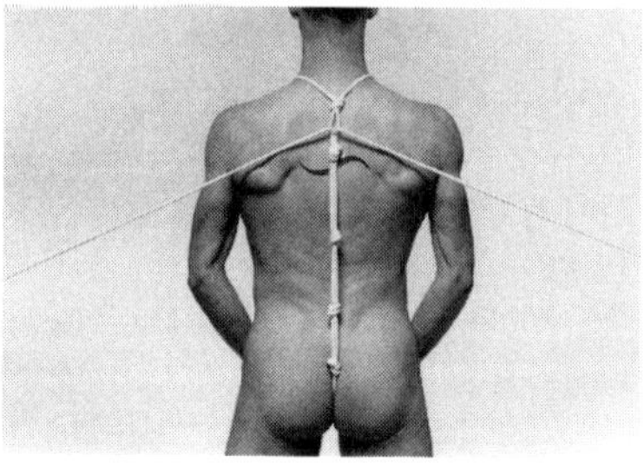

4.

Vorne angekommen steckst du beide Seile zwischen den beiden oberen Knoten durch, führst sie nach hinten und arbeitest dich so weiter nach unten.

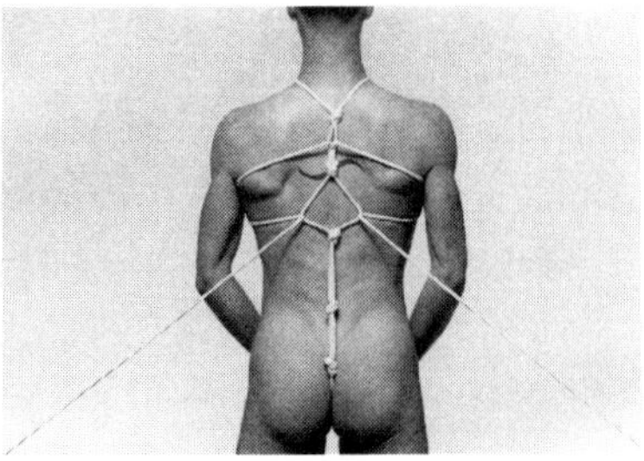

5.

Das führst du jetzt weiter, bis du oberhalb des unteren Knotens des vertikal laufenden Seilpaares angelangt bist.

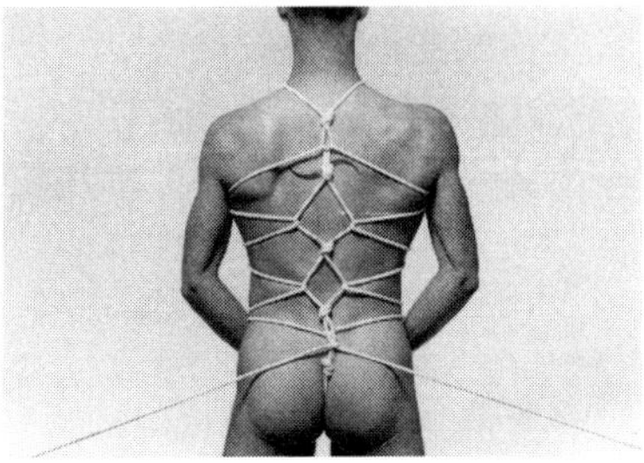

6.

So sieht das Ganze von vorne aus.

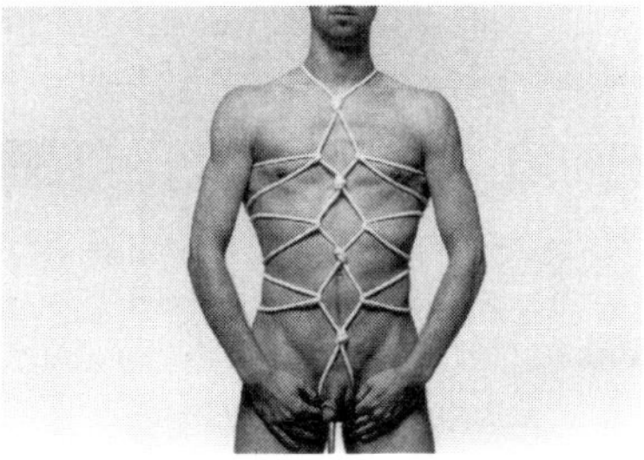

Das Grundprinzip ist also: Zunächst einen *vertikalen*, durch häufige Knoten unterbrochenen Ring um Bauch und Rücken deines Partners zu binden und diesen dann in einem seitlichen Zick-Zack-Muster abwechselnd vorne und hinten zu verbinden. Der Seilbedarf dieses *harness* variiert je nach Konstitution deines Partners und Anzahl der Knoten. Die Regel hier ist: Immer ein wenig mehr Seil nehmen, für zu lange Seilenden findet sich immer eine Verwendung. So kannst du mit dem überschüssigen Seil etwa einfach noch die Hände deines Partners zusammenbinden.

Noch ein letzter Tipp hierzu: Du musst nach deinem ersten gelungenen Versuch das Seil nicht mehr komplett losknoten, lungenen Versuch das Seil nicht mehr komplett losknoten, sondern kannst es nach der Entfernung der Zick-Zack-Verbindung einfach über den Kopf deines Partners abziehen. Beim nächsten Mal hast du dann ein vorbereitetes Seil, damit geht es viel schneller!

Natürlich gibt es noch viele Variationsmöglichkeiten dieses Grundprinzips:

- So kannst du einmal versuchen, durch Benutzung eines längeren Seils die gestreckten Beine deines Partners in gleicher Weise «einzuspinnen».
- Oder du kannst in ähnlicher Technik die an den Körperseiten herunterhängenden Arme gleich von Anfang an mit «einspinnen», oder aber nachträglich mit je einem Seil pro Arm an dem Oberkörper-*harness* befestigen.

Dritte Variante
Oberkörper-*harness* mit Armfixierung

Diese Variante ist eine Kombination eines *harness* mit der einbezogenen Fesselung der Hände mit nur einem fünf bis sechs Meter langem Seil. Sie ergibt eine sehr bequeme Fesselung, die auch für längere Szenen oder sogar über Nacht durchaus erträglich ist.

Bei all diesen Techniken kommt es nicht darauf an, dass du exakt das nachmachst, was ich dir in den Bildbeispielen zeige. Experimentiere selbst, nimm ein längeres Seil und integriere beispielsweise die Ellbogen. Alles, was gefällt und sicher ist, ist erlaubt.

1.

Leg die Mitte des Seils in das Genick deines Partners und führ die beiden Enden nach vorne auf die Brust. Überkreuze die beiden Seilenden vor dem Hals deines Partners und führ die Enden jeweils unter den Achseln wieder auf den Rücken.

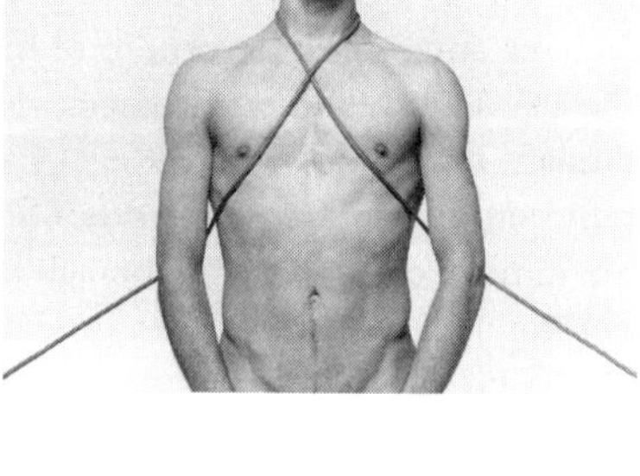

2.

Auf dem Rücken lässt du die Seile abermals kreuzen und führst beide Enden gleich wieder unter den Achseln zurück und kreuzt sie in Bauchhöhe.

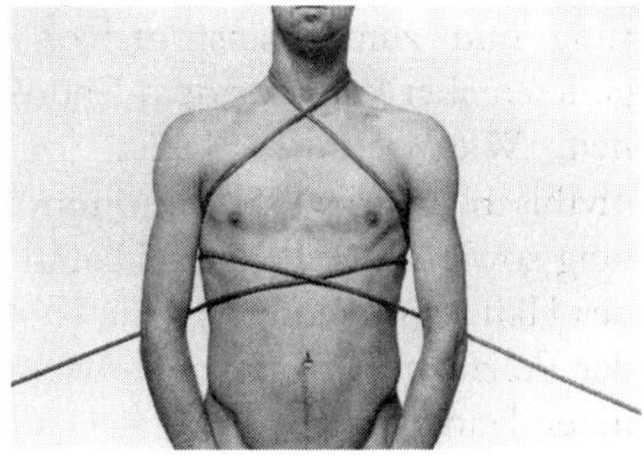

3.

Jetzt musst du die beiden Seilenden links und rechts am Schwanz vorbei wieder nach hinten nehmen. Dort trennst du sie und umwickelst jeweils das Handgelenk deines Partners drei Mal. Die Handgelenke nicht zusammenbinden!

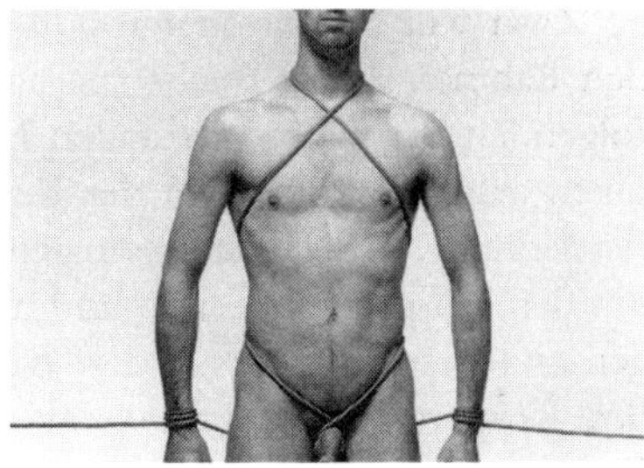

4.

Jetzt nimmst du die beiden Seilenden wieder um die Hüften nach vorne, so dass die Hände an die Außenseiten der Oberschenkel liegen, und bindest die beiden Seilenden dann vor dem Schwanz mit einem Kreuzknoten zusammen.

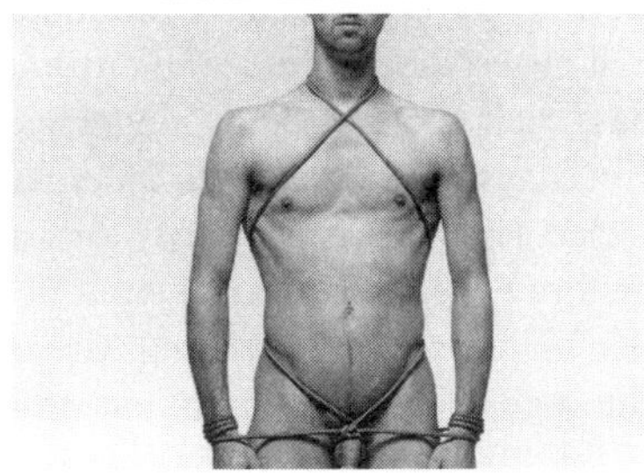

Hojojutsu

Weniger bekannt als das Schlagwort «Japanisches Bondage» ist die alte japanische Kunst des Seilbondage, in Japan *Hojojutsu* genannt. Sie ist zwischen dem 15. und dem 17. Jahrhundert entstanden und wird heute noch in (wenigen) japanischen Kampfsportschulen ebenso wie Juijutsu als Nachfolgetechnik zur Überwältigung des Gegners gelehrt. Ursprünglich wurden diese Techniken zur Sicherung und zum Transport von gefangenen Samurais entwickelt, gerieten aber kurz vor dem Ende des 18. Jahrhunderts in Vergessenheit. Wie vieles in Japan, waren auch diese Kampftechniken mythisch unterlegt. So bestimmte beispielsweise die Art der Fesselung sowie die Seillänge und -farbe sehr genau den Status und Rang des Häftlings. Heute wird die Kunst des *Hojojutsu* teilweise noch von der Polizei verwendet, auch wenn diese mittlerweile auf die moderneren Handschellen ausgewichen ist.

Zwar würden die über 150 überlieferten Techniken des *Hojojutsu* den Rahmen dieses Buchs sprengen, dennoch vermitteln die nachfolgenden Beispiele einen guten Eindruck, wie effizient diese Techniken sind. Es kommt in der Regel nur ein relativ kurzes Seil zur Anwendung, welches mit wenigen, aber wohlüberlegten Windungen um den Körper gelegt wird und meist zur Folge hat, dass Bewegungen und Befreiungsversuche zu Schmerzen an empfindlichen Stellen des Körpers führen und somit unterlassen werden. Die für die Befreiungsversuche aufgewendete Kraft wird praktisch durch das Seil gegen den Gefesselten zurückgeleitet bzw. in der Weise genutzt, dass sich die Fesselung enger zieht. Dieses raffinierte Prinzip des Einsatzes der aggressiven Energie gegen ihren Ausgangspunkt ist in vielen japanischen Kampfsportarten zu finden. Hier wurde es auf Seilbondage übertragen. Damit unterscheidet sich dieses Prinzip von der chinesischen Fesselung, die mit feuchten Lederriemen arbeitet, die sich bei Trocknung zusammenziehen. Dadurch wird jedoch praktisch schon die Trennlinie zur Folterung überschritten.

Erste Variante

1.

Nimm ein 4 m langes Seil und knote an einem Ende eine Lauföse.

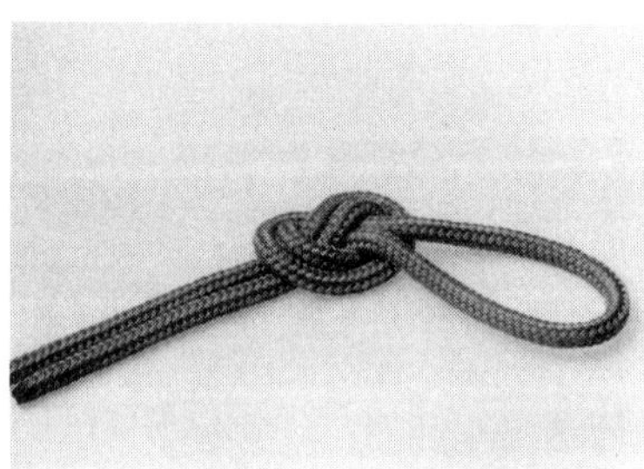

2.

Steck das freie Ende in die Öse und leg das so gebildete Lasso dem Bottom locker (!) um den Hals.

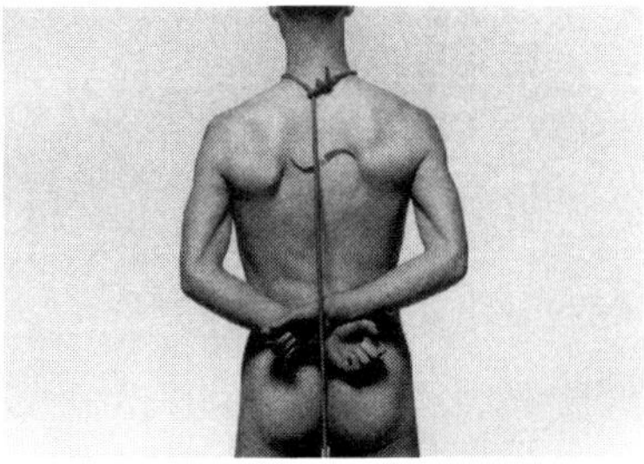

3.

Führ das Seil zwischen den Schulterblättern nach unten, halt es dort mit einem Finger fest und schling es in der gezeigten Weise um den rechten und linken Arm.

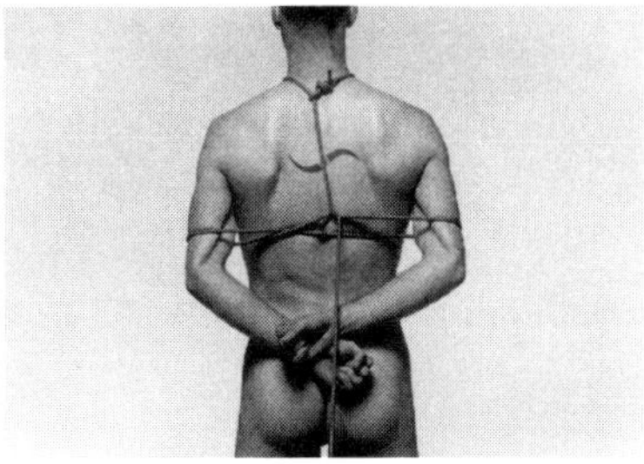

4.

Zieh die beiden Handgelenke etwas nach oben und binde sie mit *cinch-loops* zusammen. Beende die Fesselung mit einem Kreuzknoten auf der Oberseite der Handgelenke.

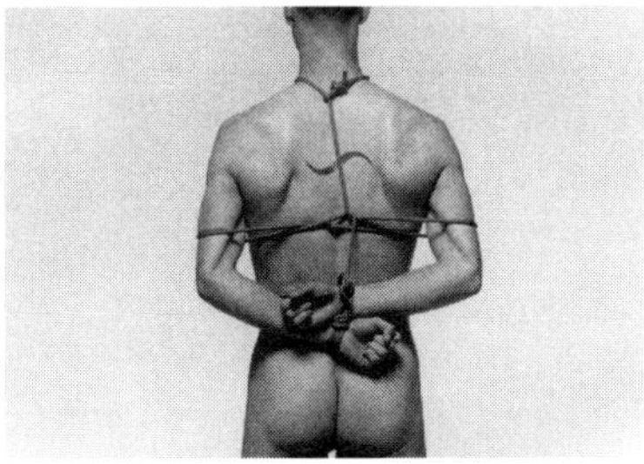

Detailaufnahme

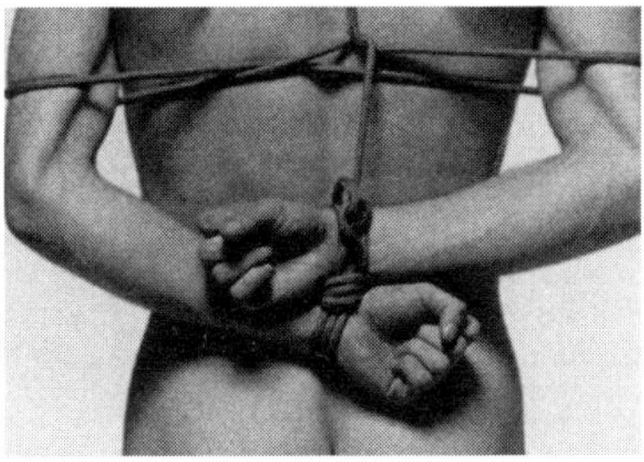

Durch diese Fesselung sind die fünf Punkte Hals, Handgelenke sowie die beiden Ellbogen verbunden. Wenn an einem dieser fünf Punkte Kraft ausgeübt wird, überträgt sich diese Kraft auf die anderen vier Punkte und führt dort zu einer unangenehmen Verschärfung der Fesselung.

Zweite Variante

Das gleiche Prinzip nimmt diese Variante auf, die «Der Diamant» genannt wird:

1.

Nimm ein 4 m langes Seil und leg die Seilmitte von vorne an den Hals. Führ dann beide Seilenden oberhalb der Schultern nach hinten und überkreuze sie kurz unter dem Genick.

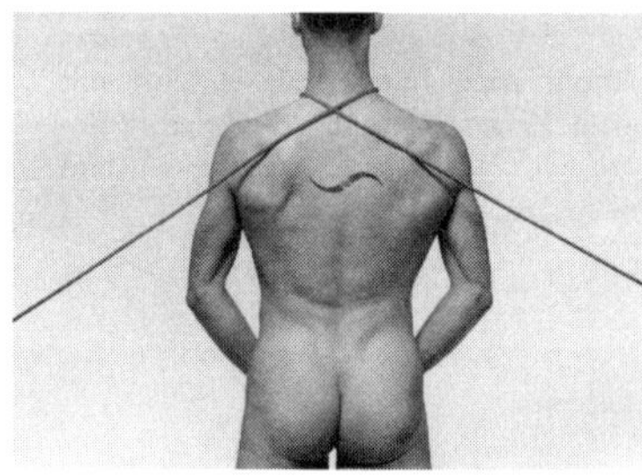

2.

Schling beide Seilenden vom Rücken aus nach vorne um die Oberarme und hol beide Enden unter den Achseln wieder zurück. Festziehen.
Wichtig ist, dass das zurückkommende Ende über das zu den Oberarmen geführte Seil gelegt wird.

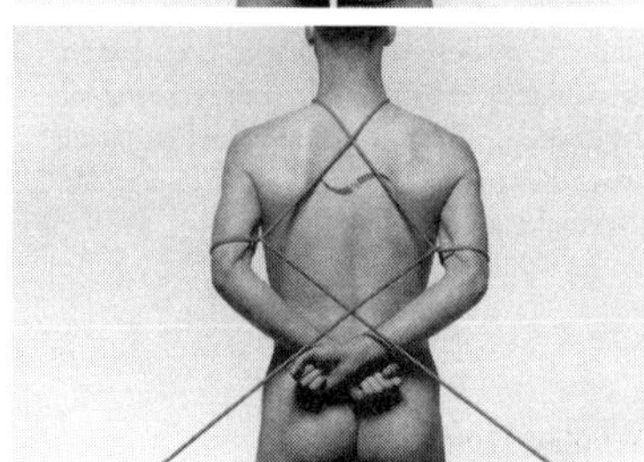

3.

Wiederum festziehen und die beiden Seilenden weiter nach unten zu den Handgelenken führen. Zum Schluss werden die Handgelenke mit *cinch-loops* zusammengebunden und mit einem Kreuzknoten fixiert.

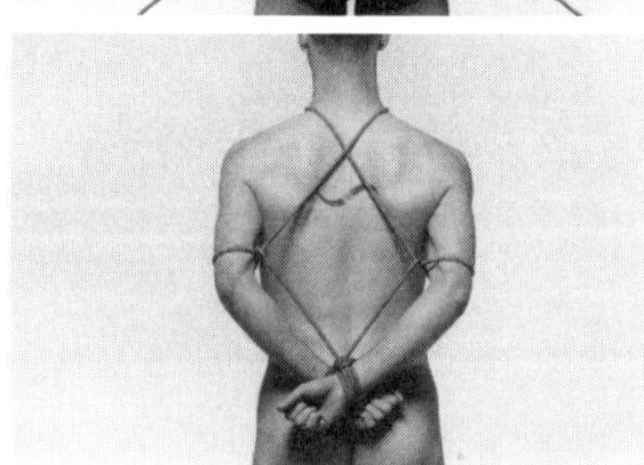

Dritte Variante
Hals-/Handfesselung

1.

Lass deinen Bottom die Hände hinter dem Rücken nehmen. Nimm ein 5 m langes Seil doppelt, bilde eine Kopfschlinge und umfasse damit beide Oberarme in der gezeigten Weise.

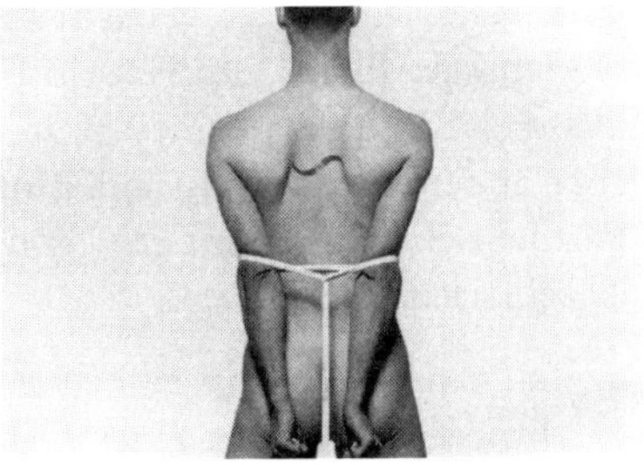

2.

Zieh die Schlinge zusammen, so dass die Oberarme deines Bottoms ebenfalls zusammengezogen werden. Wickle jetzt beide Seilenden zugleich ein paar Mal um die Seile zwischen den Ellbogen und steck dann beide Seilenden von oben links und rechts in die entstandenen Schlaufen.

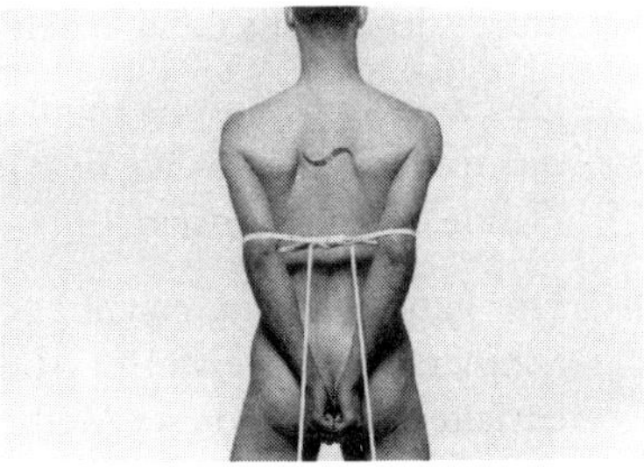

3.

Führ jetzt beide Seilenden nach unten zu den Handgelenken und fessele sie mit *cinch-loops*. Führ die beiden restlichen Seilenden nach oben, nach vorne um den Hals und beende die Fesselung mit einen Knoten im Genick.

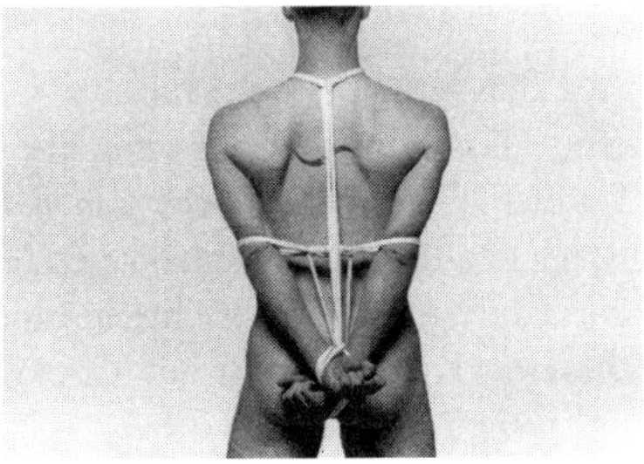

Bei diesen vorgestellten *Hojojutsu*-Techniken musst du als aktiver Partner verstärkt darauf achten, dass der Druck auf die Halsvorderseite deines Partners nicht zu hoch wird, damit er keine Atemprobleme bekommt. Diese Techniken arbeiten ganz bewusst damit, sind aber für den «Hausgebrauch» mit Vorsicht zu behandeln.

Auf der Internetsite www.kikkou.com findest du weitere 30 gut dargestellte Techniken.

Genitalbondage

Unter Genitalbondage versteht man das «Fesseln» von Schwanz und Hodensack. Es ist kein Fesseln im eigentlichen Sinne, da die physikalische Bewegung deines Bottoms kaum eingeschränkt wird, hat aber andere Wirkungen und Einsatzmöglichkeiten, die für kundige Partner sehr interessant sein können. Genitalbondage bei Männern ist sehr vielfältig:

- Du kannst zunächst einmal eine Art Cockring anlegen und damit deinem Bottom zu einer Dauererektion verhelfen. Das Prinzip ähnelt den allseits erhältlichen «Schwanzringen».
- Du kannst einen «Ankerpunkt» zur Integration des Schwanzes in die restliche Fesselung des Bottoms erzeugen, etwa um seine Hände daran zu fesseln.
- Du kannst mit Genitalbondage eine sofortige oder spätere Schmerzwirkung erzielen. Ähnlich wie bei Brustwarzenklammern entfalten manche dieser Methoden ihre größte Wirkung erst beim Abnehmen.

Auf den letzten Punkt möchte ich hier nicht eingehen, denn das ist eine klassische S/M-Praktik, die mit Schmerz arbeitet und in den Bereich CBT (engl.: *cock and ball torture*) fällt. Auch dafür gibt es bereits zahlreiche Publikationen, deren Namen du im Anhang finden kannst. Stattdessen möchte ich mich auf eine Methode beschränken, die eine Kombination aus Cockring und «Ankerpunkt»-Zielsetzung ist.

Zur Materialfrage: Für Genitalbondage solltest du am besten entweder dünne Seile von ca. einem Meter Länge und maximal vier Millimeter Durchmesser verwenden, oder aber dünne Lederriemchen in der gleichen Länge und Dicke. Achte darauf, dass diese Lederriemchen rund gefräst sind und nicht etwa einen rechteckigen oder quadratischen Querschnitt aufweisen. Auch längere und nicht zu dünne Schnürsenkel aus Baumwolle sind gut geeignet, beispielsweise diejenigen der Bundeswehrstiefel.

Erste Variante

Nimm einen ein Meter langen Lederriemen doppelt, mach kurz unterhalb der Schlinge einen Knoten, so dass eine kleine Öse von circa zwei Zentimeter Durchmesser entsteht. Diese Schlinge muss groß genug sein, dass ein Seil durchgezogen werden kann. Leg nun diesen Riemen so um Schwanz und Sack, dass die Schlinge je nach benötigter späterer Zugrichtung nach vorne (oben) oder nach hinten (unten) zeigt. Umwickle anschließend Sack und Schwanz gegenläufig. Wie fest du diese Schlingen legen musst, sagt dir der Gesichtsausdruck deines Bottoms. Beende mit einem Kreuzknoten über dem Schwanz. Du kannst zunächst einmal die auf den Bauch oder auf den Rücken gefesselten Hände an die kleine Öse binden, wodurch die Fesselung sicherer wird. Achte darauf, dass die Schlinge des Genitalbondage immer in die Richtung zeigt, in der auch der Zug aufritt. So musst du die Schlinge nach hinten Richtung Po ausrichten, wenn du auf dem Rücken gefesselte Hände daran festbinden willst. Weiterhin kannst du die Füße einer *hogtie*-Position an den Sack binden, allerdings bitte nicht sehr stramm! Faustregel ist hier, den Winkel der Unterschenkel zur Körperachse maximal 90 Grad werden zu lassen. Um deinen Bottom in eine kleine Zwickmühle zu bringen, verbindest du einfach Halsband und Genitalbondage mit einem Seil. Je nachdem, wie fest du es ziehst, kann sich der Bottom nicht mehr hinsetzen, sondern muss seinen Körper stehend oder liegend gestreckt halten. Sicherlich wirst du mit deiner Phantasie noch viele weitere Ideen haben, was du so alles anstellen kannst.

Du kannst die Art der Wicklungen um Schwanz und Sack deines Partners natürlich variieren. So kannst du beispielsweise nach zwei bis drei gegenläufigen Wicklungen um Schwanz und Sack dazu übergehen, nur noch den Schwanz oder nur noch den Sack zu umwickeln. Dadurch wird der Schwanz vom Sack zunehmend getrennt, was einen mehr oder weniger angenehmen Zug auf den Sack zur Folge hat. Außerdem kannst du das Riemchen dazu verwenden, zusätzlich noch die Hoden voneinander zu trennen, indem du es zwischen sie legst und festziehst. Auch hier kannst du ein wenig experimentieren.

Achte in jedem Fall darauf, Genitalbondage nicht zu lange beizubehalten. Wie lange dieser Zeitraum ist, hängt hauptsächlich davon ab, wie straff du das Riemchen gezogen hast. Beginnende Blauverfärbungen sollten dich spätestens daran erinnern, deinem Partner etwas Erleichterung zu verschaffen.

Zweite Variante

1.

Nimm ein 4 m langes Seil und knote an einem Ende eine Lauföse. Stece das freie Ende durch die Öse und leg das so entstandene Lasso locker um Schwanz und Sack deines Partners. Zieh das Seilende zwischen den Beinen durch auf den Rücken.

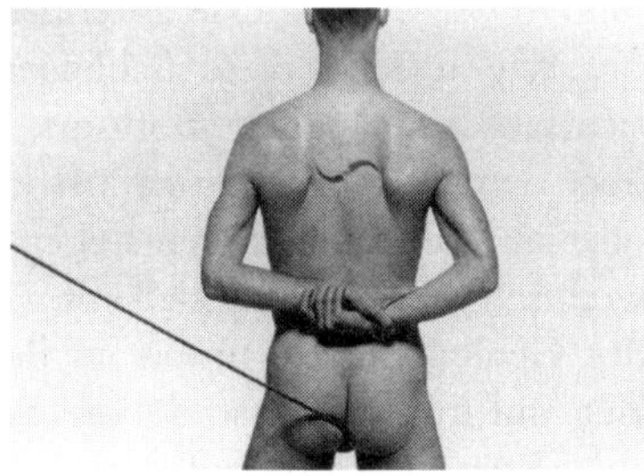

2.

Zieh das Seil vorsichtig zwischen den Beinen nach hinten, zieh es straff und fessele seine Hände mit der bekannten *cinch-loop*-Technik.

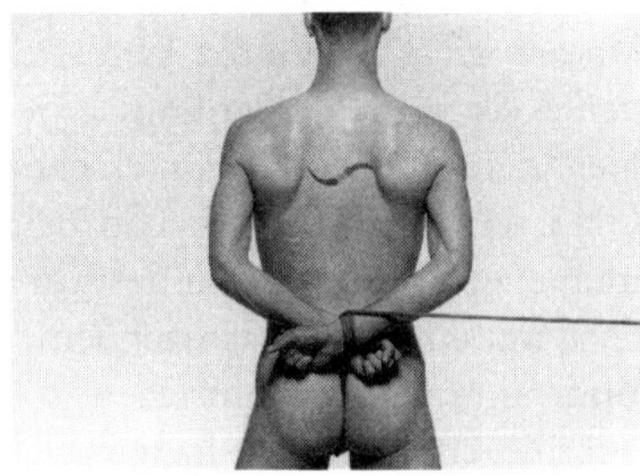

3.

Führ das Seil über seine linke Schulter weiter, lass es den Brustkorb kreuzen und unter der rechten Achsel wieder auf den Rücken gelangen.

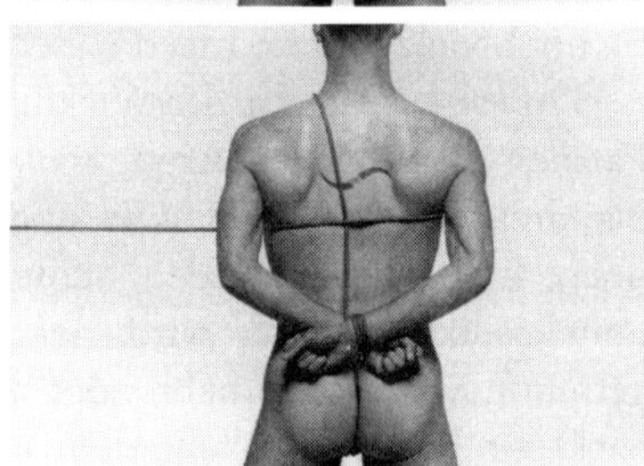

4.

Führ das Seil dann unter seiner linken Achsel nach vorne und lass es über die rechte Schulter wieder zurück zwischen die Schulterblätter laufen. Dort bindest du es mit den anderen bereits kreuzenden Seilen zusammen.

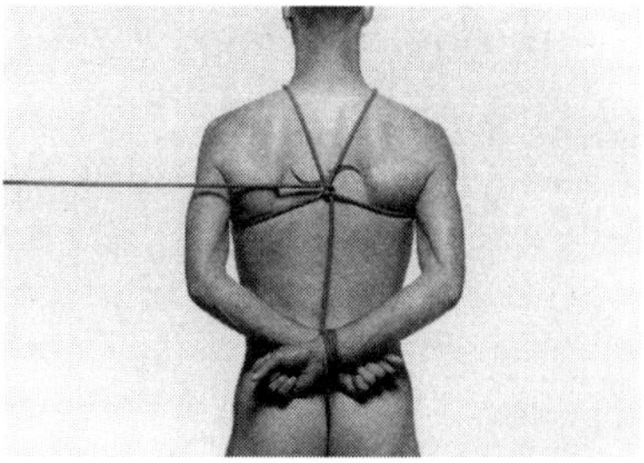

5.

Verknote das Seil schließlich auf der «Kreuzung» zwischen den Schulterblättern und verstaue das restliche Ende durch das Umwickeln der vertikal laufenden Verbindung.

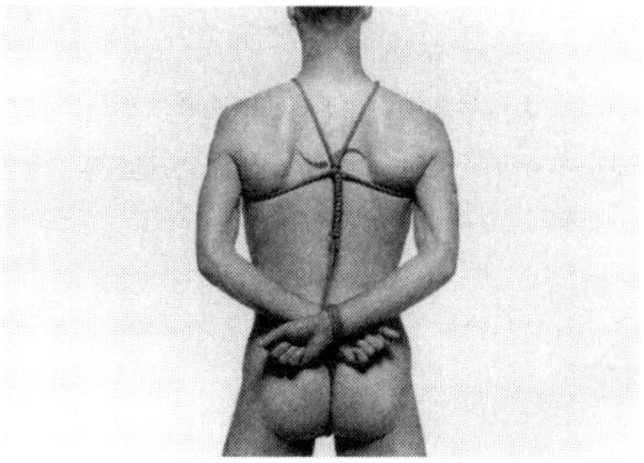

6.

So sieht das Ganze von vorne aus.

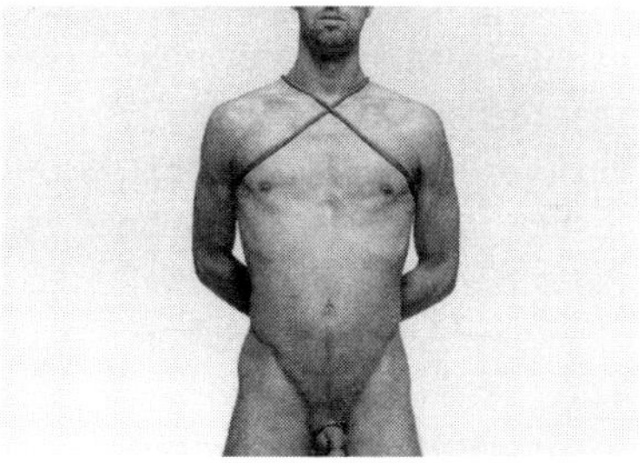

Diese Fesselung ist deswegen sehr effektiv, weil die gefesselten Hände weder nach oben (Zug am Schwanz) noch nach unten (Zug am Schulter-*harness*) gezogen werden können und so eine sehr restriktive Stellung entsteht. Außerdem kann dein Bottom – anders als bei den meisten anderen Techniken – auch in sehr eingeschränkter Form an seinem Schwanz ziehen.

An diesem Beispiel kannst du auch sehr schön beobachten, wie die Kombination einzelner Techniken (*harness*, Handfesselung sowie Genitalbondage) neue Positionen und Möglichkeiten bietet.

Longtime-Bondage

Unter dem englischen Begriff *longtime*-Bondage verstehe ich Bondage-Szenen, die, anders als die bisher dargestellten Bondagemöglichkeiten, primär mit dem Faktor Zeit als Mittel der emotionalen Beeinflussung beider Partner arbeiten. *Longtime*-Bondage wird oft in Verbindung mit Mumifizierung betrieben, weil auch hier das Ziel des Wegdriftens, des Fallenlassens in sich selbst vorrangig ist.

Es versteht sich von selbst, dass *longtime*-Bondage sehr bequem und weniger intensiv sein muss. *Longtime*-Bondage kann verschiedene Ausrichtungen haben:

Solotrips

Zunächst einmal gibt es Bottoms, die gefesselt möglichst lange alleine gelassen werden wollen, wobei der Top nur der «Erfüllungsgehilfe» beim Fesseln und Losbinden ist. Dazwischen findet keine Bewegung, Aktion oder Kommunikation statt, der Top könnte ebenso gut nicht präsent sein. Der Bottom geht «alleine auf die Reise», und das mögen manche als sehr egoistisch von ihm ansehen. Aber die Wahrheit ist doch, dass alles das in Ordnung ist, was im gegenseitigen Einvernehmen passiert.

Kidnapping oder Gefangenen-Szenen

Einen anderen Akzent haben *longtime*-Szenen, bei denen der Bottom in der Rolle eines Gefangenen oder Entführten vom Top kontrolliert wird, zum Beispiel über ein ganzes Wochenende. Hier möchte der Bottom den Kontakt, möchte beachtet werden und genießt die Aufmerksamkeiten vom Top. Bei dieser Szene steht neben der Fesselung vor allem das Rollenspiel im Vordergrund. Hier wechseln die Fesselungen öfter, außerdem ist die Szene von Aktionen unterbrochen, bevor der Bottom wieder «schmoren» muss. Streng genommen handelt es sich hierbei also gar nicht um *longtime*-Bondage, sondern um eine Folge von unterschiedlichen Fesselungen.

Nachtfesselungen

Die häufigste Art von *Longtime*-Bondage ist die Fesselung eines Partner über Nacht, sozusagen als «Schlafanzug». Als Ausklang einer abendlichen Szene oder als Vorspiel zum kommenden Morgen kann das für beide Partner sehr spannend werden. Viele Tops finden den Gedanken sehr verlockend, nachts aufzuwachen und einen gefesselten und verfügbaren Mann neben sich liegen zu haben. Umgekehrt geht es manchen Bottoms ebenso, warum also noch zögern?

Ein grundsätzliches Problem von Bondage im allgemeinen und *Longtime*-Bondage im Speziellen ist die Differenz zwischen Realität und Phantasie. Ich will damit sagen, dass die meisten Bottoms, die ich kenne, in der Phantasie davon träumen, aber in der Realität nach zwei Stunden nicht mehr können oder wollen. Ich habe es selten erlebt, dass ein Bottom wirklich über Nacht gefesselt bleiben kann und gleichzeitig auch einen erholsamen Schlaf findet. Jedenfalls nicht dann, wenn er nicht nur die Hände vor dem Bauch zusammengebunden hat.

Material

Es bieten sich als Materialien gepolsterte Lederfesseln, Klebeband, Plastikfolie, Zwangsjacken, Bondageschlafsäcke oder normale Schlafsäcke an. Diese sind sicher und bequem. Denkbar ungeeignet sind Handschellen. Ausnahmen sind die besonders schweren und dicken Varianten, die nicht scharfkantig sind. Auch Seile werden auf die Dauer problematisch, da sie sich zuziehen können, wenn der Bottom versucht, sich zu befreien oder einmal seine Lage verändert.

Techniken

Im Prinzip können alle bisher vorgestellten Techniken angewendet werden. Dennoch müssen sich beide Partner klar den Zeitaspekt vor Augen führen. Die Zeit arbeitet immer gegen den Bottom. Das magst du schon alleine daran erkennen, dass es kaum Menschen gibt, die es schaffen, während eines achtstündigen Schlafs ohne Positionsänderung zu liegen, auch wenn sie nicht gefesselt sind. Gefesselt können acht Stunden sehr, sehr lange werden. Insbesondere dann, wenn dein Bottom eine Maske oder Augenbinde trägt und nicht auf die Uhr sehen kann. Deswegen müsst ihr euch langsam an *longtime*-Bondage herantasten. Findet zunächst einmal die Positionen, die ihr beide geil findet, und lotet mit langsamen Steigerungen aus, wie lange die Szene dauern kann. Nachfolgend einige Tipps dazu:

- Es ist offensichtlich, dass der passive Partner mindestens sitzen, besser liegen sollte. *Longtime*-Bondage und stehende Positionen des Bottoms schließen sich aus.
- Das Tragen einer Maske ist eine gute Ergänzung, da sie die psychologischen Eigenheiten einer *longtime*-Szene aufnimmt und intensiviert. Das Tragen eine Maske erhöht aber auch das Risiko, dass Probleme vom Aktiven nicht erkannt werden. Hier müsst ihr selbst herausfinden, was ihr am liebsten mögt.
- Achtet darauf, dass der passive Partner vorher ausreichend gegessen und getrunken hat sowie auf der Toilette war.
- Beachte die Tipps aus dem Abschnitt über Mumifizierung. Der richtigen Temperatur kommt sehr hohe Bedeutung zu, ebenso der Frage, wie es um die Atmung und den Stoppcode bestellt ist.

Longtime-Bondage ist – ähnlich wie die Mumifizierung – oft mit dem Wunsch des Bottoms verbunden, alleine gelassen zu werden. Viele Bottoms genießen geradezu die Abwesenheit des Tops und damit die Möglichkeit, ein Stoppsignal geben zu können. Erst durch diesen Umstand können sie sich richtig fallen lassen. Ich gestehe, dass ich diesen Gedanken sehr gut nachvollziehen kann. Dennoch solltet ihr genau überlegen, was ihr tut. Tausend Dinge könnten passieren, die den alleine gelassenen Passiven in eine schwierige Situation bringen könnten: Beginnend mit externen Einflüssen wie Wasser, Feuer, Einbrecher etc. über körperliche Probleme wie Erbrechen, Krämpfe oder Atemnot bis hin zu psychischen Problemen wie plötzliche Panik kann einiges vorkommen, was euch eure Entscheidung bereuen lässt.

Ich bleibe eisern dabei: Niemals seinen Bottom alleine lassen! In *longtime*-Szenen, in denen an mich als Top ein solcher Wunsch herangetragen wurde, habe ich meinem Bottom einfach vorgespielt, dass ich weg wäre. Dazu habe ich leise Musik angestellt, um mich nicht durch meine eigenen Schritte zu verraten. Ich verwendete Ohrenstöpsel und Augenbinde bei meinem Partner, verabschiedete mich und und machte die Haustür von innen auf und zu. Dann schlich ich mich zurück und nahm ein gutes Buch. Wenn du ein Handy hast, ruf deinen Festanschluss an und lass das Telefon klingeln. Oder geh einmal zur Haustür und klingele ein paar Mal. Das wird den Bottom überzeugen, dass er wirklich alleine ist. Um die Illusion aufrecht zu erhalten, solltest du die Szene auch so beenden, wie du sie begonnen hast, nämlich als Hobby-Zauberer. Geh zur Haustür, hantiere mit dem Schlüssel und komm vernehmlich zurück in die Wohnung. Damit hast du die Chance gewahrt, dass dein Bottom auch ein zweites Mal darauf hereinfällt.

Stuhl-Bondage

Einen Bottom an einen Stuhl zu fesseln – beispielsweise im Kontext einer Verhörszene – kann eine interessante Abwechslung sein. Zum einen sitzt er relativ bequem, der Top kann die Szene also lange ausdehnen, ohne dass es für den Partner zu unangenehm wird. Zum anderen bietet ein Stuhl sehr viele Variationsmöglichkeiten, mit denen der Top kreativ spielen kann.

Zunächst noch ein paar Worte zum Material. Es versteht sich von selbst, dass der Stuhl stabil gebaut sein und eine Lehne haben sollte. Ideal sind die klassischen Holzstühle, die allerlei Befestigungsmöglichkeiten für Seile oder andere Toys bieten. Vielleicht habt ihr ja noch einen solchen alten Holzstuhl im Keller stehen, den ihr zusätzlich mit ein paar Haken an der Seite verseht, die weitere Möglichkeiten für Bondage eröffnen. Klasse sind solche Stühle, die eine sehr hohe Lehne haben, denn an diesen kann der Top die Hände des Bottoms über dessen Kopf fixieren.

Oft kommt es vor, dass du die Hände eines sitzenden Bottoms

nicht hinter der Stuhllehne zusammenbinden kannst, weil diese zu breit dafür ist. Deswegen bist du gezwungen, die Hände (oder Füße) einzeln irgendwo am Stuhl zu befestigen. Auch hier kommt am besten wieder die *cinch-loop*-Technik zur Anwendung, wobei eben nicht zwei Handgelenke, sondern ein Handgelenk und eine Seitenlehne miteinander verbunden wird. Wenn du besonders viel Seil bei den um 90 Grad versetzten Wicklungen verwendest, kannst du sogar den unmittelbaren Kontakt des Arms mit der Seitenlehne vermeiden und eine Art Puffer einbauen, damit sich dein Partner nicht verletzen kann.

Abschließend noch ein paar praktische Anregungen zum Ausprobieren: Es gibt mehrere Möglichkeiten, die Hände in eine solche Fesselung einzubeziehen. Neben der klassischen Rückenposition kannst du die Hände auch getrennt auf die (evtl. vorhandenen) Armlehnen binden. Oder du kannst Sie seitlich nach unten an die rückwärtigen Stuhlbeine fesseln.

Für die Füße gibt es einen wichtigen Trick: Es ist nicht optimal, die Füße auf dem Boden stehend an die seitlichen Stuhlbeine zu binden. Es könnte nämlich passieren, dass dein Partner mitsamt dem Stuhl umfällt, wenn er entsprechend zappelt und sich mit den Füßen am Boden abstützt. Viel besser ist es, die Füße seitlich-hinten soweit nach oben zu ziehen und an der Rückenlehne zu fixieren, dass sie nicht mehr den Boden berühren. Dann nämlich ist das Umfallen des Stuhls durch Zappeln des Bottoms ausgeschlossen.

Chastity

Chastity kontrolliert den Zugang des Bottoms zu seinem Schwanz und damit alles, was er so damit anstellen könnte.

Bondage erzeugt oft eine erotische Spannung, die einzig und alleine durch dich als Top kontrolliert und mit einem Orgasmus des Bottoms aufgelöst werden kann. Das «Spielen» mit dem Zeitpunkt dieser Auflösung, also das Hinauszögern des immer stärker ersehnten Orgasmus deines Bottoms, kann sehr spannend sein und viel

Spaß machen. Die Amerikaner nennen das treffend *cum-control*. *Chastity* geht an dieser Stelle einen Schritt weiter, indem es den Schwanz des Bottoms auch bei Abwesenheit des Tops kontrolliert, zum Beispiel tagsüber im Büro. Dafür gibt es in der S/M-Szene die ausgeklügelsten Hilfsmittel, die man sich vorstellen kann. Ein paar dieser Hilfsmittel möchte ich dir an dieser Stelle präsentieren:

Chastity-Hosen

Zunächst einmal wird eine Vielzahl von speziellen Hosen angeboten, die – zumeist aus Leder oder Gummi – verschließbar sind und nur dem Top Zugang zu den edelsten Teilen gewähren. Meist werden sie an beiden Beinabschlüssen sowie an der Hüfte eng geschlossen und mit einem kleinen Vorhängeschloss gesichert. Sie funktionieren allerdings nur dann, wenn das Material an der entscheidenden Stelle so hart ist, dass ein äußerliches Reiben des Bottoms nicht am Schwanz gespürt werden kann. Durch ein weiches Leder ist das nicht sichergestellt, eher schon durch eine Art Schale, wie sie auch bei entsprechenden Sicherheitsausstattungen für Handball- oder Eishockeyspieler (die «Eierbecher») zum Einsatz kommt. Solche Hosen haben jedoch den Nachteil, dass sie der Bottom nicht sehr lange tragen kann, es sei denn, die Partner haben sich darauf geeinigt, wer die entsprechend streng riechenden Reste der letzten Mahlzeiten aus der Hose entfernen muss ...

Schwanztoys

Letzteres Problem wird mit Hilfsmitteln, die direkt am Schwanz befestigt sind, umgangen. Hier wird ebenfalls eine Vielzahl von Toys angeboten, die beispielsweise nach dem Prinzip funktionieren, dass eine Erektion durch zu wenig Platz für die Vergrößerung des Schwanzes oder aber durch Schmerz unmöglich gemacht wird. Es gibt aber auch *chastity*-Toys, die nur über die «Zugangskontrolle» zum besten Stück deines Bottoms arbeiten.

Es ist erstaunlich, was sich hier am Markt getan hat. Da gibt es beispielsweise Ledersäckchen, die um Schwanz und Eier per Vorhängeschloss fixiert werden und innen mit spitzen Metallnieten versehen sind. Da gibt es des Weiteren vorne offene Metallrohre, die über den Schwanz gesteckt werden und per angeschweißter Handschelle hinter dem Sack verschlossen werden können.

Schwanzschelle

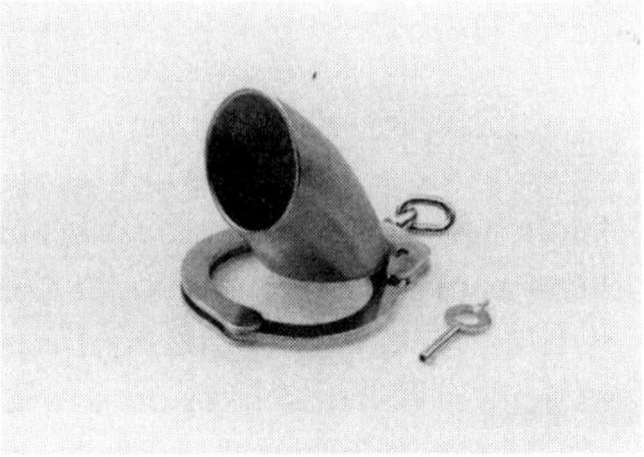

Ein Besuch in einem gut ausgestatteten S/M-Geschäft wird weitere Inspirationen liefern. Was auch immer du kaufen möchtest, du solltest auf folgende Kriterien achten:

- Das Tool sollte sicher verschließbar sein.
- Es sollte nicht verhindern, dass der Bottom pinkeln kann. Sonst könnte er es sowieso nicht sehr lange tragen.
- Schließlich sollte es nicht zu eng sein, um Erektionen des Bottoms zu erlauben, obwohl gerade das auch reizvoll sein kann ...
- Der Bottom sollte auch hier eine Stoppmöglichkeit für Notfälle haben, beispielsweise, indem er die Schlüssel in einem unverwechselbaren und verschlossenen Papierumschlag ausgehändigt bekommt. Falls dieser Umschlag bei der Rückgabe aufgerissen ist, kann der Top dann eine entsprechende «Strafe» ansetzen.

Minimal-Bondage

Minimal-Bondage – also das effektive Fesseln deines Partners mit möglichst geringen Mitteln – ist das genaue Gegenteil der bereits vorgestellten, komplizierten und dekorativen Kunstwerke aus dem Japanischen Bondage. Hier geht es darum, mit wenigen, kurzen und dünnen Seilen zu arbeiten. Überrascht es dich, dass du schon mit einem 30 Zentimeter langen Schnürsenkel deinen Bottom zur «Verzweiflung» bringen kannst? Hier liegt auch der psychologische Effekt: Der Passive wird zunehmend frustriert, dass sich die anfangs eher lächerlich wirkende Fesselung als sehr sicher erweist.

Erste Variante

Du kannst mittels eines kurzen Schnürsenkels die Hände deines Bottoms so fesseln, dass du anstatt Hände oder Füße lediglich Daumen bzw. Zehen zusammenbindest. Zur Verwendung kommen wieder die Techniken, die ich weiter vorne dargestellt habe. Achte darauf, dass du nicht zu fest anziehst und so evtl. Probleme bei der Blutzirkulation verursachst.

Zweite Variante

Du kannst auch deinen Bottom die Hände wie zum Gebet falten lassen und dann seine fünf Fingerpaare einzeln zusammenbinden.

Dritte Variante

Die folgende Technik wird oft in militärischen Ausbildungen gelehrt: Du nimmst einen langen Schnürsenkel und fesselst die Handgelenke in Gebetshaltung. Um das gegenseitige Verdrehen der Hände und damit das Zerreißen der dünnen Seile zu verhinden, bindest du noch jeweils paarweise die Daumen und die kleinen Finger direkt an deren Urprung am Handteller zusammen. Dadurch verhinderst du auch das Herumnesteln an den Handgelenken. Das funktioniert im übrigen auch mit Klebeband oder sogar mit normalem Tesafilm.

Vierte Variante

Verbinde jeweils den linken Daumen mit dem linken großen Zeh und den rechten Daumen mit dem rechten Zeh. So zwingst du deinen Bottom in eine gebückte oder kniende Position. Bei einem gelenkigen Bottom kannst du auch die Zehen der Füße Fußsohle an Fußsohle zusammenbinden und ihn so in eine Art Schneidersitz bringen. Diese Art der Fesselung lässt noch weniger Bewegungsmöglichkeiten zu als die Fesselung der Fußgelenke.

Denk bei dieser Art von Fesselung daran, dass der Bottom seine Hände und Füße viel weniger belasten kann als mit zusammengebundenen Hand- oder Fußgelenken. Kann dein Partner beispielsweise mit über dem Kopf an der Decke angebundenen Handgelenken noch relativ bequem stehen, muss er das Eigengewicht seiner Arme bei Daumenfesselung selbst tragen, da diese Position ansonsten zu schmerzhaft an den beiden Daumen wäre.

Gürteltrick

Zum Abschluss dieses Kapitels möchte ich dir einen kleinen Trick vorstellen, den ich erst vor kurzem von einem Freund gezeigt bekam. Du kannst nämlich auf erstaunlich einfache und effiziente Weise deinen normalen Hosengürtel zur Fesselung deines Partners zweckentfremden.

Vermutlich wirst du – wie ich – sehr erstaunt sein, wie sicher das hält. Selbst der Top wird einige Mühe haben, das Ganze wieder zu öffnen.

1.

Schlage das Gürtelende ohne Schnalle um, so dass ein ca. 50 cm langes, doppeltes Stück entsteht und stecke nun dieses Stück von außen durch die Schnalle, bis eine doppellagige Schlinge entsteht.

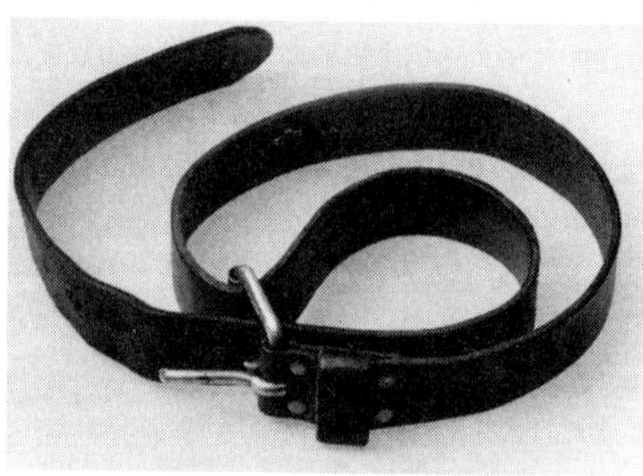

2.

Die so entstandene Schlinge legst du um die Handgelenke deines Partners und ziehst sie mit dem durch die Gürtelschnalle herausragenden Ende fest.

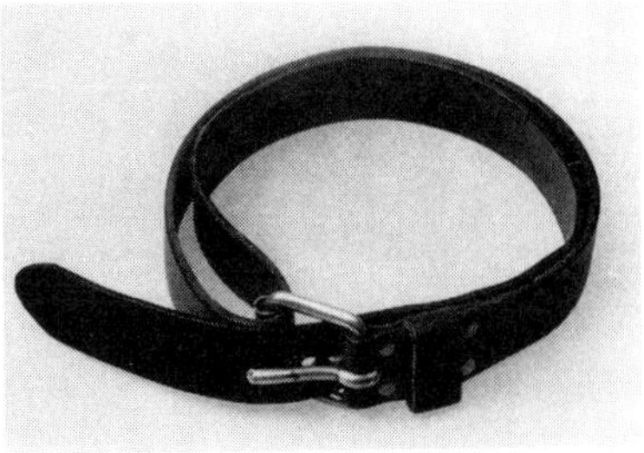

Bondage
der
Sinne

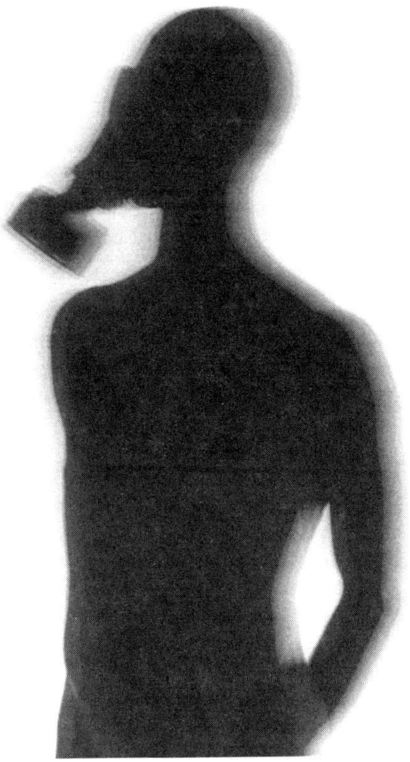

Paul zieht die Verschnürung der Ledermaske stramm. Ich tauche in die Welt meiner Gefühle ein. Spüre von der Umgebung nur noch die Fesseln, die mich meiner Bewegungsfreiheit berauben, mich zwingen, mich nur auf mein eigenes Inneres, das Leder und Metall an Händen, Kopf und Füßen zu konzentrieren.» («Pauls Bücher. Erstes Buch: Die Entwicklung»)

Unter dem Begriff «Bondage der Sinne» verstehe ich die Einflussnahme eines Tops auf das Hör-, Seh-, Sprech- und Riechvermögen seines Bottoms. Es ist ein sehr großer Schritt, von der Kontrolle und Einschränkung der physikalischen Bewegungsfähigkeit des Bottoms auf die Wahrnehmungs- und Kommunikationsebene zu wechseln, der Bottom begibt sich in eine noch größere Abhängigkeit von seinem Partner.

Zum einen kannst du als Bottom nur noch eingeschränkt oder sogar nichts mehr sehen, hören und riechen, also *wahrnehmen*. Du nimmst keine oder entscheidend weniger Eindrücke deiner Umwelt wahr, die dir vorher noch Orientierung und Sicherheit gegeben haben. Schon das Herumlaufen (wenn die Füße nicht gefesselt sind) wird ohne Sicht fast unmöglich und zum «Eiertanz». Du kannst dir nicht sicher sein, ob jemand im Raum ist, weißt nicht, wer den Raum betritt und ob er alleine ist. Das führt als Nebeneffekt auch dazu, dass andere rezeptive Sinne, also zum Beispiel dein Geruchssinn, dein Tastsinn, die Temperaturwahrnehmung oder die Berührungsempfindlichkeit deiner Haut stark an Bedeutung gewinnen und umso wacher auf die Umwelt reagieren. Ob das Fenster offen ist, kannst du nicht mehr sehen oder hören, sondern am seichten Luftzug auf der Haut spüren. Du wirst viel temperatursensibler und reagierst viel stärker und lustvoller auf zärtliche oder aber weniger zärtliche Berührungen. Knebel, Masken etc. verstärken die *objektive* Wehrlosigkeit eines bereits sicher gefesselten Bottoms kaum. Aber sie verstärken das subjektive *Gefühl* der Wehrlosigkeit.

Zum anderen – und das ist genauso wichtig – kannst du als Bottom weniger Informationen *geben*. Geknebelt kannst du nicht mehr artikuliert sprechen, nur noch unverständliche Laute machen, die die verbale Kommunikation mit dem Top viel schwieriger gestalten. Das ist eine einschneidende Änderung der Szene, weil du viel weniger mitteilen kannst, wie du dich fühlst. Deswegen solltest du solche Techniken auch nicht gleich beim ersten Mal mit einem neuen Partner einsetzen, sondern erst als «eingespieltes Team» anwenden, da ihr euch dann besser kennt und die nonverbale Kommunikation schon eingespielt ist. Dies alles führt meist dazu, dass die Beziehung des Bottoms zum Top viel intensiver wird.

Für dich als Top stellt sich die Situation umgekehrt dar: Lässt sich dein Bottom von dir in der genannten Weise abkapseln, dann fühlt und gibt er noch mehr Vertrauen, begibt sich in noch größere Abhängigkeit und reagiert entsprechend. Das Reden verliert an Bedeutung, das Tun, die Berührungen, die Musik etc. werden viel wichtiger. Die äußere Abkapselung deines Bottoms trennt paradoxerweise nicht die Top-Bottom-Beziehung, sondern stärkt sie und macht sie intensiver.

Die andere Konsequenz dieser Praktiken ist ebenso klar: Alle Risiken, die ich zu Beginn des Buchs diskutiert habe, werden ebenso verstärkt, da die Hilflosigkeit jetzt umso größer ist. Könnte der Passive ohne Knebel noch um Hilfe rufen und den Nachbarn alarmieren, wird das jetzt nicht mehr möglich sein. Könnte der Passive mit freier Sicht vielleicht noch zum Telefon robben und die Nummer seines besten Freundes wählen, wird das bei aufgesetzter Maske ebenfalls unmöglich.

Schließlich werden durch Knebel, Masken oder Ähnliches die Atemwege deines Bottoms manipuliert und behindert. Das kann bei unsachgemäßer Handhabung auch unabsichtlich zu Zwischenfällen führen. Ich werde zu gegebener Zeit darauf zu sprechen kommen. In der Folge möchte ich die einzelnen Toys und Praktiken vorstellen und dabei detailliert auf den Sicherheitsaspekt eingehen.

Knebel

Ein Knebel verändert den Charakter einer Bondage-Szene sehr stark, da er eine der wesentlichen Kommunikationsformen des Menschen, seine Sprache, ausschaltet oder zumindest behindert. Ein Knebel macht deinen Bottom nicht notwendigerweise leiser, denn er kann immer noch viel Lärm machen und schreien, stöhnen und so weiter. Was er aber meist nicht mehr kann, ist artikuliert sprechen. Deswegen sollte an Knebel nur dann gedacht werden, wenn diese verbale Kommunikation (zum Beispiel bei sich sehr gut kennenden Partnern) nicht mehr unbedingt erforderlich ist. Umgekehrt heißt das, dass ihr Knebel nicht beim ersten Spielen zum Einsatz kommen lassen solltem. Ob ein Stöhnen deines Bottoms lustvoll oder hilfesuchend ist, kannst du als Top während der ersten Szene viel schlechter beurteilen als später, wenn ihr schon häufiger miteinander gespielt habt. Eine weitere Konsequenz eines Knebels ist, dass verbale Sicherheitswörter (Stoppcodes) nicht mehr oder zumindest anders funktionieren. Ihr müsst deswegen Vorsorge treffen, was an deren Stelle tritt.

Die technische Wirkung eines Knebels ist offensichtlich. Was aber ist für die Partner so verlockend daran? Warum setzt man ihn überhaupt ein? Was ist seine mentale Wirkung? Ein lediglich bewegungsunfähiger Bottom kann noch sprechen, essen, trinken, beißen, spucken, pfeifen, schmecken und durch den Mund atmen. Auch kann er sexuelle Praktiken wie Lecken, Rimming, Blasen und weitere noch aktiv anwenden.

Er hat also noch relativ viel Kontrolle. Ein Knebel ändert das schlagartig, und dadurch wird in einem sehr starken Maße in die Selbstbestimmung des Passiven eingegriffen. Er ist jetzt noch abhängiger als zuvor, noch wehrloser, noch ausgelieferter. Diese Gefühle, die durch Bondage ja generell angestrebt werden, sind viel intensiver. Das führt bei beiden Partnern zu einer als tiefer und weitgehender empfundenen Beziehung. Natürlich gibt es auch Bottoms oder Tops, die Knebel aus verschiedenen Gründen ablehnen. Nirgendwo steht geschrieben, dass sie zu Bondagespielen dazugehören. Hier ist eine vorherige Absprache unabdingbar. Nicht jeder Bottom, der gefesselt werden möchte, steht auch auf Knebel. Dennoch mögen ihn die meisten Partner wegen seiner mentalen Wirkung. Welche Arten von Knebel gibt es und welche sind zu empfehlen?

Halstuch I

Die einfachste Art und auch diejenige, die du in der Toprolle mit einem Anfänger zunächst verwenden solltest, ist ein zusammengerolltes Halstuch, das du deinem Bottom um den Mund bindest. Dazu musst du das Halstuch diagonal falten und zu einem Dreieck legen, danach mit dem Dreieckszipfel beginnend aufrollen. Falls du mit der breiten Seite beginnst, bleibt immer ein lästiges «Zipfelchen» übrig, was den Passiven im Mund sehr stören kann. Diese Knebelmethode ist eher symbolisch, da der Bottom dadurch weder leiser wird, noch durch einen solchen Knebel daran gehindert wird, einigermaßen deutlich zu sprechen. Dennoch ist sie für Anfänger sehr gut geeignet, ihr könnt ja beim nächsten Mal steigern. Der Knebel wird wirksamer, wenn du nach dem Zusammenrollen noch einen Knoten in die Mitte machst und ihn in den Mund deines Partners steckst, bevor du das Tuch hinter seinem Kopf zusammenbindest.

Halstuch II

Deutlich effektiver wird der Knebel, wenn du ein zweites Hals- oder besser Taschentuch benutzt: Du faltest es in der gleichen Weise wie das Halstuch aus der ersten Variante und verknotest es anschließend immer wieder, bis ein «Ball» entstanden ist. Diesen schiebst du deinem Bottom in den Mund und bindest das andere Halstuch darüber, so dass er den Ball nicht ausspucken kann. Für den Ball ist ein Halstuch meist zu groß, deswegen ist ein normales Herrentaschentuch besser. Verknoten – und nicht etwa zusammenknüllen – solltest du es deswegen, weil ansonsten ein Zipfel oder ein größeres Stück in die Atemwege gelangen könnte.

Es gibt eine generelle Problematik mit Knebeln, bei denen das Mundstück von dem den Kopf umschließenden Teil getrennt ist oder sich beispielsweise durch Abbeissen trennen lässt. Insbesondere dann, wenn das Mundstück zu klein ist, besteht die Gefahr, dass es vom Bottom verschluckt wird oder – noch schlimmer – dass es in die Luftröhre gerät. Andererseits: Wenn der Teil im Mund zu groß ist, besteht die Gefahr, dass dein Bottom keine Luft durch den

Mund bekommt und darauf angewiesen ist, eine freie Nase zum Atmen zu haben. Selbst wenn er diese anfangs hat, so könnte sich das im Laufe des Spiels ändern. Deshalb rate ich, diese Methode nur dann anzuwenden, wenn kein anderer Knebel zu Hand ist.

Leder- oder Gummiknebel

Diese Knebel lassen sich in entsprechenden Sexshops kaufen und sind die sichersten und besten, die du verwenden kannst. Sie bestehen entweder aus Leder oder Gummi oder aus einer Kombination beider Materialien. Ich empfehle solche, bei denen das Mundstück aus Gummi besteht, denn sie sind hygienischer und leichter zu reinigen. Das Material des Gurtes spielt keine große Rolle.

Lederknebel

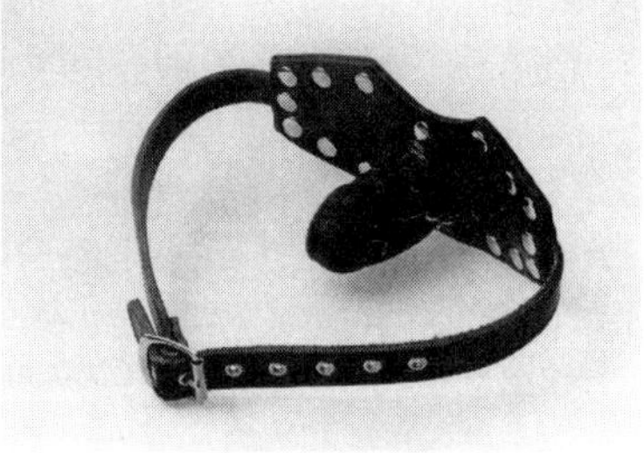

Die Vorteile dieser Knebel liegen auf der Hand: Sie sind effektiv und vom Bottom ohne die Benutzung der (zumeist gefesselten) Hände nicht abnehmbar. Außerdem kann das Mundstück nicht abgebissen und daher auch nicht verschluckt werden.

Worauf du beim Kauf achten solltest, ist insbesondere die Form, Größe und Flexibilität des Mundstücks. Ähnlich wie bei Dildos gibt es jede vorstellbare (und manchmal von mir nicht vorstellbare) Größe. Wenn ein Mundstück sehr dick und hart ist, dann kann es dein Bottom meist nur wenige Minuten angelegt bekommen, weil durch den unnatürlich weit aufgesperrten Kiefer sehr schnell Schmerzen in der Kaumuskulatur auftreten. Ein kleineres und/oder flexibleres Mundstück dagegen ist besser, sicherer und länger einsetzbar. Was die Form anbelangt, so gibt es entweder penisförmige oder aber eher rundliche, ballartige Mundstücke. Bei einem penisförmigen Knebel musst du beim Kauf darauf achten, das er nicht zu lang ist und an den Rachen des Bottoms stößt. Dann nämlich folgt ein sofortiger Würg- und Brechreiz. Schließlich solltest du darauf achten, dass du den Knebel nach Gebrauch wieder reinigst.

Aufblasbare Knebel

Von dieser Variante des Gummiknebels kann ich nur abraten, obwohl ich weiß, dass ihn viele Spieler gerne verwenden. Sie ist ähnlich wie der zuvor beschriebene Gummi- oder Lederknebel, mit dem Unterschied, dass das Mundstück aufblasbar ist. Vom Mundstück ausgehend wird ein dünner Schlauch nach außen geleitet, der mit einer kleinen Luftpumpe verbunden ist. Nach Anlegen des Knebels pumpt der Top den Knebel ähnlich einer Blutdruckmessmanschette auf, wobei das Mundstück dann durch Ausdehnen den gesamten Mundraum des Bottoms ausfüllt.

Das Problem bei der Verwendung dieser Knebel ist, dass sie durch den Top sehr schwer zu dosieren sind und dazu verführen, zu stark aufgepumpt zu werden. Dadurch können sie – im Gegensatz zu nicht aufblasbaren Gummi- oder Lederknebeln – den Mund absolut luftdicht verschließen. Dadurch wird einerseits die Mundatmung unmöglich, andererseits wird die Kiefermuskulatur überdehnt sowie ein Würg- oder Brechreiz ausgelöst. Es braucht sehr viel Erfahrung und auch Eigenversuche, um den Luftdruck genau richtig zu dosieren. Meine Erfahrungen mit solchen Knebeln sind durchweg schlecht, obwohl es manche Spieler gibt, die solche Knebel einsetzen. Sie sind definitiv nur etwas für sehr erfahrene Spieler.

Ballknebel

Beim Ballknebel wird ein relativ harter Gummiball durch einen den Kopf umschließenden Riemen zwischen den Zähnen des Bottoms gehalten. Dieser Ball ist etwa so groß wie ein Tischtennisball. Im Unterschied zu den bislang beschriebenen Knebeln wird der Mund des Bottoms nicht gefüllt, sondern «nur» offen gehalten.

Ballknebel

Dieser Ballknebel hat neben dem normalen Haltegurt um den Kopf zusätzlich noch eine Art Kopfgeschirr, das ihn noch sicherer in seiner Position halten soll.

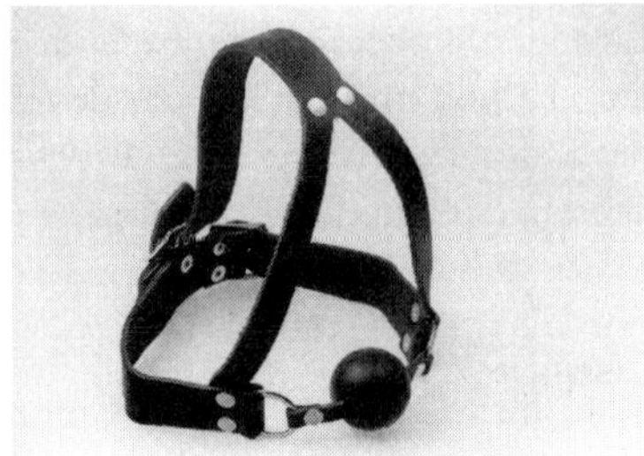

Diese Knebel sind relativ sicher in der Anwendung, bergen aber auch das Problem der «Maulsperre» mit den damit einhergehenden Kieferschmerzen bei längerem Tragen. Außerdem ist der bei dieser Art von Knebeln unvermeidliche Ausfluss von Speichel nicht jedermanns Sache.

Ring- oder Schlauchknebel

Diese Varianten sind nicht so sehr zum Knebeln entwickelt, sondern sollen hauptsächlich den Mund des Passiven offen halten, damit dort ein Gegenstand oder Flüssigkeiten eingeführt werden können. Durch einen Riemen um den Kopf wird entweder ein Metall- oder Hartgummiring oder aber ein kurzes Stück Schlauch – ebenfalls aus Hartgummi – gehalten. Erstere Variante gehört verboten, denn Metallgegenstände haben im Mund oder an den Zähnen überhaupt nichts verloren. Sie sind gefährlich und sollten keinesfalls verwendet werden. Die Gummiversion, sei es mit Ring oder mit Schlauch, halte ich für unproblematisch. Auch hier gilt – wie beim Ballknebel – der Hinweis, dass sie nicht sehr lange getragen werden können, weil ansonsten wieder der «Maulsperreneffekt» eintritt.

Klebeband

Knebel aus Klebeband, bekannt aus fast allen Spielfilmen, in denen es um Entführungen geht, werden in der Praxis häufig eingesetzt, denn sie sind billig, leicht zu bekommen und sehr effektiv. Außerdem sind sie recht bequem und können länger als andere Knebel getragen werden, da der Mund geschlossen bleiben kann, ja muss. Aus diesem Grund tritt kein «Maulsperreneffekt» auf. Dennoch sind sie nicht ganz so einfach einzusetzen, wie es vielleicht erscheinen mag. Zunächst besteht ein Problem mit dem Abnehmen des Klebebandes, ohne zu große Eingriffe in die Frisur oder dem Bart des Bottoms vorzunehmen. Außerdem hat Klebeband den prinzipiellen Nachteil, dass ein eventuell vorher in den Mund geschobenes, verknotetes Taschentuch nicht daran befestigt werden kann und somit möglicherweise von deinem Bottom verschluckt werden könnte. Zum dritten kann es relativ lange dauern, bis es im Notfall entfernt werden kann. Eine letzte Eigenschaft unterscheidet Klebeband von allen anderen Knebel, mit Ausnahme der aufblasbaren Variante: Es schließt den Mund luftdicht ab. Noch viel stärker als bei anderen Knebel ist der Bottom darauf angewiesen, durch die Nase atmen zu können, und zwar nicht nur am Anfang der Szene, sondern auch später. Das alles erfordert besondere Sorgfalt bei der Nutzung dieses Materials.

Dennoch ein paar Tipps für Partner, die es probieren möchten. Zur Materialwahl verweise ich auf meine Empfehlungen im Abschnitt Fesselmaterialien. Um das Problem des Festklebens von Haut und Haaren zu vermeiden, kannst du den gleichen Trick wie beim Fesseln mit Klebeband verwenden: Einfach durch Umschlagen und Aufeinanderlegen der klebenden Seiten ein circa 50 Zentimeter langes, nicht klebendes Anfangsstück vorbereiten. Diese erste Lage um den Kopf wickeln und dann weitere Lagen genau darüberwickeln. So kannst du das Klebeband im Notfall auch relativ schnell abwickeln, so dass du den Einsatz eines scharfen Gegenstandes (und die damit verbundenen Risiken von Verletzungen im Gesicht) vermeiden kannst. Generell warne ich auch hier wieder davor, vorher etwas in den Mund des Bottoms zu stopfen, zumal ein zusätzliches Mundstück hier nur wenig Effekt haben würde.

Es gibt noch weitere Arten von Knebeln, die ich hier nicht behandele, weil sie nur Variationen der hier vorgestellten Typen sind. So sind beispielsweise Kopfgeschirre aus Leder erhältlich, die einen integrierten Knebel haben.

All diese Knebel kann man einsetzen, solange sie folgende Kriterien erfüllen:

- Sie sollten schnell und einfach abnehmbar sein.
- Der mundfüllende Teil darf nicht zu groß sein. Nicht jeder Bottom hat die gleiche Mundgröße!
- Das Mundstück und die Fixierung sollten untrennbar miteinander verbunden sein.
- Als Mundstück sollten ausschließlich weiche, flexible Materialien verwenden werden.
- Er sollte aus hygienischen Gründen leicht zu reinigen sein.

Ein letzter, aber sehr wichtiger Punkt: Manchmal möchtet ihr vielleicht Knebel und Masken gleichzeitig einsetzen. Dabei solltest du auf *gar keinen Fall* einen Knebel unter einer Maske tragen oder anlegen. Es würde im Notfall (Atemnot) viel zu lange dauern, erst die Maske und anschließend den Knebel abzunehmen. Das gilt insbesondere dann, wenn dein Bottom mit Klebeband geknebelt ist. Durch den zusätzlichen Druck der Maske wird es absolut luftdicht. Wenn dein Partner dann Probleme bekommt, musst du ihm in weniger als einer Minute, in der er vielleicht sogar panisch zappelt, erst die Maske und dann das Klebeband abnehmen. Besser ist es, zunächst die Maske anzuziehen und erst danach einen Gummi- oder Lederknebel anzulegen. Dazu brauchst du natürlich eine Maske, die mit einem Mundloch versehen ist. Dadurch kannst du im Notfall viel schneller sicherstellen, dass die Mundatmung ungehindert funktioniert. Niemals von dieser Regel abweichen!

Augenbinden

Augenbinden sind – wie alles – Geschmacksache. Manche Bottoms verlangen sie geradezu, weil sie es lieben, durch Ausschaltung der Sicht «ungestört» in sich «hineinzukriechen» und mehr Aufmerksamkeit auf Hören, Riechen und Schmecken zu legen. Sie genießen es, nicht zu wissen, ob, wo und womit sie gleich berührt oder geschlagen werden. Wann das passiert. An welcher Körperstelle es passiert. Sie möchten nicht sehen können, ob der Top im Raum ist (sollte er aber immer), oder bei mehreren Tops, welcher. Heiß-kalt-Spiele, beispielsweise mit Eiswürfel und heißem Wachs, funktionieren nur, wenn der Bottom nicht sieht, was auf ihn zukommt.

Augenbinde

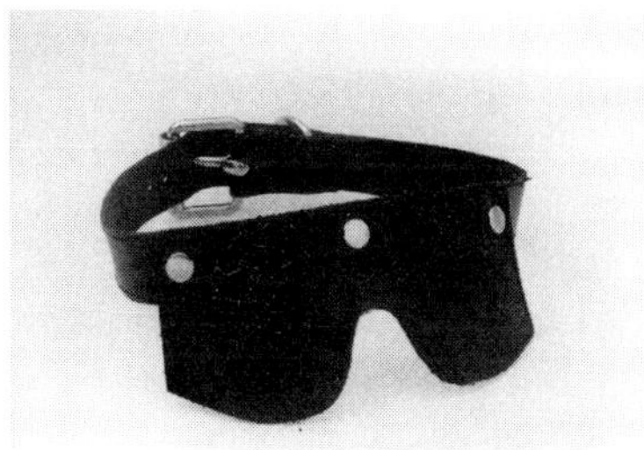

Andere lehnen Augenbinden ab. Sie möchten als Bottom ihren Partner sehen, wissen, was er tut, eine Vorstellung davon haben, wie sie selbst im Augenblick aussehen, und in das Gesicht des Tops blicken können.

Ein weiterer Aspekt ist: Augen sehen nicht nur, sie *sprechen* auch. Sie sind der ausdrucksstärkste Teil des Gesichts, und somit verändern Augenbinden nicht nur die Aufnahmefähigkeiten des Bottoms, sondern beschränken auch dessen Mimik. Du als Top kannst nicht mehr sehen, ob dein Bottom mit geschlossenen Augen genießt oder mit schmerzgeweiteten Augen mit sich ringt, demnächst das Stoppsignal zu geben.

Eine weitere Konsequenz der Augenbinden ist, dass Bottoms sich gemeinhin stärker in sich zurückziehen, in sich hineinfallen. Je weniger äußere Reize wahrgenommen werden, desto stärker kann der Bottom entspannen, nachdenken, wegdriften. Das erlebst du jeden Abend beim Einschlafen. Bottoms, die Bondage sehr stark als «Trip nach innen» nutzen, kennen und lieben diesen Effekt.

Welches Material benutzen?

Die erste und billigste Möglichkeit ist die Verwendung eines Halstuchs oder einer Mullbinde. Als Halstuch aufgerollt und um die Augen gebunden oder als Mullbinde mehrmals um den Kopf gewickelt, sind sie billig und sicher. Du musst wissen, dass ein Halstuch immer etwas Licht im Nasenbereich durchlässt und vom Bottom verschoben werden kann, wenn er sich beispielsweise das Gesicht an der Unterlage reiben kann. Mullbinden liegen enger an, sind elastischer und deswegen lichtdichter, wenn man ein paar Lagen übereinander legt.

Eine zweite Möglichkeit ist die Verwendung einer Augenmaske aus Leder, wie es sie in vielen Sexshops zu kaufen gibt. Du solltest darauf achten, dass sie innen gepolstert ist und nicht nur aus einer dicken und harten Lederschicht besteht. Die Verwendung einer medizinischen Schlafmaske, die sehr lichtempfindliche Menschen bei Nacht verwenden, ist nicht zu empfehlen, da sie zu locker sitzt und vom Bottom verrutscht oder abgestreift werden kann. Du kannst ihr jedoch mit etwas Klebeband zu einem sicheren Sitz verhelfen.

Die dritte Möglichkeit ist eine Maske. Es gibt sie mit oder ohne verschließbaren Augenlöchern. Ich empfehle, eine Maske immer unter dem Gesichtspunkt der Variabilität zu kaufen, also in diesem Fall mit vorhandenen und später verschließbaren Augenlöchern.

Von Klebeband möchte ich abraten. Gewiss, du kannst beispielsweise den Bereich der Augen durch Gegenkleben eines Stückes Band mit zugewandten Klebeflächen schützen. Dennoch ist Klebeband meistens zu unflexibel, um sich dem Gesicht soweit anzupassen, dass es lichtdicht wird. Da preislich kein zu großer Unterschied zu Mullbinden besteht, würde ich diese immer vorziehen, zumal sie wieder verwendbar sind. Wenn du dennoch mit Klebeband experimentieren möchtest, würde ich dir raten, nach dem Ende der Szene den Bottom loszubinden und ihm selbst das Abnehmen des Klebebands zu überlassen.

Denk bei der Verwendung von Augenbinden daran, den Bottom immer die evtl. vorhandenen Kontaktlinsen herausnehmen zu lassen.

Ohrenstöpsel

Das Hörvermögen ist der letzte der menschlichen Sinne, deren Beeinflussung in diesem Kapitel beschrieben werden soll. Insbesondere dann, wenn andere Wahrnehmungssinne bereits kontrolliert werden, wird den Verbleibenden umso mehr Aufmerksamkeit geschenkt. Ein gefesselter und geknebelter Bottom mit Augenbinde und Ohrenstöpsel nimmt seine Umwelt hauptsächlich mit seinem Tast- und Temperatursinn über die Haut. wahr. Aber: viel intensiver.

Zwar kannst du einen Menschen nur sehr schwer völlig taub machen, jedoch so weit manipulieren, dass er dich als leise operierenden Top nicht mehr hört. Am besten verwendest du die in Apotheken oder Drogerien angebotenen Ohrstöpsel und lässt sie den Bottom selbst am Anfang der Szene anwenden. Das Ohr ist ein empfindliches Organ, leicht kann das Trommelfell verletzt werden. Auch das spätere Herausnehmen sollte der Bottom selbst vornehmen.

Eine weitere Möglichkeit ist die Verwendung eines Walkmans, der den passiven Partner durch ständige Musikberieselung akustisch von seiner Umgebung abkapselt. Außerdem, sozusagen als Nebeneffekt, kannst du natürlich durch die Musikauswahl einen gewissen Einfluss auf seine Befindlichkeit nehmen. Achte als Top drauf, die Musik nicht zu laut zu machen; am besten vorher an dir selbst einmal ausprobieren. Verwende Ohrhörer, keine Kopfhörer, da sie nicht verrutschen können und auch eine Seitenlage deines Partners erlauben. Wenn sie dennoch herausfallen, zieh einfach eine Maske darüber oder sichere sie durch die Augenbinde. Ein Walkman für den Top sollte natürlich tabu sein, da er unter Umständen seinen Partner bei einem evtl. Stoppcode nicht mehr hören würde.

Masken

Masken kombinieren Knebel, Augenbinde und Ohrstöpsel. Du musst aber auch wissen, dass ihre Wirkung mental darüber hinausgeht, da sie zusätzlich noch ein Gefühl der Enge, des Eingeschlossenseins erzeugen.

Die Faszination von Masken für den Bottom liegt in der Möglichkeit, in seine eigene Welt abzutauchen. Er wird durch nichts abgelenkt und kann sich ganz in seine Gedanken und Phantasien fallen lassen. Viele Bottoms möchten die Maske während der Szene nicht abgenommen bekommen, sondern noch zusätzlich Knebel und Ohrstöpsel, um den Effekt noch zu verstärken. Auf der anderen Seite sind Masken risikobehafteter als die Kombination von Knebeln und Augenbinden. So decken sie beispielsweise nicht nur den Mund, sondern auch die Nase und damit alle Atemwege ab – mit den entsprechenden physischen und psychischen Konsequenzen. Außerdem geben sie dem Bottom ein Gefühl der größeren Abgeschiedenheit und Abkapselung von der Außenwelt und ändern somit auch das Verhältnis zum Partner.

Schließlich machen Masken deinen Bottom anonym, er wird zu einem Menschen ohne Gesicht. Und zwar nicht nur für sich selbst, sondern auch und vor allem für dich als Top. Kannst du bei einem geknebelten Bottom mit verbundenen Augen noch ein wenig seiner Mimik erkennen, eliminieren Masken auch diesen letzten Rest dieser Kommunikationsebene. In Verbindung mit strenger Fesselung, welche die Gestik ausschaltet, verbleiben lediglich Lautäußerungen des Bottoms als letzte Möglichkeit, Verbindung zur Außenwelt aufzunehmen. Na ja, fast als letzte Möglichkeit, schließlich ist ja auch der Schwanz noch recht aussagekräftig.

Wie bei fast jedem Sexspielzeug gibt es auch hier sehr viele Varianten. In der Folge möchte ich die wichtigsten Kategorien aufzählen und diskutieren.

Mullbinden

Das Umwickeln des Kopfes mit Mullbinde ist eine einfache Art, einmal ohne teures Zubehör mit dem Gefühl einer Maske zu experimentieren. Das Umwickeln des Kopfes geht relativ schnell, die Anzahl der Lagen bestimmt die Dunkelheit und Stille, in die dein Bottom eintaucht. Eine solche Maske ist recht bequem und kann lange getragen werden. Zu beachten ist natürlich, dass die Atmung durch Nase und Mund nicht beeinträchtigt werden darf! Wenn gewünscht, kann der Bottom nach Fertigstellung der Maske separat geknebelt werden.

Klebeband

Klebeband als Maskenmaterial zu verwenden, ist absolut nicht zu empfehlen, ist extrem unangenehm zu tragen und vor allem zu entfernen. Im Prinzip gilt das, was ich bereits über Klebeband als Augenbinde gesagt habe: Der direkte Kontakt mit der empfindlichen und oft behaarten Gesichtshaut ist sehr störend. Wenn du Klebeband unbedingt verwenden möchtest, dann verwende es über einer dünnen Maske aus Mullbinden, so dass jeder Hautkontakt vermieden wird. Denk vor allem bei diesem Material an die Aussparung von Mund und Nase und halte eine scharfe Schere bereit.

Nylonmasken

Nylonmasken sind in S/M-Geschäften erhältliche, elastische, schwarze Masken, die komplett wie ein Strumpf über den Kopf gezogen werden. Sie ähneln den Sturmhauben, die Motorradfahrer im Winter unter ihren Helmen tragen, allerdings haben sie keine Aussparungen für Augen, Mund und Nase. Dein Bottom kann durch das dünne Material noch sehen, hören und sprechen, allerdings wird das Sehvermögen bei einem leicht abgedunkelten Raum schnell schlechter und die Ausblicke schemenhaft. Die Wirkung liegt mehr auf der Seite des Tops: Du kannst den Bottom in seiner Mimik weit weniger erkennen als er dich. Zusätzlich kannst du natürlich eine separate Augenbinde oder auch Ohrstöpsel verwenden. Zur Verwendung eines Knebels musst du ein Loch an die Stelle der Mundpartie schneiden.

Gasmasken

Militärische Gasmasken haben viele Liebhaber. Ihr Reiz liegt zunächst im Fetischcharakter des Militärischen oder des Gummis, aber auch in einigen Besonderheiten, durch die sie sich von anderen Masken unterscheiden. Der Vielzahl von Ausführungen, die es in aller Welt davon gibt, ist Folgendes gemeinsam:

- Sie decken das Gesicht meistens vollkommen luftdicht ab (dazu sind sie konstruiert).
- Sie erzwingen die Atmung durch einen meist austausch- und abnehmbaren Filter, der die Atmung leicht erschwert.
- Sie haben verglaste Augenlöcher.

Das Hörvermögen bleibt meist unbeeinträchtigt, allerdings beschlagen die Augenöffnungen bei einigen Modellen schnell von innen, wodurch der Bottom «im Nebel» sitzt. Viele Spieler der S/M-Szene zweckentfremden Gasmasken in der Weise, dass sie beispielsweise Poppers auf den Filter träufeln und so den Bottom ein speziell präpariertes Luftgemisch einatmen lassen. Schließlich werden sie auch gerne von Liebhabern sogenannter *breath-control-* Spielchen verwendet.

Grundsätzlich halte ich sie für unbedenklich, solange nicht an Luftlöchern bzw. Luftfiltern herumexperimentiert wird.

Leder- oder Gummimasken

Diese Masken sind die gebräuchlichsten und gleichzeitig empfehlenswertesten in der Bondage- und S/M-Szene. Sie sind relativ teuer, halten aber sehr lange.

Gummi ist sicherlich für die Gummifetischisten das Material ihrer Wahl. Es ist allerdings absolut luftdicht, umso wichtiger ist – wie bei allen Masken –, dass Nasen- und Mundöffnungen vorhanden sind. Es gibt Modelle mit sehr dünnem Außenmaterial, fast vergleichbar mit Luftballons. Du kannst aber auch sehr dicke und schwere Qualitäten bekommen. Da dein Bottom unter der Gummimaske schnell schwitzen wird, ist es wichtig, zu wissen, ob er das auch mag. Mittlerweile gibt es sogar doppelwandige Gummimasken zum Aufblasen, die ein extremes Gefühl der Enge und Eingeschlossenheit erzeugen.

Ledermasken sind die verbreitetsten Masken. Gefüttert oder nicht, mit allerlei verschiedenen Verschlüssen und Mund- und Augendeckeln versehen, kannst du dir das Passende aussuchen.

Neben der Materialfrage spielt noch die Ausstattung eine entscheidende Rolle. Ich empfehle dir, darauf zu achten, dass die Maske genügend große Nasenlöcher hat, obwohl du auch durch eine fest sitzende Ledermaske ohne Löcher noch gut und sicher atmen kannst. Darüber hinaus empfehle ich dir aus Variabilitätsgründen immer Masken mit einer Aussparung über dem Mund, da du sie sowohl mit als auch ohne außenliegenden Knebel verwenden kannst. Ob du Augenaussparungen haben möchtest, ist eine Frage des persönlichen Geschmacks, nicht so sehr ein Sicherheitsaspekt.

Es gibt im allgemeinen zwei Verschlussarten. Da wären zum einen die Masken, die ähnlich wie ein Schnürstiefel am Hinterkopf des Bottoms zugeschnürt werden. Sie sind sehr leicht verstellbar und lassen sich relativ schnell wieder öffnen. Achte darauf, dass die Schnürnaht mit einer Leder- oder Gummilasche unterlegt ist, sonst können sich sehr leicht die Haare deines Partners in den Löchern verfangen. Dieser Hinweis gilt auch für die (selteneren) Masken, die sich mit einem Reißverschluss verschließen lassen. Diese sind mittlerweile zu Recht fast vom Markt verschwunden, da Reißverschlüsse nicht zuverlässig genug sind und in einer Notsituation auch mal klemmen können. Außerdem sind Reißverschlüsse deswegen nicht zu empfehlen, da sie nicht verstellbar und daher schwer an die Kopfform und -größe anpassbar sind. Der Verschluss einer Maske ist auch deswegen sehr wichtig, da er im Not- oder Zweifelsfall sehr schnell geöffnet werden muss. Deswegen ist es fatal, die Verschlüsse einer Maske (Halsband oder Verschluss am Hinterkopf) mit einem Vorhängeschloss zu sichern. Es dauert vielleicht zu lange, sie im Notfall abzunehmen, selbst wenn du den Schlüssel sofort zur Hand hast. Ein Schloss ist auch gänzlich unnötig, da ein gefesselter Bottom die Maske sowieso nicht alleine abnehmen kann.

Achte als Top immer darauf, dass du eine scharfe Schere parat hast, falls du den Schnürriemen einmal durchschneiden musst. Wie auch bei der Verwendung von Knebeln solltest du keine zu laute

Hintergrundmusik anstellen. Du könntest Hilferufe des Bottoms überhören.

Und: Masken sind nichts für Anfänger. Wenn ihr noch nicht damit experimentiert haben solltet, beginnt zunächst einmal mit Knebel und/oder Augenbinde. Steigert euch langsam, dann könnt ihr sicher scin, dass niemand von euch überfordert wird.

Halsbänder

Halsbänder passen vordergründig nicht zu diesem Kapitel, welches sich ja mit der Manipulation und Kontrolle der Sinne, dem «mentalen Bondage» beschäftigt. Ein Halsband beeinträchtigt deinen Bottom nicht, noch macht es ihn wehrloser. Wenn man jedoch die Maßnahmen und Toys dieses Kapitels als Instrumente ansieht, einen Bottom zusätzlich zur physikalischen Fesselung emotional zu beeinflussen, dann sind Halsbänder extrem wirksame Instrumente. Halsbänder werden spätestens dann zu Bondage, wenn du sie in die eigentliche Fesselung deines Bottoms einbeziehst. Das geht natürlich nur, wenn du ihre Nutzung kennst und die entsprechende Vorsicht walten lässt.

Leder- oder Gummihalsbänder

Die am häufigsten anzutreffenden Halsbänder bestehen aus Gummi oder Leder und werden mit einer Gürtelschnalle verschlossen. Sie sind meistens drei bis fünf Zentimeter breit, manchmal mit metallenen Nieten verziert und einem Hundehalsband für größere Hunde sehr ähnlich. Schließlich sind sie meist mit einem oder mehreren D-Ringen für das Anbringen einer Hundeleine oder auch für Seile ausgestattet.

Diese D-Ringe sind sehr wichtig, denn nur dann kann das Halsband auch vernünftig in eine Bondagetechnik einbezogen werden.

Lederhalsband

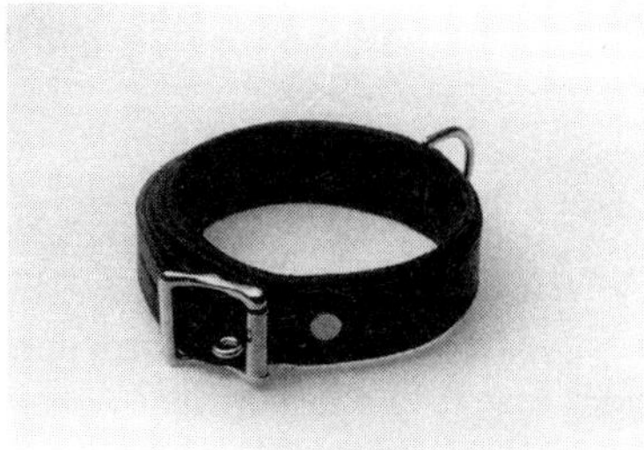

Bondagehalsbänder

Als Bondagehalsbänder bezeichnet man Halsbänder, an denen mehrere solcher D-Ringe befestigt sind. Durch ihre Anordnung an mehreren Stellen bieten sich sehr viele Möglichkeiten, die Fesselung der Arme und Beine mit einzubeziehen.

Ketten mit Schloss

Diese Art von Halsband ist symbolisch und wird in S/M-Kreisen oft von Bottoms getragen, die dadurch ihre Zugehörigkeit zu ihrem Top signalisieren möchten. Dieser hat den Schlüssel und signalisiert somit, dass der Bottom für andere Tops «belegt» ist. Nicht selten werden diese Kettenhalsbänder von den Bottoms immer, also auch täglich im Büro unter dem Anzug getragen, wo sie zwar unsichtbar, aber präsent sind. Im Zusammenhang mit Fesselungen sind sie nicht nutzbar, da das Metall zu hart und unangenehm ist, als dass du daran andere Körperteile fixieren könntest.

Würgehalsbänder

Würgehalsbänder oder -ketten aus Metall, die bei großen und kräftigen Hunden verwendet werden, ziehen sich bei Zug zu. Hunde haben von Natur aus eine viel kräftigere Halsmuskulatur als Menschen und sind auch am Kehlkopf viel unempfindlicher. Deswegen sollten diese Halsbänder auf keinen Fall zum Einsatz kommen. Du kannst sie bestenfalls als Schmuck oder Symbol und ohne äußeren Zug oder Druck tragen. Das gilt natürlich insbesondere für die

Exemplare, die noch zusätzlich mit nach innen zeigenden Dornen ausgestattet sind.

Breite Halsbänder

Recht selten kommen Halsbänder zum Einsatz, die die Beweglichkeit des Kopfes des Bottoms einschränken oder ausschalten. Ähnlich einem medizinischen Kragen zur Therapie eines Schleudertraumas, liegt das Kinn in einer Schale, der Kopf wird nach hinten gelegt und dort fixiert.

Halseisen

Ein Halseisen hat ähnlich wie eine Halskette mit Schloss hauptsächlich eine psychologische Wirkung. Oft nur mit einem Spezialwerkzeug oder Schlüssel zu öffnen, kann sich der Bottom auch ungefesselt nicht davon befreien. Das Gefühl des kühlen Metalls auf der Haut und das hohe Gewicht tun ein Übriges. Manche Tops genießen es, das Halseisen vor dem Anlegen noch ein paar Minuten in den Kühlschrank zu legen. Als Bondageinstrument ist es ebenso wie die Halskette ungeeignet, da Metall viel zu hart und unbequem ist, als dass irgendetwas daran gebunden werden dürfte.

Generell ist die mentale Wirkung von Halsbändern größer, wenn diese so verschließbar sind, dass sie auch von einem ungefesselten Bottom nicht zu öffnen sind. Dazu wird bei Leder- oder Gummihalsbändern ein kleines Vorhängeschloss in das erste Loch hinter der Schnalle gesteckt. Bei manchen Halsbändern kannst du die Schnalle auch durch ein Vorhängeschloss an einer Öse am Ende des Dorns der Schnalle sichern.

Die Verwendung von Halsbändern in Verbindung mit Bondage

Einem Bottom ein zu enges oder gar ein sich zuziehendes Halsband anzulegen, kann gefährlich für ihn werden. Um es noch deutlicher zu sagen: Hier lauert eine tödliche Gefahr für den Bottom. Auch die Freunde von *breath-control*-Spielchen müssen zugestehen, dass Praktiken, die Druck auf die Vorderseite des Halses ausüben, gefährlich sind. Zum einen kann es bei einem plötzlichen Ruck (Umfallen des Bottom) zum Eindrücken des Kehlkopfes kommen, was den sofortigen Tod zur Folge hat. Zum anderen kann ein anhaltender, leichterer Druck zur Unterbrechung der Blutzufuhr des Gehirns führen. Die Folgen sind nach einsetzender Bewusstlosigkeit des Bottoms die gleichen, wenn der Top nicht sofort etwas unternimmt. Schließlich besteht drittens die Gefahr der Unterbrechung der Atmung, ebenso mit fatalen Folgen.

Auf der anderen Seite kenne ich viele Tops und Bottoms, die Bondage in Zusammenhang mit dem Hals mögen und damit herumexperimentieren. Auch ich habe schon *hogties* vorgestellt, die damit arbeiten. Dennoch möchte ich an dieser Stelle ausdrücklich darauf hinweisen, dass solche Praktiken definitiv nichts für Anfänger sind.

Ein paar Tipps und Regeln zu diesem Thema:

- Alles, was um den Hals eines Bottoms gelegt wird, muss so angelegt sein, dass noch mindestens zwei Finger an jeder Stelle des Halses dazwischenpassen. Das gilt insbesondere für die besonders empfindliche Halsvorderseite.

- Vermeide es, deinen Bottom mit dem Halsband an einen Gegenstand zu binden. Das ist insbesondere dann wichtig, wenn der Bottom steht oder sitzt. Sobald er aus welchen Gründen auch immer zusammensackt, wird er sich unter Umständen selbst erdrosseln.

- Die einzigen Körperteile, die einigermaßen gefahrlos an das Halsband des Bottoms gefesselt werden können, sind die Hände. Füße sind viel zu schwer. Vergleiche dazu die Hinweise zu «Hände fesseln».

- Vermeide es, die zum Po gezogenen Füße eines auf dem Bauch liegenden Bottoms am Halsband zu befestigen. Selbst wenn dein Partner das am Anfang okay oder sogar geil findet, wird die Position durch das Eigengewicht der Beine sowie die nachlassende Haltekraft der Beinmuskulatur zunehmend unbequem. Außerdem kann beispielweise ein Krampf auftreten, der die Beine des Bottoms strecken und so ein Würgen des Halses veruersachen könnte.

- Die zum Po gezogenen Beine (*hogtie*-Position) immer entweder an den Händen oder, noch besser, an einem «Brustgeschirr» befestigen, wo ein erhöhter Zug keinen Schaden anrichten kann.

Selbst-
bondage

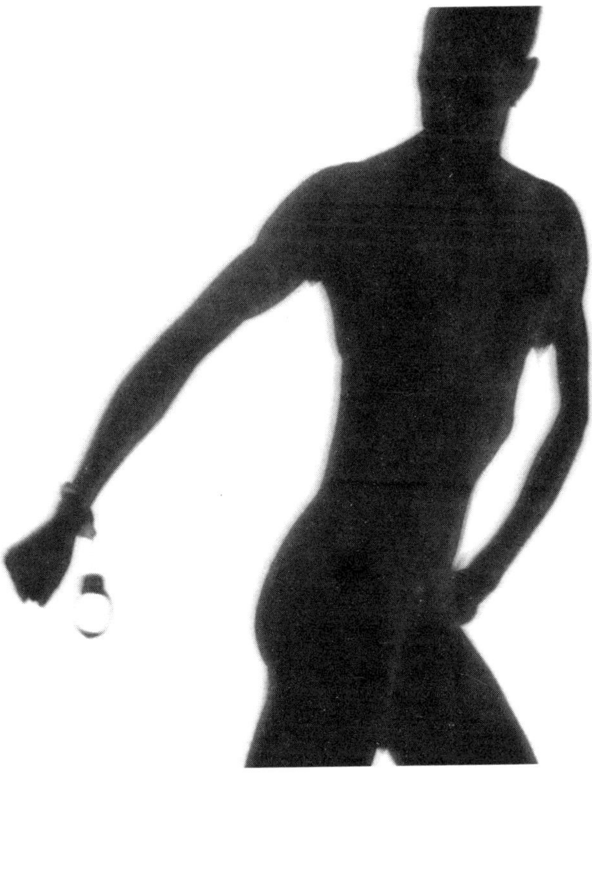

«Die Fesseln um ihn herum sind eine räumlich-zeitliche Verlängerung der Umarmung seines Freundes.»
(Joseph W. Bean: «Die spirituelle Dimension der Bondage».
In: «Lederlust. Der S/M-Kult»)

Dieses Kapitel dürfte eigentlich nur einen Satz lang sein, denn aufgrund der offensichtlichen Risiken dürftest du solche Praktiken nicht durchführen. Indes, die Realität sieht anders aus. Viele Bondagefans, die in Ermangelung eines Partners oder aus Scheu, einen solchen in ihr Geheimnis und Spiel einzuweihen, auf sich alleine gestellt sind, erliegen der Versuchung. Bevor ich also realitätsfern bleibe und das Thema totschweige, möchte ich umso ausführlicher darüber schreiben, um so wenigstens einen Beitrag dazu zu leisten, dass es sicherer und geiler werden kann.

Die Faszination und gleichzeitig die Gefahr von Selbstbondage ohne einen Partner liegen darin, dass ein klassischer Zielkonflikt vorliegt. Einerseits haben Bondage-Bottoms das Bedürfnis, vollkommen wehrlos gefesselt ihre so geliebte Situation auskosten zu wollen, auf der anderen Seite müssen Sie natürlich irgendwann daran denken, wie sie sich wieder selbst befreien können. Diese Ambivalenz führt erfahrungsgemäß dazu, dass der Anfänger zunächst mit sehr unsicherer und loser Eigenfesselung beginnt, um dann im Laufe der Zeit immer ausbruchssicherere und damit für ihn riskantere Techniken und Materialien einzusetzen, um «auf den Trip» zu kommen. Es ist fast wie eine Droge, und irgendwann verabreicht sich mancher eine «Überdosis», sprich: Du befindest dich plötzlich in einer Situation, aus der du dich beim besten Willen nicht mehr befreien kannst. Dies wird dann in der Regel nicht mehr als geil, sondern als sehr bedrohlich empfunden. Man muss nicht erst über theoretische und eher unwahrscheinliche Gefahren wie den Ausbruch eines Feuers oder einen Überfall durch Diebe oder Ähnliches reden. Es reicht bereits die Situation, dass in den verwendeten Handschellen der Schlüssel abgebrochen ist und du alleine auf weiter Flur bist. Oder es reicht, wenn du dich zu fest fesselt, so dass die Hände gefühl- und bewegungslos werden und die vorher so minutiös vorausgeplanten Befreiungsmöglichkeiten in unerreichbare Ferne rücken. Diese Gefahren sind gar nicht so selten zu beobachten. Ich weiss von Fällen, in denen Selbstbondagespiele tödlich endeten. Meist haben die wirklich schweren Unfälle zusätzlich etwas damit zu tun, dass Knebel, Masken oder Stricke um den Hals im Spiel waren. Du solltest solche Toys deshalb auf keinen Fall verwenden.

Bevor ich nun für die Unentwegten ins Detail gehe, möchte ich vorab noch einmal versuchen, klarzumachen, warum Selbstbondage auch psychologisch nicht bei allen funktionieren kann:

- Nach meiner Erfahrung funktioniert Bondage mental bei den meisten Bottoms nur dann, wenn sie das Gefühl haben, dass sie sich nicht selbst befreien können. Diesen Zustand kann Selbstbondage nicht erreichen, es sei denn, unter wissentlicher Einbeziehung von Lebensgefahr.

- Viele Bottoms beziehen einen «Kick» nicht zuletzt aus der Tatsache, dass sie sich durch Bondage einem Top unterordnen und unterwerfen können, also den Aspekt des Rollenspiels einbeziehen. Solche Bottoms werden Selbstbondage nicht spannend finden, da kein Top anwesend ist.

- Für viele, wenn nicht alle Bottoms ist das Gefühl, wehrlos gefesselt zum Orgasmus gebracht zu werden, der Höhepunkt ihrer erotischen Phantasien. Da man alleine ist und es im gefesselten Zustand selber machen muss, gelingt das nur selten.

- Für viele Bottoms ist es sehr geil, wehrlos gefesselt erotisch «gequält» zu werden. Auch das ist in Ermangelung eines dominanten Partners nur sehr schwierig möglich.

Wenn dich alle diese Warnungen und Informationen nicht abhalten können, dann beherzige bitte die Tipps, die ich dir in den folgenden Abschnitten geben werde.

Denk daran: Auch die sorgfältigst ausgeklügelte Befreiungsstrategie funktioniert nicht mehr, wenn auch nur die kleinste Panne passiert. Unter Umständen rutscht die Schere, die du dir bereitgelegt hast, plötzlich zwischen die Matratzen. Oder das scharfe Messer, das du bereitgelegt hast, bricht ab oder schneidet dir so in den Arm, dass du sehr stark zu bluten anfängst. Pass auf! Am besten geeignet für Selbstbondage sind folgende Materialien:

Kabelbinder

Im Baumarkt kannst du verschiedene Qualitäten kaufen, ich rate in diesem Fall – anders als oben dargestellt – die dünnsten zu verwenden. Sie sind immer noch unmöglich zu zerreißen, aber mit gefesselten Händen mit einer scharfen Schere oder – noch besser – einem Seitenschneider einfacher zu durchtrennen. Falls die dünnste Qualität zu kurz ist, um um beide Handgelenke zu passen, lieber zwei Kabelbinder aneinander stecken, als die längere, meist aber auch dickere und schwerer zu durchtrennende Variante zu kaufen.

Das Anlegen ist einfach: Du bildest mit einem oder mehreren Kabelbindern eine Schlaufe, steckst beide Hände oder Füße durch und ziehst an einem Ende die Schlinge enger, aber bitte nicht zu eng. Wenn du genug hast, wird der – hoffentlich – in Reichweite gelegte Seitenschneider ergriffen und der Kabelbinder wieder durchtrennt. Wie bei allen Selbstbondagemethoden gilt hier: Maximal Hände und Füße zusammenbinden, ein selbstgebastelter *hogtie* verhindert im Ernstfall, dass du zum Telefon hoppeln kannst, um Hilfe zu holen.

Klebeband

Ebenfalls vergleichsweise weniger risikobehaftet für diese Zwecke ist Klebeband. Du hängst die Rolle beispielsweise über eine Türklinke, rollst ein Stück ab und kannst dich nun durch Eigendrehungen oder Drehungen der zusammengehaltenen Handgelenke «einpacken». Selbstredend dürfen die Füße dabei nicht zusammengebunden sein. Zur Befreiung dient entweder eine in Reichweite befindliche Schere oder ein scharfes Messer.

Handschellen

Auf keinen Fall solltest du Handschellen verwenden, die mittels eines festen Scharniers verbunden sind. Erstens halten diese in der

Regel die Hände enger zusammen als solche mit Kettenverbindung, zweitens kannst du deine Hände nicht gegenseitig verdrehen, um an das Schlüsselloch zu kommen. Verwende ausschließlich Handschellen mit einer möglichst langen Kette zwischen den beiden Schellen.

Das zweite Problem der Handschellen ist ihre Eigenschaft, sich zuziehen zu können. Die Schlüssellöcher, die du vorher sehr einfach erreichen konntest, könnten in unerreichbare Ferne rücken, wenn du unachtsam bist und dich kurz auf deine Handschellen legst und sie damit schmerzhaft zudrückst. Wenn irgend möglich, versuch sie zu «locken». Das geht mit den Modellen von *Hiatt* erfahrungsgemäß einfacher als die Fummelei mit den Langlöchern bei den *Smith & Wesson*-Handschellen. In jedem Fall kannst du mit der noch freien Hand mindestens die eine Seite locken, bevor du die zweite Hand ebenfalls zuschließt.

Leg die Handschellen unbedingt so an, dass ein Schlüsselloch nach oben, das zweite nach unten weist. So hast du mehr Möglichkeiten, eines davon anschließend auch wieder zu erreichen.

Schließlich musst du daran denken, dass du Handschellen stets so anlegen solltest, dass deine Pulsseiten nach innen zeigen. Anders angelegt wird es fast unmöglich, ohne fremde Hilfe den Schlüssel in das Schlüsselloch zu bekommen. Vergleiche dazu die Tipps, die ich im Kapitel «Bondage-Materialien» gegeben habe. Die besten Handschellen für solche Zwecke kommen aus England und heißen «Hiatt Darby 104». Sie haben eine Kette zwischen den eigentlichen Schellen und die angenehme Eigenschaft, dass sie nur eine einzige Raststellung haben. Sie sind entweder offen oder geschlossen, es gibt keine Anpassungsfähigkeit und damit keine Gefahr, dass sie sich unabsichtlich zuziehen könnten. Wenn du schon Selbstbondagespiele machen möchtest, dann investier diese 40 Euro und besorg sie dir.

Schließlich solltest du zunächst ein wenig üben, ob du die Handschellen auch tatsächlich im Falle eines Falles öffnen kannst. Beginn vor dem Bauch, dann mit einer geschlossenen Schelle hinter dem Rücken, einmal Schlüsselloch oben, einmal Schlüsselloch unten. Wenn das alles problemlos klappt, kannst du aufs Ganze gehen.

Zeitliche Mechanismen

Die ganz ausgefuchsten Selbstbondagefans können über das bisher Gesagte nur lächeln. Ihnen genügt es nicht, dass sie sich mit den bisher dargestellten Methoden jederzeit selbst wieder befreien könnten. Sie möchten sich diese Befreiung entweder hart erarbeiten müssen, oder sie suchen nach Möglichkeiten, eine Art Zeitschaltuhr einzubauen, eine Vorrichtung also, die sie eine bestimmte Zeit in absolut wehrlosem Zustand zurücklässt, danach aber wieder die Möglichkeit der Befreiung ohne fremde Hilfe bietet. Von diesen Vorrichtungen gibt es viele, manche funktionieren, manche nicht.

Das bekannteste Beispiel einer solchen Zeitschaltuhr ist der berühmte Handschellenschlüssel, der im Eiswürfel eingefroren und erst nach dem Schmelzen des Würfels zugänglich ist. Wenn du längere Zeit schmoren möchtest, kannst du auch ein Wasserglas halb füllen, das Wasser gefrieren lassen, den Handschellenschlüssel drauflegen, mit Wasser auffüllen und wieder in das Gefrierfach stellen. Dadurch kannst du die Zeit kontrollieren, nach der der Schlüssel wieder freigegeben wird.

Eine weitere Möglichkeit stellt die Verwendung eines Zahlenschlosses in Verbindung mit Ketten dar. Zunächst stellst du irgendeine Kombination mit geschlossenen Augen ein, schließt das Schloss und verdrehst die Kombination. Du kannst dir vorher ausrechnen, wie lange du durchschnittlich brauchen wirst, um alle Kombinationen durchzuprobieren. Bei Schlössern mit vier- oder gar fünfstelligen Kombinationen funktioniert ein anderer Trick: Du stellst dir in der Nacht eine bekannte Kombination ein, löschst das Licht und schließt das Schloss. Durch die Dunkelheit wirst du nicht mehr in der Lage sein, die richtige Kombination einzustellen. Erst am kommenden Morgen werden dir die ersten Sonnenstrahlen die Möglichkeit geben, dich wieder befreien zu können.

Absolut Tabu sein sollten Mechanismen, die mit einer Kerze und deren Abbrennen bis zu einem bestimmten Punkt arbeiten. Bei Selbstbondagespielen hat eine offene Flamme in deiner unmittelbaren Umgebung absolut nichts zu suchen.

Ich gestehe, dass ich noch viele solcher Tricks kenne, aber das

Thema an dieser Stelle dennoch beenden möchte, da ich solchen Experimenten sehr skeptisch gegenüberstehe und keine weiteren Empfehlungen mehr abgeben möchte. Ich hoffe sehr, dass ich mit dieser Haltung auf dein Verständnis treffe.

Generell sei noch angefügt, dass es eine sehr gute Idee ist, wenn du dir vor Selbstbondage-Spielen überlegst, was im Falle des Falles zu tun ist. Ich spreche hier von geplanten Möglichkeiten, Hilfe rufen zu können, falls gar nichts mehr geht. So ist es im Zeitalter des Handys ein leichtes, die Nummer eines Freundes auf eine Taste zu legen, um ihn dadurch alarmieren zu können. Achte dann aber auch bitte darauf, dass das Handy in Reichweite liegt und eingeschaltet ist. Blind und hinter dem Rücken bei Dunkelheit eine Pin-Nummer einzugeben ist nicht ganz so leicht, außerdem hast du meist nur drei Versuche dafür, bevor das Telefon sperrt. Vielleicht verlegst du deine Selbstbondage-Spiele auch auf eine Zeit kurz bevor dich ein Freund (mit Haustürschlüssel) besuchen möchte. Im Notfall kannst du ihn durch die Haustür ermuntern, den Schlüsseldienst zu alarmieren oder die Tür einzutreten.

Der beste Tipp jedoch ist und bleibt: Mach es nicht allein, sondern such dir einen Partner, mit dem du das alles gefahrlos genießen kannst.

Bondage
und
Gesundheit

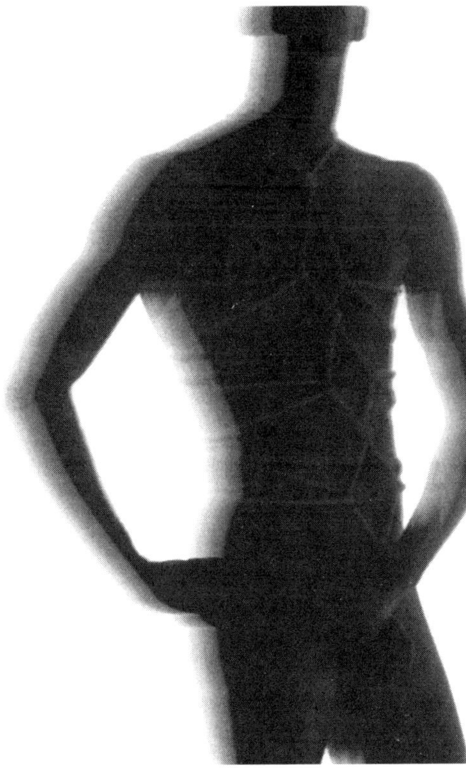

«Nachts liege ich neben ihm, spüre die Ketten, die er mir an die Füße und um den Hals gelegt hat. Ich fühle mich wohl damit, gefesselt neben ihm zu schlafen. An den Tagen, an denen er mich nachts nicht ankettet, fehlt mir das Gefühl, im Schlaf an ihn gebunden zu sein.»
(«Pauls Bücher. Erstes Buch: Die Entwicklung»)

Ich möchte deinen Blick noch einmal zurück auf die Bondagetechniken richten. Ich habe auf eine eher technische Art einzelne Positionen, deren Ausführung und psychologische Wirkung dargelegt, aber noch kein Wort über die Frage verloren, wie lange du welche Fesselung oder Position als Bottom ertragen kannst und woran du als Top erkennst, dass Probleme auftreten. Hier geht es daher um die körperliche und geistige Unversehrheit der Spieler, speziell natürlich des Bottoms. Ich möchte dir zunächst einen Überblick über Indikatoren eines nahenden gesundheitlichen Problems geben und zeigen, wie du dich als Top in einer solchen Situation verhalten solltest. Außerdem gehe ich auch auf Situationen nach einem vom Bottom gegebenen Stoppcode ein, also auf Verhaltensweisen nach einem eventuell psychisch motivierten Abbruch einer Szene.

Zu erkennen und noch kurz vor deinem Bottom zu wissen, wann er sich mit einer Bitte um Erleichterung oder gar mit dem Stopp- oder Slowcode bei dir melden wird, macht einen erfahrenen und guten Top aus. In der Konsequenz heißt das, dass du als Top deinem Bottom immer einen Schritt voraus sein solltest und er idealerweise nie signalisieren muss, dass irgendetwas nicht in Ordnung ist, weil du es schon früher weißt als er selbst. Bei einem solchen Top fühlt sich ein Bottom sehr gut aufgehoben, Er merkt, dass sein Partner genau weiß, was er tut, und dass er sehr aufmerksam und umsorgt beobachtet wird. Er bekommt so mit der Zeit das angenehme Gefühl, dass sein Partner besser als er selbst erkennt, wann seine Grenze erreicht ist, und ist dann sicherlich eher bereit, sie auch einmal von dem Top erreichen und sogar erweitern zu lassen.

Woran also kannst du als aktiver Partner erkennen, ob dein Partner Probleme hat? Welche könnte er haben? Wie lange kann dein passiver Partner bestimmte Stellungen aushalten und woran kannst du erkennen, dass es jetzt an der Zeit ist, etwas zu verändern? Was soll verändert werden?

Körpersprache

Um zu erkennen, ob dein passiver Partner bereits kurz vor seiner Grenze angelangt ist oder durchaus noch eine höhere Intensität vertragen kann oder will, reicht seine Körpersprache meistens völlig aus. Er sollte es eigentlich nie sagen müssen. Anzeichen, die dir das Annähern an die Grenzen signalisieren, sind beispielsweise:

Erhöhte Atemfrequenz

Wenn dein Partner nicht mehr ruhig durchatmet, sondern stoßweise und kurz, beginnt er, sich unwohl zu fühlen. Oft ist das Atmen dann auch durch ein leises Stöhnen begleitet. Insbesondere dann, wenn dies nicht mit steigender sexueller Erregung einhergeht, ist eine erhöhte Aufmerksamkeit geboten.

Einsetzende Unruhe

Dein Bottom versucht, sich häufiger als vorher zu bewegen, sich im engen Rahmen seiner Bewegungsfähigkeit umzulegen, weil er die Position zunehmend als unangenehm empfindet und sich durch Positionsänderung Erleichterung verschaffen möchte. Wenn diese Versuche häufiger werden, nähert sich dein Partner seinen Grenzen und braucht bald eine Veränderung seiner Lage.

Unwilligkeit / Widerstand

Falls dein Partner nicht mehr alle deine Befehle befolgen möchte, kann das eine Provokation sein, um den Wunsch nach einer «Bestrafung» auszudrücken. Es kann aber auch sein, dass sich dein Bottom nicht mehr wohl fühlt und mit sich hadert, das Stoppsignal zu geben. Wenn du dir unsicher bist, woran du momentan bei ihm bist, frag ihn einfach danach. Wenn er noch voll bei der Sache ist, wird ihn diese Frage nicht stören und er kann einen Okaycode geben.

Zunehmendes Verlassen der Rolle

Das langsame «Aussteigen» aus einer vorher vereinbarten Rolle ist ebenfalls ein Zeichen dafür, dass die Szene eine Veränderung benötigt. Das kann eine Erleichterung, aber auch eine Verschärfung sein.

Insbesondere durch die letzten beiden Punkte, zunehmende Resistenz und das provokante Spielen mit der Rolle, signalisieren Bottoms häufig aber auch ihren Wunsch, härter «rangenommen» zu werden. Hier lernst du nur durch Erfahrung oder durch wiederholtes Spielen mit dem gleichen Partner, die Situation richtig einzuschätzen. Wenn du dir unsicher bist, frag einfach nach. Das kannst du außerhalb der Rolle tun («Alles Okay mit dir?») oder auch innerhalb («Das brauchst du, du kleine Sau, nicht wahr?»).

All diese genannten Signale zeigen dir als Top, dass es an der Zeit ist, deinen Partner sexuell etwas «aufzumuntern» oder aber die Intensität zu verringern. Warte nicht so lange damit, bis der Bottom seine sexuelle Spannung verloren hat und das Stoppsignal gibt. Eventuell findet ihr beide dann überhaupt nicht wieder oder zumindest nicht mehr so tief in eure Szene hinein. Lieber zu früh etwas verändern, als zu spät.

An dieser Stelle möchte ich auch einmal mit dem Märchen aufräumen, dass sich ein Bottom nur mit einer Erektion wohl fühlt. Ich kenne viele Partner, die im Laufe einer Szene öfter ihre Erektion verlieren und dennoch sexuell sehr erregt sind. Der Zustand des Schwanzes ist kein sicheres Signal, nachdem du eine Szene steuern solltest.

Medizinische Probleme

Neben den körpersprachlichen Anzeichen gibt es natürlich noch rein körperliche Anzeichen, die dir signalisieren können, dass dein

Partner Probleme hat. Sie treten nicht notwendigerweise nach denen der Körpersprache auf, denn manche Bottoms sind derart erregt, dass sie ihre eigenen gesundheitlichen Grenzen aus den Augen verlieren. Dieser Umstand ist gar nicht so selten. Deswegen liegt es auch an dir als Top, darauf zu achten. Beispiele solcher körperlicher Signale sind:

Mangelnde Durchblutung

Durch mangelnde Durchblutung kühlt die Haut so weit ab, dass du das deutlich fühlen, aber noch besser sehen kannst. Je nachdem, ob die Blutzufuhr oder -ableitung gestört ist, verliert die Haut ihre natürliche Farbe und wird entweder bläulich oder weißlich. Der Bottom fühlt zudem durch den Versorgungsmangel mit Sauerstoff eine gewisse Taubheit in den betreffenden Extremitäten. Achte darauf und kontrolliere deinen Partner öfter. Mangelnde Durchblutung kannst du feststellen, indem du mit dem Daumen fest auf eine Hautstelle drückst und beobachtest, wie schnell die helle Druckstelle wieder die normale Hautfarbe annimmt. Bleibt der helle Fingerabdruck ein paar Sekunden, solltest du eingreifen und die Fesseln lösen. Normalerweise ist ein kurzzeitiger Durchblutungsmangel nichts Ernstes und kommt immer wieder bei Bondagespielen vor.

Nervenreizungen oder -quetschungen

Eine weitere Konsequenz von zu viel Druck auf die Handgelenke sind Nervenreizungen. Durch Druck auf die dort verlaufenden Nerven kann ein Taubheitsgefühl auf dem Handrücken entstehen, insbesondere dann, wenn du harte und unflexible Materialien wie Handschellen oder Ketten verwendest. Wenn es einmal bis zu einem Taubheitsgefühl auf der Haut gekommen ist, kann dieses einige Minuten bis teilweise sogar mehrere Wochen andauern. Es kommt darauf an, wie lange und wie fest der Druck einwirken konnte. Dennoch ist das kein Grund zur Besorgnis, denn die Hände erholen sich und das Berührungsgefühl der betreffenden Hautstellen kehrt danach wieder zurück. Als Top kannst du solche Situationen unmöglich ohne die Information durch deinen passiven Partner diagnostizieren. Du musst ihm vielmehr auffordern, dass er es dir sagt.

Probleme der Blutzirkulation und Nerven werden zumeist durch eine Änderung der körperlichen Position verursacht. Das ist beispielsweise dann der Fall, wenn du den Anfängerfehler begehst, den Winkel der gekreuzten Hände stark zu verändern, etwa durch Hochziehen und Fixieren der Hände am Halsband. Dadurch werden die Fesseln sehr schnell extrem eng. Das kann auch passieren, wenn du in die *hogtie*-Position wechselst und dabei die Füße mit den Händen verbindest. Dieses Verbindungsseil erhöht den Druck auf die Seile der Handfesseln und kann zusammen mit dem Eigengewicht der daran befestigten Füße dazu führen, dass deinem Bottom die Hände einschlafen. Auch bei den Fußgelenken gibt es solche Fallen. Klassischer Anfängerfehler: Die Fußgelenke gekreuzt fesseln und dann die Knie zusammenbinden. Das kann nicht funktionieren und erhöht die Spannung der Fußfesseln extrem. Wenn du deinem Partner die Knie fesseln möchtest, binde die Fußgelenke parallel zusammen. Der zweite Anfängerfehler in diesem Zusammenhang ist, die Fußgelenke gekreuzt zu fesseln und den Bottom dann auf die Seite zu legen. Das Eigengewicht des oben liegenden Beins erhöht die Spannung der Fußfesseln. Das tut zu weh, und deshalb muss der Bottom sein Bein durch Muskelkraft oben halten. Das wiederum wird deinen Partner nach wenigen Minuten ermüden. Auch hier parallel fesseln, dann kann dein Partner sein Bein auf das andere legen und sich entspannen. Schließlich lauern Probleme durch zu feste Fesselung auch an den Ellbogengelenken. Ich habe schon erwähnt, dass du die Ellbogen nie so fesseln solltest, dass ein Seil komplett um den Arm herumgeführt wird. An der Arminnenseite laufen die wichtigen Blutgefäße direkt unter der Haut und damit ungeschützt (denk an deine letzte Blutabnahme), so dass auch ein leichter Druck an dieser Stelle die Blutversorgung der Hände unterbricht. Bei einem an Ellbogen und Handgelenken gefesselten Bottom ist meist der Ellbogenbereich für Durchblutungsprobleme in den Händen verantwortlich, selten die Seile an den Handgelenken selbst. Du erkennst das leicht an einer leichten Blaufärbung der Unterarme.

Muskelzerrungen und Sehnenschmerzen

Diese können auftreten, wenn du deinen Partner zu lange in einer bestimmten Position fixierst, bei der die betreffenden Körperpartien stark belastet werden. So werden die Schultern stark in Anspruch genommen, wenn die Hände auf dem Rücken gefesselt sind. Durch diese recht unnatürliche Haltung werden die Muskeln der vorderen Schulterpartie stark gedehnt und können bereits nach kurzer Zeit schmerzen. Dieser Schmerz tritt umso heftiger auf, je länger und enger die Hände zusammengebunden sind (gekreuzte Handgelenke als Extremform) und je höher sie Richtung Hals fixiert werden. Es gibt aber auch Männer, die es sehr lange so aushalten können.

Muskelkrämpfe

Krämpfe treten – im Unterschied zu Zerrungen – meist nicht in den gedehnten, sondern in den kontrahierten Muskelpartien auf. Der häufigste Fall von Krämpfen bei Bondage ist der Krampf des Oberschenkelbeugers (der Muskel auf der Hinterseite der Oberschenkel) in der *hogtie*-Position. Wenn ein Krampf auftritt, kommt es darauf an, dass du deinen Partner möglichst schnell losbindest und den betreffenden Muskel aktiv streckst. Deswegen ist es bei dieser Position so wichtig, dass du Hände und Füße schnell voneinander trennen kannst. Es kommt buchstäblich auf Sekunden an, denn dein Partner hat große Schmerzen. Auch der Rücken ist in dieser Hinsicht gefährdet. Insbesondere beim engen *hogtie* auf dem Bauch liegend wird er stark in ein Hohlkreuz gezwungen. Je nach Bottom treten die Probleme früher oder später auf, aber sie werden kommen. Eine Erleichterung ist das Drehen in die Seitenlage. Bei enger Fesselung musst du ihm dabei helfen, denn er wird es vielleicht nicht alleine können. Eine andere Erleichterung ist das Absenken der Füße, so dass sich dein Partner ein paar Minuten strecken kann.

Steife Muskeln und Gelenke

Insbesondere nach *longtime*-Szenen ist es fast unvermeidlich, dass sich der Passive steif fühlt und erst sehr langsam seinen normalen

Zustand wiedergewinnt. Das kann – je nach Lage und Dauer – auch mehrere Stunden dauern. Kardinalfehler in dieser Hinsicht ist es, an deinem Bottom, der lange gefesselt war oder noch ist, herumzuziehen, ihn schnell umzudrehen oder in einer anderen Weise schnell zu bewegen. Mach es langsam und vorsichtig, denn in diesem Zustand kann jede Bewegung, die ansonsten völlig unproblematisch wäre, sehr schmerzhaft werden. Das gilt insbesondere auch, wenn du deinen Bottom losgebunden hast. Lass ihn bestimmen, wie er sich bewegen und wann er aufstehen möchte. Er weiß selbst am besten, wie er sich fühlt und was er sich wie schnell zutrauen kann.

Knochenverletzungen

Diese sind sehr selten und können nur durch grobe Fahrlässigkeit der Partner entstehen. Meist werden solche Verletzungen entweder durch den falschen Umgang mit Toys aus Metall (Handschellen) zugefügt, oder aber sie resultieren aus den Unfällen bei *suspension*-Techniken. Ich habe in den entsprechenden Abschnitten darauf hingewiesen: Du solltest besonders bei der Verwendung von Metalltoys darauf achten, dass kein äußerer Druck darauf ausgeübt wird. Alleine durch die scharfen Kanten von Handschellen kann sehr schnell etwas passieren.

Hautverletzungen

Hautverletzungen werden bei Bondagespielen wiederum zumeist durch den falschen Umgang mit Seilen oder aber scharfkantigen Toys verursacht. Bei Seilen führt das unachtsame Ziehen über die Haut zu Abschürfungen bzw. auch Verbrennungen durch die Reibungshitze. Letztere werden insbesondere durch Kunststoffseile hervorgerufen. Deswegen solltest du darauf achten, dass du Seile am besten überhaupt nicht auf der Haut entlangziehst, indem du beispielsweise deine eigene Hand dazwischen hältst und so die Spannung und evtl. entstehende Hitze selbst fühlen und regulieren kannst. Abschürfungen bzw. Schnitte und andere Verletzungen mit Metalltoys treten immer dann auf, wenn zu viel Druck auf die entsprechenden Toys ausgeübt wird, beispielsweise indem du jemanden an Handschellen wegziehen möchtest. Achte also darauf, dass dies nicht passiert. Wenn es doch einmal passiert ist, müsst ihr die Wunde säubern und entsprechend – auch mit ärztlicher Hilfe – behandeln.

Kalter Schweiß

Das ist ein Indikator etwas größeren Kalibers, bei dem es nicht mehr um ein einzelnes Körperteil, sondern bereits um die physische Gesamtbefindlichkeit geht. Falls es so weit kommt, musst du deinen Partner schnell losbinden und ausruhen lassen. Leg seine Füße hoch und kümmer dich um ihn. Gib ihm etwas zu trinken, dann wird er schnell wieder fit.

Bewusstlosigkeit

Bewusstlosigkeit kommt nicht so selten vor, wie du es vielleicht denken würdest. Sie kann viele Ursachen haben und wird letztlich meist durch eine Verminderung der Blutzufuhr des Gehirns verursacht. Sie ist nicht gefährlich, kann es aber werden, wenn du falsch reagierst. Entscheidend ist, dass die Atmung (wieder) frei möglich ist und dass du den Bewusstlosen entsprechend versorgst. Dazu gehört schon vorbeugend, dass du deinen Partner ermunterst, bei entsprechenden Anzeichen sofort Alarm zu schlagen, denn er merkt es viel früher als du. Bewusstlosigkeit kündigt sich meist an (Übelkeit, Schwindelgefühl, Fühlen von körperlicher Kälte) und passiert nicht «auf einen Schlag», so dass verantwortungsvolle Spieler meist genug Zeit haben, durch geeignete Maßnahmen der endgültigen Ohnmacht zuvorzukommen. Ursachen von Ohnmacht sind beispielsweise das Aufhängen des Bottoms kopfüber, stehendes Fesseln über einen zu langen Zeitraum, plötzliche Übelkeit oder auch zu großer Hunger, Unterzuckerung des Organismus oder der Ge- oder Missbrauch von Drogen. Wenn dein Partner ein entsprechendes Signal gibt oder bereits bewusstlos ist, musst du ihn sofort losbinden und so hinsetzen oder hinlegen, dass er nicht mehr umfallen und sich dabei verletzen kann. Am besten legst du ihn auf den Rücken, seine Beine erhöht, damit das Blut besser in den Kopf strömen kann. Dazu Fenster auf (Sauerstoff) und bei ihm bleiben. Wenn das Unwohlsein oder die Bewusstlosigkeit länger als ein paar Minuten anhält, solltest du einen Notarzt rufen.

Atemnot

Atemnot kann entweder durch zu enges Bondage am Hals oder Brustkorb oder aber durch die falsche Verwendung von Knebeln, Masken etc. entstehen und ist sehr ernst zu nehmen. Ich habe in den entsprechenden Kapiteln separat darauf hingewiesen und möchte hier nicht weiter darauf eingehen.

Hitze und Kälte

Insbesondere bei *Longtime-* und Mumifizierungsszenen spielt die Temperatur deines Bottoms eine wichtige Rolle. Kann der Körper bei kurzen Szenen das noch weitgehend ausgleichen, ist es bei langen Szenen sehr wichtig, darauf zu achten, dass der Körper weder überhitzt wird noch friert. Meist kann das nur der Passive selbst beurteilen, weil sich sein Temperaturempfinden durch die fixierte Position, evtl. unterschiedliche Kleidung (nackt), Unbeweglichkeit etc. von dem des Tops unterscheidet. Deswegen solltest du als Top am besten deinen Partner regelmäßig fragen, wie es ihm hinsichtlich dieses Punktes geht.

Die meisten dieser zuletzt aufgeführten körperlichen Probleme sind von außen kaum oder nur spät wahrzunehmen. Daher nochmals der Tipp: Du solltest deinen passiven Partner ermuntern, dass er dich aktiv darauf aufmerksam macht, wenn Probleme auftauchen. Bring ihm bei, dass er es früh genug tut und nicht bis zum letzten Moment damit wartet. Solche Hinweise können auch innerhalb eines andauernden Rollenspiels gegeben werden, ein Stoppcode ist in der Regel nicht notwendig. Manche Bottoms musst du allerdings auch etwas vor sich selber schützen, da sie es als ihren Ehrgeiz ansehen, sich auf keinen Fall irgendwelche Probleme anmerken zu lassen. Die kommen dann hinterher und führen dazu, dass ihr eventuell entscheidet, nicht mehr miteinander zu spielen. Ein solcher Ehrgeiz ist sehr kurzsichtig, auch wenn dabei kaum Verletzungen mit permanenten Folgen entstehen können. Besser ist – wie fast immer im Leben – darüber zu reden, bevor es zu spät ist.

Emotionale Gesundheit

Bondage ist eine sehr intime und intensive sexuelle Spielart. Die Partner öffnen sich in einem sehr hohen Maße. Im gleichen Maße birgt dieses Spiel aber auch emotionalen Sprengstoff. Dies gilt sowohl für die Top- als auch für die Bottomrolle, besonders aber für den Anfänger. Dieser wird nicht selten durch diese emotionale Durchschlagskraft und Intensität überrascht und erschreckt. Dadurch kann ein emotionaler Absturz erfolgen. Ein solcher Absturz kann sich darauf beschränken, dass der Betreffende lediglich einmal fünf Minuten Pause braucht, um sich wieder zu erholen und danach weiterzumachen, als ob nichts gewesen wäre. Er kann aber auch eine solche Eigendynamik entwickeln, dass im Extremfall professionelle Hilfe gebraucht wird.

Ich spreche hier nicht von den Fällen, in denen die Ebene der Einvernehmlichkeit verlassen wurde und der Tatbestand der Vergewaltigung, Freiheitsberaubung oder Körperverletzung vorliegt. Selbst wenn die Partner *safe, sane, consensual* miteinander umgehen, alles richtig machen, kann die Szene psychologisch scheitern. Warum?

- Der Bottom ist von der Intensität der Gefühle (Ohnmacht, Wehrlosigkeit und so weiter) so überwältigt, dass er sie nicht mehr verarbeiten kann und geistig auszubrechen versucht.

- Der Top fühlt sich plötzlich überfordert. Die Verantwortung über einen Menschen wird ihm plötzlich zu viel, insbesondere dann, wenn der Bottom sehr intensive Reaktionen zeigt.

- Die Klischees über S/M oder Bondage schlagen zu und lassen einen der Partner plötzlich Schuldbewusstsein wegen einer vermeintlichen Abartigkeit seiner Gefühle und Handlungen spüren.

- Einer der Partner fühlt sich durch eine Regression an eine verdrängte Situation erinnert und sieht sich plötzlich diesen starken Gefühlen ausgesetzt.

Dies ist nur eine kleine Auswahl an Beispielen, was die Ursachen für einen emotionalen Absturz sein können. Die Gründe sind zu individuell, als dass ich sie hier erfassen und typisieren könnte. Wichtiger ist die Frage, was die Partner in einer solchen Situation tun sollten.

Auch dafür kenne ich keine Patentrezepte. Mir fällt da nur das Stichwort «menschliche Wärme» ein. Wenn dein Partner plötzlich abstürzt, indem er apathisch, aggressiv oder in einer anderen Weise merkwürdig reagiert, dann solltet ihr die Szene zunächst einmal abbrechen und darüber reden. Abhängig von eurem persönlichen Verhältnis werdet ihr das als natürlich oder aber als aufgesetzt empfinden. Schlimmstenfalls redet ihr dann eben in einer sehr sachlichen Weise über den Vorfall, aber geht *nicht* auseinander, ohne miteinander gesprochen zu haben. Den größten Fehler, den ihr machen könntet, ist dem – leider – menschlichen Verlangen nachzugeben und Schuldzuweisungen auszusprechen. Auch solltet ihr darauf achten, dass die Rollenverteilung innerhalb der Szene jetzt aufgehoben ist. Ihr seid zwei Menschen, die intensive Gefühle geteilt haben und die jetzt – in deren Nachbetrachtung – gleichberechtigt sind. Hier sollte kein Platz für machohafte Rechthaberei sein. Vielleicht schafft ihr es ja, über eine Beschreibung eurer Gefühle dem Grund für den Absturz auf die Spur zu kommen und ihn so das nächste Mal zu vermeiden.

Und denkt daran: Ein Top sollte das Recht haben, zu erfahren, warum sein Bottom einen Stoppcode gegeben hat. Oft sind gerade Tops emotional weniger robust als sie sich geben, und es wäre unfair, Schuldgefühle entstehen zu lassen. Ein körperlich oder geistig geschädigter Bottom ist für die allermeisten Tops das, vor dem sie am meisten Angst haben. Du als Bottom hast die Pflicht, *nicht* mit diesen Ängsten zu spielen.

Die
Dramaturgie einer
Bondage-Szene

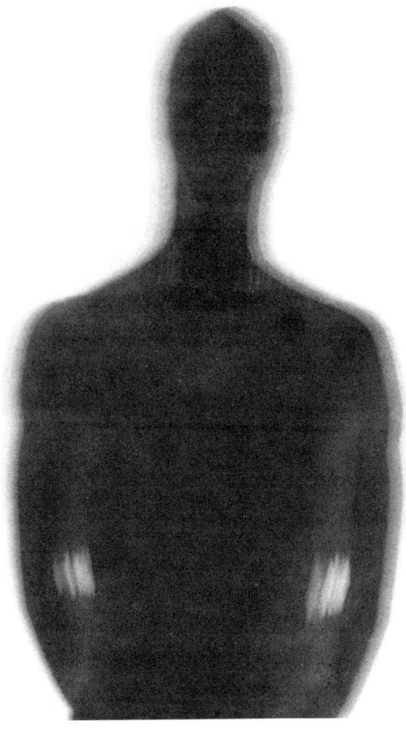

«Ich habe dich so gefesselt, dass du nicht mehr die geringste Bewegung machen kannst. Passiv und machtlos warst du mir völlig unterworfen. Dein Rücken, dein Arsch, deine Schenkel boten sich mir an und warteten. Du konntest nur noch stöhnen. Nicht einmal mehr reden, da ein Knebel dich daran hinderte. Aber du wusstest, dass dein Stöhnen mich nicht erweichen konnte. Jede Sprache zwischen uns war vorbei, nur noch ein sexueller Mechanismus, der um jeden Preis seinen Endpunkt im Orgasmus finden musste.»
(Christian Pierrejouan: «MS»)

Alles im Leben will geplant sein. Das gilt zwar – hoffentlich – nicht für Sex, aber eine grobe Vorstellung von dem, was ihr zu zweit erleben möchtet, habt ihr ja bereits in den prickelnden Gesprächen davor entwickelt. Sicherlich kannst du mit diesem Wissen in eine Bondage-Szene hineingehen und schauen, was sie so bringt und wie sie sich entwickelt. Du wirst dich als Top an ein paar Dinge erinnern, die dein Bottom gerne erleben möchte. Außerdem weißt du sehr genau, was du selbst gerne möchtest. Der Rest ist Inspiration, Kommunikation und Phantasie.

Dennoch kannst du meist die Intensität einer Szene noch steigern, in dem du insbesondere in der Rolle des Tops vorab darüber nachdenkst, was, wie lange, in welcher Reihenfolge und mit welchen Übergängen passieren sollte. Schließlich hast du als Top die völlige Kontrolle darüber.

Diese Fragen haben etwas mit dem *timing*, der Dramaturgie, dem Drehbuch einer Bondage-Szene zu tun. Solche Überlegungen gehen weit über die Bondagetechniken hinaus. Diese sind lediglich das Handwerkszeug, die *toolbox*, mit der du deinen Partner konfrontieren und leiten kannst. Die Frage jedoch ist: Wohin leiten? Und wann? Und für wie lange? Diese Fragen möchte ich in diesem abschließenden Kapitel ansprechen.

Es kann für den Bottom mental ein Unterschied sein, ob du einen *spread-eagle* mit den Händen oder mit den Füßen beginnst. Es kann ebenfalls einen Unterschied machen, ob du die verschiedenen Positionen, die dein Bottom in der Szene einnehmen wird, durch komplettes Losbinden unterbrichst oder es dir gelingt, Übergänge zu schaffen, bei denen dein Partner dennoch noch so weit gefesselt bleibt, dass er beispielsweise glaubwürdig innerhalb einer Kidnapperszene verbleiben kann. Und Kidnapper machen eben mit ihrem Opfer zwischendurch keine Pause und trinken ein Glas Rotwein, bevor es weitergeht.

Insbesonde dann, wenn ihr ein Rollenspiel in eure Bondage-Szene integrieren möchtet, sind diese Dinge umso wichtiger. Je authentischer und konsequenter die Rollen in Setting, Ausstattung (Materialien) und Verhalten «gelebt» werden, desto intensiver wird der gewünschte Effekt eintreten.

Außerdem kannst du durch gutes *timing* deiner Aktionen Situationen vermeiden, in denen dein gefesselter Partner durch zu lange oder zu unbequeme Fesselung «Stopp» sagen muss.

Am Beispiel einer exemplarischen Bondage-Szene möchte ich einige der Punkte ansprechen, die du dabei beachten solltest.

Der Einstieg

Zu Beginn seid ihr beide mehr oder weniger nervös und geil. Jetzt kommt es darauf an, einen geeigneten Einstieg zu finden, der nicht zu abrupt ist und einen der Partner abschreckt. Da Bondage-Szenen häufig auch mit der Einnahme einer Rolle verbunden sind, ist es oft gar nicht so einfach, den «Absprung» von der Tasse Kaffee oder der Diskussion über die letzte Barbra-Streisand-Platte hin zu einer klaren Top-Bottom-Beziehung zu finden. Wenn keiner von euch die Initiative übernimmt, passiert meist nichts und man vertagt sich auf das nächste Treffen. Jeder fragt sich, wann der andere endlich mal ein deutliches Signal gibt, und zwar manchmal so lange, bis der Abend zu Ende ist. Da hilft nur eines: Entweder gleich loslegen (sozusagen direkt an der Haustür) oder aber einen mehr oder weniger subtilen Übergang suchen, wie beispielsweise die Toysammlung in Augenschein zu nehmen, entsprechende Magazine in die Hand zu nehmen oder – falls vorhanden – Fetischkleidung anzuziehen (oder abzulegen ...). Das signalisiert dem Partner, dass du jetzt beginnen willst. Es steht im übrigen nirgendwo geschrieben, dass die Initiative immer vom Top ausgehen muss.

Denkt daran, die räumlichen Voraussetzungen zu schaffen. Das beginnt bei der Temperatur, geht über Musik bis dahin, alle benötigten Toys zurechtzulegen. Und: Habt ihr die Gardinen auch zugezogen?

Ein sehr schöner Einstieg in die aktive Rolle ist, dass du deinem Bottom zunächst als symbolische Geste ein Halsband umlegst. Du bittest ihn freundlich zu dir, ergreifst für ihn sichtbar das Halsband und legst es ihm langsam um. Wenn dein Partner irgendetwas dagegen hätte, würde er es jetzt signalisieren können, ohne zu viel emotionales Porzellan zu zerschlagen. Falls ihr ein Rollenspiel vereinbart habt, kannst du deine Rolle als Meister, Kidnapper, Vater oder Vorgesetzter jetzt einnehmen und sagen, dass diese Rollenverteilung so lange in Kraft bleibt, bis du ihm das Halsband wieder abgenommen hast. Damit habt ihr eine klare Trennlinie geschaffen, die gleichzeitig wieder den Weg in das normale Verhältnis «danach» weist. Ein anderes Beispiel für eine solche Trennlinie zwischen Spiel und «normalem» Umgang kann auch das Wechseln vom «du» auf das «Sie» sein, oder aber das Wechseln der Sprache ins Englische. Dann, schon etwas bestimmter, befiehlst du deinen Bottom in die Position, in der du ihn fesseln möchtest. Er sollte freiwillig und ohne Gegenwehr kooperieren, es sei denn, ihr habt etwas anderes vereinbart. Goldene Regel hierzu:

Lasst euch Zeit! Fessele deinen Bottom betont langsam! Lass ihm Zeit, sich langsam in die Rolle hineinzufinden. Überlege genau, wie du beginnen möchtest: Mit den Händen zuerst? Dann ist er sofort wehrlos. Fesselst du die Hände zuletzt, dauert der Prozess länger und dein Partner hat mehr Zeit, sich mit der Situation zu arrangieren. Danach, wenn er verschnürt auf dem Boden liegt, lass deinem Bottom Zeit, sich in die Szene einzufinden. Befiehl ihm, sich zu befreien. Wenn du ordentlich gefesselt hast, wird ihm das nicht gelingen, und diese Erkenntnis ist für die meisten Bottoms notwendig, um «reinzukommen». Lass ihn «zappeln» und fordere von ihm, dass er dir sagt, wenn er die Nutzlosigkeit seines Unterfangens erkennt. Dadurch ist praktisch dokumentiert, dass das Spiel jetzt beginnen kann. Beispielsweise könntest du ihn ein bisschen «schmoren» lassen, oder zärtlich (oder auch kerniger) streicheln. Egal was. Hilf seinem Schwanz ein wenig nach, das macht ihn geil. Befiehl ihm, dass er dir immer sofort sagen muss, wenn er kurz vorm Orgasmus ist, und verbiete ihm, ohne deine Erlaubnis zu «kommen». Dieses Spiel kannst du ewig spielen und immer kurz vor dem Orgasmus aufhören. Die Amerikaner nennen das *cum-control*, und ich kenne niemanden, der das nicht mag.

Hast du einen Neuling vor dir oder spielst du mit einem Partner das erste Mal, ist es sehr gut, ein paar vertrauensbildende Maßnahmen zu ergreifen. Bedenke, dass für einen unerfahrenen Bottom der Moment des ersten Gefesseltwerdens sicherlich ein sehr kritischer Augenblick ist. Er ist nervös, unsicher und kann noch nicht abschätzen, was genau auf ihn zukommt. Sicherlich hat er darüber phantasiert, aber jetzt ist ihm möglicherweise mulmig. Neben einigen beruhigenden und liebevollen Worten solltest du als Top nicht gleich mit der Tür ins Haus fallen und den Bottom völlig bewegungslos machen, sondern behutsam vorgehen. Ihr habt alle Zeit der Welt.

Ein paar Tipps dazu:

- Binde deinen Bottom möglichst nicht gleich an einen Gegenstand, sondern lass ihn zunächst frei beweglich.
- Fessele erst einmal seine Hände und warte ab, wie er reagiert. Vielleicht beginnst du bei scheuen Naturen sogar zunächst damit, die Hände vor dem Bauch zusammenzubinden und nicht gleich hinter dem Rücken.
- Vermeide beim ersten Mal Knebel, Masken oder ähnliche Toys, selbst dann, wenn sie dein Bottom ausdrücklich möchte. Ihr habt später genug Zeit, das als Steigerung nachzuholen.
- Auch und gerade bei extremen Rollenverteilungen und -spielen ist ein gelegentliches, zärtliches Streicheln des Bottoms für diesen sehr wichtig und angenehm.

- Du solltest öfter mal nachfragen, ob es deinem Bottom gut geht.
- Frag am Anfang der Szene deinen gefesselten Bottom zur Kontrolle, wie der Stoppcode lautet. Es ist unwahrscheinlich, dass er ihn vergessen hat, jedoch vermittelt ihm diese Frage, dass du als Top auch jetzt, in seinem Stadium der Wehrlosigkeit noch daran denkst.
- Frag deinen Bottom öfter, ob er etwas trinken möchte.
- Bei einem passiven Anfänger ist es eine sehr empfehlenswerte Vorgehensweise, ihn circa zehn bis fünfzehn Minuten nach seiner Fesselung komplett loszubinden und dann anders zu fesseln. Das kann durchaus kommentarlos und wie zufällig geschehen. Dennoch kann auch der unerfahrende Bottom daraus schließen, dass du seine anfängliche Ausgeliefertheit nicht ausnutzt und verliert auch seine Angst vor dem weiteren Verlauf der Szene.
- Häufiges Überprüfen der Temperatur der Hand- und Fußgelenke bewirkt – neben ihrem eigentlichen Sinn der Überprüfung der Blutzirkulation gefesselter Gelenke – auch ein Gefühl des Umsorgtseins beim Bottom. Du machst als Top damit deutlich, dass du dich um das Wohlbefinden des Bottoms kümmerst.

Durch diese und andere Maßnahmen vermittelst du Vertrauenswürdigkeit, welche der gesamten Szene zugute kommt und oft zu größerer emotionaler Tiefe führt. Versuche in der Folge, durch genaue Beobachtung herauszufinden, wann dein Partner beginnt, sich unwohl zu fühlen. Komm ihm zuvor, indem du ihn auf eine andere Art fesselst. Versuch dabei, ihn nie ganz loszubinden, sondern immer nur so wenig Fesseln wie möglich zu entfernen. So kannst du zum Beispiel einen *hogtie* sehr schön in seiner Intensität variieren, indem du das Seil zwischen Händen und Füßen verlängerst oder verkürzt. Oder du kannst den Handgelenken deines Bottoms mal eine Pause gönnen, indem du sie losbindest, aber vorher die Ellbogen zusammengebunden hast.

Das Programm

Die entscheidende Frage, *was* du mit deinem Bottom alles machen möchtest, hängt von vielen Kriterien ab. Diese sind im Wesentlichen:

Seid ihr erfahren oder Neulinge?

Dieses Thema habe ich weiter vorne behandelt. Ist der Bottom Anfänger, solltest du generell «kürzer treten», auch wenn dein Partner gleich beim ersten Mal in die Vollen gehen möchte. Es gibt aber auch Situationen, in denen ein erfahrener Bottom einem unerfahrenen Top gegenübersteht. Das ist vollkommen okay, denn dann kann der Top sicherlich viel von seinem Bottom lernen. In einer solche Szene würde ich zunächst ohne Rollenspiel anfangen, um die Möglichkeit offen zu lassen, dass sich die Partner «ganz normal» über die Techniken unterhalten, die sie gerade ausprobieren. Den Bottom während einer Meister/Sklavenszene nach einem bestimmten Knoten zu fragen, kann schon etwas deplatziert wirken. Experimentiert stattdessen lieber zunächst etwas mit den Materialien und den Techniken herum, bevor der Top seinen ersten «Alleinflug» untcrnimmt.

Spielt ihr das erste Mal zusammen, oder kennt ihr euch bereits gut?

Meist verläuft die erste Szene zwischen zwei Partnern ganz anders als die darauf folgenden: Der Reiz des Unbekannten ist höher, die Nervosität größer, das Land, das es gegenseitig zu entdecken gilt, ist weiter. Es herrscht eine größere Anonymität. Oft fallen dadurch Rollenspiele leichter. Auf der anderen Seite kennen die Partner ihre gegenseitigen Grenzen nicht so gut, es kommt öfter zu Missverständnissen und Fehlinterpretationen. In der ersten gemeinsamen Szene würde ich daher zunächst einmal auf Knebel verzichten und schauen, wie sich das Spiel entwickelt. Gerade das Herausfinden der Vorlieben durch Ausprobieren verschiedener Techniken ist sehr reizvoll. Beobachte den Bottom und du wirst leicht sehen, was er mag und was nicht. So könnt ihr auf eine gemeinsam Entdeckungsreise gehen und die Checkliste eurer Vorlieben praktisch in Realität ausleben. Beginnt langsam und steigert dann die Intensität.

Welche Art von Bondage-Szene möchtet ihr spielen?

Im einführenden Kapitel habe ich eine grobe Typologie von Bondage-Szenen vorgestellt. Jetzt ist der Zeitpunkt gekommen, diese wieder aufzugreifen und so den Kreis zu schließen. In *symbolischen Bondage-Szenen* suchen die Partner keine harte Endorphin-Session, sondern möchten lediglich eine Andeutung von Über- und Unterordnung für eine kurze Zeit haben. Dabei ist in der Regel weder Schmerz im Spiel, noch achten die Partner auf eine absolut sichere Fesselung.

Bei den *restriktiven Bondage-Szenen* geht es um das Thema Ausgeliefertsein bzw. Auslieferung. Die Partner nutzen Fesseln in der Weise, dass diese zwar über eine gewisse Zeit nicht schmerzen, aber doch zu einem hohen Maß an Hilflosigkeit des Passiven führen. Hier solltest du als Top darauf achten, dass du entsprechende Techniken und Positionen einsetzt. Auch Masken, Knebel etc. kannst du hier sehr effektiv verwenden. Die ausgewählten Materialien sollten dem eventuell integrierten Rollenspiel entsprechen. So passen beispielsweise Handschellen besser zu Polizist/Verbrecher- oder Verhör-Spielen als schwere Metalltoys aus dem Mittelalter. Darüber hinaus mögen Bottoms in solchen Szenen gewöhnlich *intensifier*, also äußerliche Reize, die ihnen ihre Wehrlosigkeit und Abhängigkeit umso deutlicher vor Augen führen. So kannst du als Top deinen Bottom beispielsweise genau die Dinge befehlen, die er aufgrund seiner Fesselung nicht ausführen kann. Als «Strafe» bei dem unvermeidlichen Misserfolg kannst du ein weiteres Seil für ihn zurechtlegen ...

Diese Szenen sind meist mit viel Kommunikation zwischen den Partnern verbunden, da sie von der Macht- und Kontrollverschiebung vom Bottom zum Top leben und ihre Spannung aus diesem (Miss)verhältnis erhalten.

In *longtime Bondage-Szenen* ist die Situation eindeutiger. Setze als

Top Materialien, Positionen und Techniken ein, die der angestrebten Dauer der Szene Rechnung tragen. Oft nutzen Bottoms eine solche Szene als Trip in ihr Inneres und empfinden zu viele äußere Einflüsse durch den Top als störend. Ob das auch bei deinem jeweiligen Bottom der Fall ist, musst du herausfinden.

Mit der *schmerzhaften Bondage-Szene* sind wir bei den «Endorphin-Junkies» angelangt. Sie suchen einen eher körperlichen Trip und nutzen Bondage als schmerzerzeugenden Reiz, der mit der Zeit zur höheren Endorphinausschüttung und damit zu einer euphorischen Stimmung führt. Als Top solltest du diesen Schmerz nicht durch zu hartes Zuziehen von Seilen, sondern durch das Fixieren in einer unbequemen Situation herbeiführen. Zum Beispiel kannst du deinem Bottom die Hände auf dem Rücken zusammenbinden und sie dann mit einem Seil an einem Haken in der Decke hochziehen. Lass deinen Partner sich nach vorne lehnen, so dass seine Handgelenke schließlich über Kopfhöhe gelangen. Mach das so lange, bis er sich freiwillig auf seine Zehenspitzen stellt, und warte ein paar Minuten. Der gewünschte Effekt wird nicht lange auf sich warten lassen. Für solche Positionen solltest du am besten gefütterte Lederfesseln verwenden, da sie den hohen Druck an den Handgelenken am besten verteilen. Handschellen sind dafür natürlich ein absolutes Tabu! Ein anderes Beispiel schmerzhaften Bondages ist ein enger *hogtie*, bei dem sich Hände und Füße berühren und zusätzlich die Ellbogen fest zusammengebunden sind. Bei solchen Szenen ist es eine nette Variation, wenn du deinen Bottom befiehlst, die Minuten rückwärts zu zählen, die er in der jeweiligen Position noch aushalten zu können glaubt. Er muss mit einer Schätzung beginnen und dann minütlich runterzählen. Denk daran, dass solche Endorphin-Szenen immer auch mit einem lustvollen Reiz einhergehen müssen, die Steigerung des Schmerzes verläuft also idealerweise parallel mit der Stimulation der erogenen Zonen deines Partners. In dem Moment, in dem dein Partner, beispielsweise von zehn Minuten beginnend, runterzählt und plötzlich «vier-drei-zwei-zehn !!!!» schreit, weißt du, dass du ihn «hast». Endorphine haben jedoch nicht nur eine euphorisierende Wirkung, sondern wirken auch stark schmerzlindernd.

Das bedeutet in diesem Zusammenhang: Trau niemals dem Urteil eines euphorisierten Bottoms! Er weiß vielleicht selbst nicht mehr, wo seine körperlichen Grenzen sind und ob er sie im Extremfall bereits überschritten hat. Er spürt das körperliche Warnsignal «Schmerz» nicht mehr und wird erst später merken, dass er sich verletzt hat. Manchmal musst du als Top deinen Bottom gegen seinen Willen aus der Session herausholen, um ihn so vor sich selbst zu schützen.

Bei *funktionalen Bondage-Szenen* steht Bondage nicht im Mittelpunkt, sondern erfüllt die Funktion einer präparierenden Hilfe für andere S/M-Praktiken. Je nach der Art dieser Praktiken benötigst du eine kurzzeitige oder auch längere Fixierung deines Bottoms, um bestimmte Körperteile ungestört erreichen zu können. Meist kommt der Hilflosigkeitsaspekt beim Bottom noch unterstützend hinzu. Am besten verwendest du als Top für diese Zwecke vier Ledermanschetten an Händen und Füßen, die du dann in vielfältiger Weise aneinanderbinden oder aber mit einem Andreaskreuz verbinden kannst. Auch die beliebte stehende Stellung des Bottoms mit den Händen über Kopf an der Decke befestigt lässt sich mit diesen Toys am besten und sichersten praktizieren. Wie bereits erwähnt, dient eine solche Fixierung auch zum Schutz der Partner, etwa vor einem unkontrollierten Ausweichmanöver des Bottoms vor einem Schlag mit der Peitsche, mit dem er sich oder seinen Top verletzen könnte. Bedenke, dass nicht in jeder Bondageposition alle Körperteile deines Partners zugänglich sind. Ein *spread-eagle* bäuchlings auf dem Bett verweigert dir den Zugriff zum Schwanz, ein *hogtie* den Zugriff zum Hintern deines Bottoms.

Bei *dekorativen Bondage-Szenen* liegt das Schwergewicht auf dem Schaffen eines «Kunstwerks». Hier werden meist Seile verwendet, die in manchmal stundenlanger Arbeit mit ästhetischem Anspruch geknüpft werden. Der Top schlüpft in die Rolle eines Bildhauers und arbeitet mit den Seilen die Schönheit des Körpers seiner Bottoms heraus. *Harnesse* und japanische Bondage- und *Hojojutsu*-Techniken werden in Kombination eingesetzt. Diese Art von Bondage erfordert natürlich auch die Kooperation des Bottoms, denn er muss vielleicht eine lange Zeit stillhalten und als Model dienen. Oft werden erst kurz vor dem Abschluss der Fesselung die eigentlich restriktiven Stricke gebunden, so dass diese Szene dann in eine restriktive Bondage-Szene übergeht. Insbesondere in England und den USA sind sogar Wettbewerbe in dieser Disziplin an der Tagesordnung.

Soll ein Rollenspiel integriert sein?

Diese Frage habe ich ebenfalls bereits an einigen Stellen angesprochen. Rollenspiele leben von der Authentizität des Settings, der Materialien, der Kleidung ... In Bezug auf Bondage heißt das, dass ihr bei Material, Dauer und Art der Fesselung darauf Rücksicht nehmen müsst.

Gekommen – und dann?

Denk daran, dass fast alle Bottoms nach dem Abspritzen mindestens eine Erleichterung, wenn nicht gar ein völliges Losbinden erwarten. Nur wenige retten die Phantasie, dass sie nach dem Orgasmus so liegen bleiben möchten, in die Praxis hinüber. Dieser evtl. vorher geäußerte Wunsch wird dann meist nicht mehr so vehement vertreten wie noch einige Sekunden vorher. Mach es deinem Bottom zumindest bequemer, in dem du Knebel, *hogtie* und so weiter löst. Die Hände kannst du ja noch gefesselt lassen. Eine «nette» Idee ist auch, dem Bottom nach dem ersten Orgasmus anzukündigen, ihn erst nach dem zweiten loszubinden. Manche Bottoms nehmen eine solche Herausforderung dankbar an. Manche aber auch nicht.

Das Losbinden

«Er jedenfalls hält mir die Handgelenke hin, damit ich ihn losbinde, und befreit sinkt er zu Boden. Fleisch, das wieder beweglich geworden ist und zum Leben

erweckt. Er zieht sich wieder an, auch ihm ist etwas unbehaglich. Etwas abwesend, nachdenklich, sucht er seine Kleider mit zögernden Bewegungen. Er betrachtet die Ketten, die ich ihm abgenommen habe, und wirkt erstaunt, sie dort liegen zu sehen, wie ein Teil seiner selbst, das er gerade verloren hat.»
(Christian Pierrejouan: «MS»)

Das Losbinden ist ebenfalls eine sehr wichtige Phase. Sie stellt den Rückweg in die «normale» Welt, das Verabschieden von der eingenommenen Rolle dar. Ein Top, der nun in Hektik an seinem Bottom herumzerrt, fluchend, dass er die Knoten nicht so schnell aufbekommt, wie er das möchte, ist nicht besonders einfühlsam. Am Ende verbrennst du deinen Partner noch, weil du die Seile zu schnell über seine Haut ziehst.

Lass dir auch hier Zeit! Beginne mit der Lösung des mentalen Bondage, also Maske, Knebel und so weiter, ende mit den Händen und – ganz zum Schluss – dem Halsband als Symbol der Unterordnung. Lass euch beiden Zeit, wieder zurückzufinden.

Denk daran, dass ein kurz zuvor losgebundener Bottom anfangs sehr langsam damit beginnen muss, sich wieder zu bewegen. Seine Muskeln und Gelenke sind noch steif. Zieh nicht an ihm herum, lass ihn das Tempo und die Art der Bewegung bestimmen. Dass ein tagelang gefesseltes Entführungsopfer auf einmal aufspringt und seine fünf Bewacher überwältigt, ist vielleicht in Hollywood-Filmen möglich, nicht jedoch in der Realität.

Hilf deinem Bottom wieder zurück. Ihr beide habt intensive Erlebnisse geteilt, also bleib bei ihm und halt ihn im Arm. Direkt danach den Fernseher einzuschalten ist ebenso ein falsches Signal wie die oft gestellte Frage: «Wie war ich?»

Anhang

Die Bondage-Checkliste

Diese Checkliste soll dir ein paar Anhaltspunkte geben, was für dich wichtig sein könnte. Du kannst sie deinem Partner zum Ausfüllen vorlegen, im Kopf durchgehen oder sie einfach mal zur Anregung durchlesen. Sie bezieht sich lediglich auf Bondage-Szenen und lässt daher andere S/M-Praktiken bewusst aus. Grundsätzlich habe ich eine zwiespältige Meinung über die Nützlichkeit solcher Listen, versuchen sie doch eine Katalogisierung eines Themas, das eigentlich von Inspiration und Kreativität leben sollte. Indem ihr ein durch eine Liste definiertes Programm abspult, erreicht ihr das genaue Gegenteil. Dennoch sind sie insbesondere für Anfänger nützlich.

Generelles:

- Meine sexuelle Orientierung ist:
  - ❏ Ausschließlich heterosexuell
  - ❏ Ausschließlich homosexuell
  - ❏ Eher heterosexuell
  - ❏ Eher homosexuell
  - ❏ Bisexuell

- Meine Rollenorientierung ist:
  - ❏ Ausschließlich Top
  - ❏ Ausschließlich Bottom
  - ❏ Meistens Top
  - ❏ Meistens Bottom
  - ❏ Switch
  - ❏ Weiss noch nicht

- Meine Erfahrungen:
  - ❏ Bin sehr erfahren als Top
  - ❏ Bin sehr erfahren als Bottom
  - ❏ Bin fortgeschritten als Top
  - ❏ Bin fortgeschritten als Bottom
  - ❏ Bin Anfänger als Top
  - ❏ Bin Anfänger als Bottom
  - ❏ Mein erstes Mal als Top
  - ❏ Mein erstes Mal als Bottom

- Gesundheitliche Einschränkungen:
  - ❏ Brillenträger
  - ❏ Asthma
  - ❏ Kontaktlinsenträger
  - ❏ HIV-positiv

- ❑ Allergischer Heuschnupfen
- ❑ Aktueller Schnupfen
- ❑ Bewegungsapparat
- ❑ Raucher
- ❑ Neige zu Muskelkrämpfen
- ❑ Andere:

<u>Der Ort:</u>

- ❑ Bar/Club
- ❑ Bei dir
- ❑ Bei mir
- ❑ Andere:

<u>Die Dauer der Szene:</u>

- ❑ Beginn:
- ❑ Ende:

<u>Die Spieler:</u>

- In dieser Szene möchte ich:
  - ❑ Top sein
  - ❑ Bottom sein

- In dieser Szene möchte ich ein Rollenspiel integrieren:
  - ❑ nein
  - ❑ Vater und Sohn
  - ❑ Kidnapper und Opfer
  - ❑ Offizier und Rekrut
  - ❑ Meister und Sklave
  - ❑ Lehrer und Schüler
  - ❑ Polizist und Verhafteter
  - ❑ andere:

- In möchte in der Szene auch resistent sein und «gezwungen» werden:
  - ❑ Nein
  - ❑ Wenn ja, wie?

- Während dieser Szene möchte ich auch einmal *switchen*:
  - ❑ Ja
  - ❑ Nein

- Beziehung zum Partner:
  Für mich sind folgende Schlagwörter in einer Bondage-Szene wichtig:
  - ❑ Freundschaft
  - ❑ Geborgenheit
  - ❑ Körperkontakt
  - ❑ Unterordnung
  - ❑ Abhängigkeit
  - ❑ Dienen
  - ❑ Konsequenz
  - ❑ Zwang
  - ❑ Andere:
  - ❑ Partnerschaft
  - ❑ Zärtlichkeit
  - ❑ Dominanz
  - ❑ Stärke/Härte
  - ❑ Gehorsam
  - ❑ Disziplin
  - ❑ Strafe
  - ❑ Schmerzen

- Bondagevorlieben:
  - ❑ Seile
  - ❑ Ketten
  - ❑ Handschellen
  - ❑ Klebeband

- ❑ Lederfesseln
- ❑ Zwangsjacken
- ❑ Andere:

- ❑ Knebel
- ❑ Augenbinde
- ❑ Maske
- ❑ Halsband

- ❑ *Longtime*-Bondage
- ❑ *Suspension*
- ❑ Mumifizierung
- ❑ Genitalbondage
- ❑ Dauer des Bondage?
- ❑ Tabus/Grenzen ?

• Sex:
- ❑ Kein Sex
- ❑ Lecken aktiv
- ❑ Lecken passiv
- ❑ Blasen aktiv
- ❑ Blasen passiv
- ❑ Analverkehr aktiv
- ❑ Analverkehr passiv
- ❑ Rimming aktiv
- ❑ Rimmung passiv
- ❑ Faustfick aktiv
- ❑ Faustick passiv
- ❑ Dildo/Plugs
- ❑ Masturbation
- ❑ Dirty
- ❑ Andere:

• Soll Schmerz mit im Spiel sein?
- ❑ Nein
- ❑ Schmerzhafte Bondage
- ❑ Ohrfeigen
- ❑ Flagellation
- ❑ Nippelspiele
- ❑ Schwanz- und Eierspiele
- ❑ Wachsspiele
- ❑ Elektrospiele
- ❑ Atemkontrollspiele
- ❑ Andere:

• Dürfen körperliche Wunden zugefügt werden?
- ❑ Ja, nämlich:
- ❑ Nein

• Soll verbale Erniedrigung mit im Spiel sein?
- ❑ Ja
- ❑ Nein

Die Kostüme:

• Mein Kleidungsfetisch:
(Für viele Bondageliebhaber ist es wichtig, dass einer oder beide Partner ein bestimmtes Outfit während der Szene tragen. Wenn nicht, lass diese Sektion unausgefüllt.)
- ❑ Nackt
- ❑ Leder
- ❑ Gummi
- ❑ Uniform (welche?)

❑ Anzug
❑ Skin-Outfit
❑ Andere:

Die Sicherheit:

- Möchte die Szene ausschließlich mit stillem Alarm spielen:
  ❑ Ja ❑ Nein

- Der stille Alarm tritt wann / wie in Kraft ?

- Möchte die Szene nur mit Stoppcode spielen:
  ❑ Ja ❑ Nein

- Die Stoppcodes sind wie definiert?

- Meine Grenzen/Tabus

Dieser Fragebogen dient als Vorschlag. Er kann reduziert oder erweitert werden, insbesondere, wenn du Bondage als Grundlage zu weiteren S/M-Handlungen ansiehst und auch hierzu eine entsprechende Checkliste haben möchtest. Vorlagen für eine solche Checkliste findest du in vielen S/M-Büchern, so beispielsweise in den Standardwerken von Larry Townsend in dem Buch «SM» von H.-P. Neuner.

Der S/M-Verhaltenscodex

Die zwölf Gebote des SM (aus: H.-P. Neuner: «SM».)

- Alle Handlungen und Aktionen müssen stets im gegenseitigen Einvernehmen aller Beteiligten stattfinden.

- Vor Beginn jeglicher Handlungen und Aktionen werden die Rahmenbedingungen festgelegt. Alle Beteiligten sind an die vereinbarten Bedingungen gebunden.

- Der aktive Partner hat durch entsprechendes Verhalten gegenüber dem passiven Partner seine Vertrauenswürdigkeit unter Beweis zu stellen.

- Der aktive Partner trägt die Verantwortung für seinen passiven Partner, insbesondere dann, wenn letzterer sich in einer Situation der Wehr- und Hilflosigkeit befindet.

- Bei keiner der Handlungen und Aktionen darf Blut fließen.
- Beide Partner haben sich so zu verhalten, dass keiner dauerhaft oder nachhaltig gesundheitlich beeinträchtigt oder geschädigt wird. Dies gilt sowohl in physischer als auch in psychischer Hinsicht. Insbesondere werden die Regeln des Safer-Sex strikt eingehalten.
- Beide Partner verpflichten sich, Drogen oder Substanzen mit drogenähnlicher Wirkung nur im gegenseitigen Einverständnis zu konsumieren. Der aktive Partner ist gefordert, sich beim Konsum solcher Substanzen zurückzuhalten, um seine Beobachtungs- und Urteilsfähigkeit nicht einzuschränken oder aufzuheben.
- Der aktive Partner verpflichtet sich, zu keinem Zeitpunkt Forderungen an seinen passiven Partner zu stellen, die dieser nicht freiwillig zu erfüllen bereit ist oder die außerhalb der Vereinbarungen und Absprachen liegen.
- Der passive Partner erhält vom aktiven Partner die Möglichkeit, die Handlungen und Aktionen zu unterbrechen oder zu stoppen, falls er die Grenzen seiner persönlichen Belastbarkeit erreicht. Der aktive Partner hat durch geeignete Vorkehrungen dafür Sorge zu tragen, dass dem passiven Partner diese Möglichkeit in jeder Situation gegeben ist.
- Praktiken, die ein erhöhtes Risiko beinhalten, kommen nur dann zum Einsatz, wenn mindestens einer der Beteiligten damit vertraut ist.
- Der aktive Partner bricht jegliche Handlungen und Aktionen ab, falls sich beim passiven Partner auch nur andeutungsweise Anzeichen ernsthafter körperlicher Problcme einstellen sollten.
- Die Verantwortung des aktiven Partners dauert noch über die stattgefundenen Handlungen und Aktionen hinaus an, wenn der passive Partner in Situationen war, aus denen Spätfolgen resultieren können. Der aktive Partner hat sich davon zu überzeugen, dass sich beim passiven Partner keine negativen Auswirkungen eingestellt haben.

Buchempfehlungen

Diese Liste hat nicht den Anspruch, vollständig und aktuell zu sein. Ich möchte hier die Bücher nennen, die für mich besonders wichtig sind und von denen ich meine, dass es sich lohnt, sie sich zu besorgen. Leider sind sie nicht alle in deutscher Sprache erschienen, leider sind sie zum Teil auch vergriffen, so dass man Freunde fragen oder in eine gute, schwule Bibliothek gegen muss.

S/M-Sachbücher

Pat Califia: SM Sensous magic
Masquerade Books, New York, 1998
(Pat ist mittlerweile eine Institution in den USA und gleichwohl sehr lesenswert. In deutscher Sprache ist das im Ikoo-Verlag Buch erschienen: «Sinnliche Magie. Ein Leitfaden für abenteuerlustige Paare».)

Master Jackson: SIR! More SIR! The Joy of S&M
Leyland Publications, San Francisco, 1992

Geoff Mains: Urban aboriginals
Gay Sunshine Press, San Francisco, 1984

Hans-Peter Neuner: SM. Eine Annäherung von innen
Querverlag, Berlin, 1999
(Sachliches, sehr fundiertes S/M-Buch mit sehr guter historischer Betrachtung der Szene.)

Larry Townsend: Leatherman´s Handbook
LT Publications, New York, 1975
(Der Pionier und Klassiker, in deutscher Sprache 1998 im Querverlag erschienen: «Das Lederhandbuch».)

Larry Townsend: Leatherman´s Handbook II
Carlyle Communications, New York, 1983
(Fortsetzung des Klassikers.)

Jay Wiseman: SM 101. A realistic introduction
Greenery Press, San Francisco, 1996
(Das beste S/M-Buch, das ich kenne.)

S/M-Prosa

Joachim Bartholomae (Hrsg.): Pauls Bücher. Tagebuch einer SM Beziehung
MännerschwarmSkript, Hamburg, 1998 ff.
Band 1: Die Entwicklung
Band 2: Die Wende
Band 3: Der Vertrag

Christian Pierrejouan: MS
Bruno Gmünder, Berlin 1998

Mark Thomson (Hrsg.): Lederlust. Der S/M Kult
Bruno Gmünder Verlag, Berlin, 1993
(Verschiedene Autoren äußern sich zum Thema.)

Larry Townsend: Master of Masters
LT Publications, Beverly Hills, 1997

Larry Townsend: Of men, ropes and rembrance
LT Publications, Beverly Hills, 1997

Bob Wingate (Editor): Hazing
The Outbound Press, New York, 1994
(Sehr erotische Bondage Kurzgeschichten.)

Magazine

Bob Wingate (Editor): Bound and Gagged magazine
The Outbound Press, New York.
(DAS Standardperiodical, heisse Stories, heisse Bilder, heisse Kontaktanzeigen. Erscheint zweimal im Monat.)

Internet-Adressen

Alle Links waren zum Zeitpunkt der Drucklegung aktiv. Der Autor kann aufgrund der häufigen Serverwechsel einiger Seiten – insbesondere der privaten Homepages – leider keine Garantie für die Richtigkeit der Adressen übernehmen. Falls ein Link einmal ins Leere laufen sollte, am besten mit einem darin vorkommenden Wort die großen Suchmaschinen füttern.

Handschellen

Peerless Handcuffs
http://peerless.net/

Smith & Wesson
http://www.smith-wesson.com/

Hiatts Worldwide
http://www.hiatts.com/

Yossie´s Handcuff Collection
http://www.blacksteel.com/~yossie/hcs.html
(Hunderte von Handschellen, sauber geordnet. Etwas für den absoluten Fetischisten. Außerdem praktisch alle Internet-Links zu dem Thema.)

Internet-Toyshops

Dome Fetisch Köln

http://www.dome-fetisch.de/

(Kleiner, aber feiner Toyladen in Köln. Nette Bedienung und große Auswahl mit viel Ausgefallenem. Und: Er hat die Toys für die Fotos dieses Buches zur Verfügung gestellt.)

Fetters S. F.

http://www.mr-s-leather-fetters.com/

(Das Mekka für die Bondage Gemeinde und Verfasser der über 200-seitigen Bondagetoy-Bibel. Ein Muss für jeden SM-Fan, der San Francisco besucht.)

Good Vibration

http://www.goodvibration.de/

(Site mit einigen Shops in Deutschland. Nett gemacht, aber vergleichsweise sehr teuer, wie ich finde.)

Mr. B

http://www.mrb.nl/

(Holländischer Toyshop in Amsterdam mit Filialen in einigen anderen europäischen Großstädten, mittlerweile auch in Berlin.)

Regulation

http://www.regulation-ltd.co.uk/

(Sehr schöner Shop in London, wenn San Francisco zu weit ist. Riesenauswahl, klasse Katalog und das Schönste: Er führt exklusiv die Artikel von Mr.S. Fetters San Francisco.)

Sexstore

http://www.sexstore.de/

(Sehr schön gemachte Site eines Onlineshops. Tolle Bilder, da macht nicht nur das Kaufen Spaß. Etwas nervige E-Mail-Werbung ab der ersten Bestellung.)

Private Homepages

BondageFan

http://www.eckie.com/index.html

(Meistbesuchte Bondagesite im Internet. Lebt in Amsterdam und ist Switch. Und: Ja, ich kenne ihn ...)

BondageMaster

http://bdmaster.sexmax.net/

(Sehr guter – ja, ich kenne ihn ... – Top mitten in London. Wer genau aufpasst, entdeckt mich auch als eines seiner vielen willigen Opfer auf einem Bild auf seiner Homepage. Der beste Bondagespezialist, den ich kenne, und absolut vertrauenswürdig.)

James Bond
http://www.geocities.com/WestHollywood/Heights/6981/index.html
(Mitherausgeber des Bound & Gagged Magazines. Lebt in New Jersey und ist immer Freitags im J´s Hangout in New York anzutreffen. Ich bin auch öfters da ...)

GayBear
http://eurogay.net/mitglieder/privat/bondageboy/
(Netter Typ in Hamburg mit guter Site - sogar mit einem Anzeigenmarkt.)

Magazine

Bondazine
http://www.bondagezine.com/
(Homepage des gleichnamigen Bondagemagazins.)

Bound & Gagged
http://www.boundandgagged.com/
(Das ultimative Bondagemagazin aus New York online. Wer es nicht kennt, ist selber schuld.)

Clubs

NY Bondage Club
http://www.nybondageclub.com/
(Homepage des New York Bondageclub. Er trifft sich jeden Freitag um 21.00 Uhr in J´s Hangout in Chelsea, Manhattan. Dank dieser Veranstaltung bin ich nun im Besitz einer Lufthansa-Senator-Karte und die Lufthansa im Besitz meines Geldes.)

NY Renegades
http://www.nyrenegades.com/
(New Yorker Leder/Gummi/Bondageclub.)

Kontaktanzeigen

BondageWorld
http://www.bondage-ads.de/
(Internationaler Anzeigenmarkt von Männern, die auf Bondage stehen und Partner suchen.)

SM Boys
http://www.smboyks.com/
(Deutscher Anzeigenmarkt von Männern, die auf Bondage stehen und Partner suchen.)

Verschiedenes

Bondage-Knoten
http://www.queernet.org/deviant/ssknots.htm
(Seite mit detaillierten Beschreibungen von allerlei Bondageknoten.)

Bondage-Top-10-Sites
http://www.serve.com/johnson/cgi-bin/top10.cgi
(Hier werden die jeweils aktuellen meistbesuchten Bondageseiten des Internets gelistet. Ein Besuch lohnt. sich also immer und beschert viele nette Links.)

How to Bondage
http://ms.ha.md.us/~tammad/over21/bondage/karada1/
(Bebilderte Erklärung von jap. Rope-Bondage.)

Knots on the net
http://www.earlham.edu/~peters/knotlink.htm
(Online-Knotenhandbuch.)

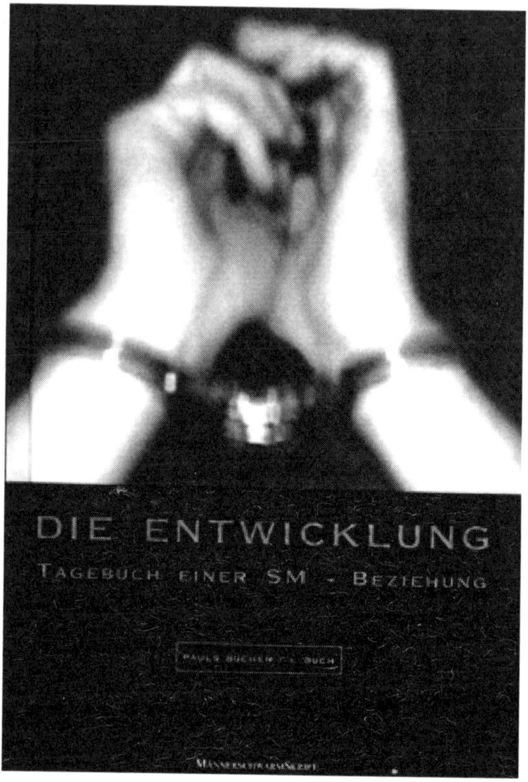

Die Entwicklung
Pauls Bücher – 1. Buch
Tagebuch einer SM-Beziehung

hrsg. von Joachim Bartholomae

MÄNNERSCHWARMSKRIPT VERLAG

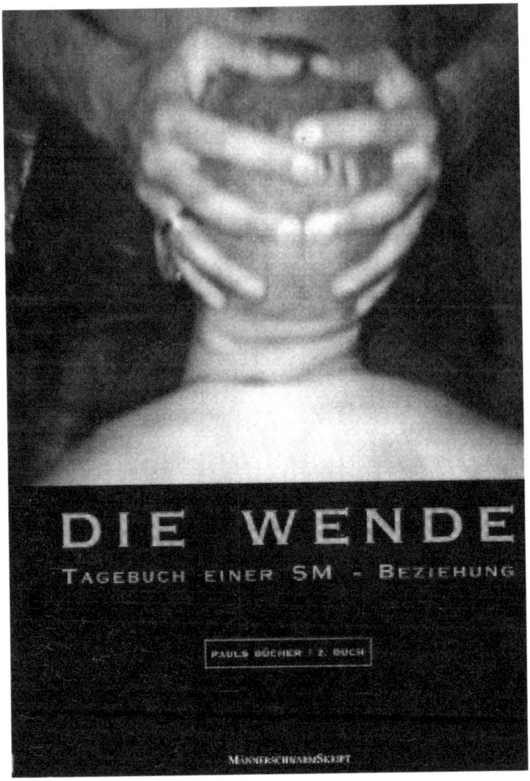

Die Wende
Pauls Bücher – 2. Buch
Tagebuch einer SM-Beziehung

hrsg. von Joachim Bartholomae

MÄNNERSCHWARMSKRIPT VERLAG

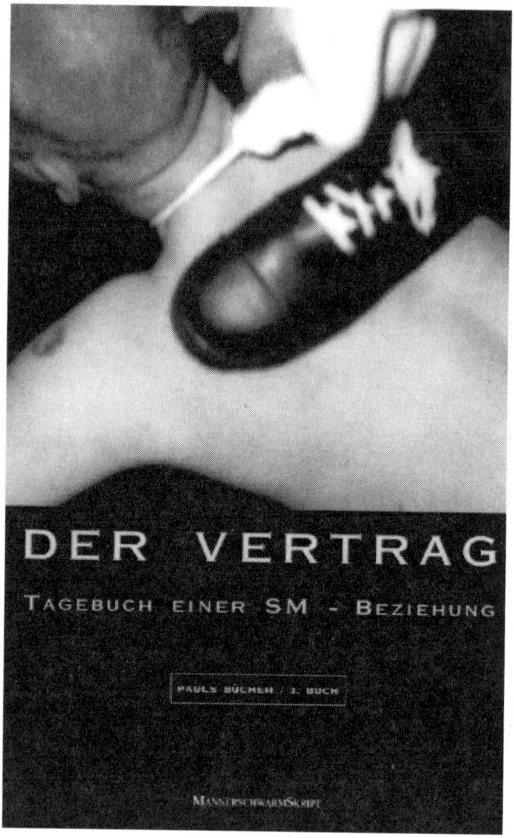

Der Vertrag
Pauls Bücher – 3. Buch
Tagebuch einer SM-Beziehung

hrsg. von Joachim Bartholomae

MÄNNERSCHWARMSKRIPT VERLAG